Los ESTRÓGENOS IMPORTAN

promover una agenda en contra de la terapia hormonal. Espero que *Los estrógenos importan* llame la atención lo suficiente como para contrarrestar los temores y la desinformación sobre la TRH que tantas mujeres, y sus médicos, aún mantienen.

—Phyllis Greenberger, MSW, expresidenta y
directora general de Society for Women's Health Research

Este libro llega con retraso, y felicito a los autores por su valentía y esfuerzo (y por su escritura clara e ingeniosa). Creo que es un imperativo ético para todos los médicos que tratan a mujeres en la menopausia o con cáncer de mama informar a sus pacientes sobre este libro.

—Michael Baum, MD, profesor visitante
de Humanidades Médicas en University College London

Bluming y Tavris cuentan la historia de los estrógenos de una forma que es a la vez accesible para el público en general y apropiada para los profesionales. Este libro es una reivindicación de la TRH con investigaciones exhaustivas y razonamientos meticulosos. ¡Muy esclarecedor!

—Harriet Hall, MD, editora de *Science-Based Medicine*

Los estrógenos importan desentraña la intrincada red de ciencia, medicina y política de género que rodea a la terapia con estrógenos. En su exploración inquebrantable, con una investigación meticulosa y una intrépida revisión del dogma médico, los doctores Bluming y Tavris iluminan el complejo terreno de los efectos de los estrógenos en la salud de la mujer. El resultado es un excelente recurso para las mujeres.

—Peter Attia, MD, autor de *Sin límites. La ciencia
y el arte de la longevidad*

¿Cómo pudo una conclusión científica errónea convertirse en una fuerza persuasiva que cambió la práctica de la salud femenina en todo el mundo? En su fascinante análisis, Bluming y Tavris cuestionan esa conclusión y desentrañan las razones de su enorme impacto.

—Robert B. Cialdini, PhD, autor de *Influencia* y *Pre-Suasión*

Este es un libro tan importante que quiero hacer todo lo posible para animar a todas las mujeres a leerlo. *Los estrógenos importan,* un libro innovador y basado en una minuciosa investigación, brinda información esencial sobre los numerosos beneficios de los estrógenos en la menopausia e incluso después de un diagnóstico de cáncer de mama. Revela la interpretación errónea de los resultados de estudios que llevaron a las mujeres (y a sus médicos) a tener preocupaciones infundadas sobre el uso de estrógenos. La concienzuda información que aquí se presenta ayudará a las mujeres a sentirse más cómodas tomando estrógenos, lo que conducirá a vidas más sanas y largas para muchas de ellas.

—Patricia T. Kelly, PhD, especialista en evaluación de riesgo de cáncer y autora de *Assess Your True Risk of Breast Cancer*

Dada la considerable morbilidad, mortalidad y carga emocional del cáncer de mama, así como las enormes consecuencias de su tratamiento, este ataque frontal a la sabiduría convencional sobre el uso de estrógenos es refrescante y bienvenido. El libro suscitará un animado debate sobre los méritos de décadas de investigación clínica existente acerca de los estrógenos y ayudará a replantear la manera en que los médicos y las pacientes ven el equilibrio entre los beneficios y los riesgos de la terapia hormonal.

—Jerome P. Kassirer, MD, profesor distinguido de la Escuela de Medicina de la Universidad Tufts y exeditor en jefe del *New England Journal of Medicine*

Tras haber pasado más de dos décadas promoviendo la salud de las mujeres, me horrorizaron los esfuerzos de la Iniciativa de Salud de la Mujer por caer en el sensacionalismo y tergiversar sus propios hallazgos para

Dr. Avrum Bluming y Dra. Carol Tavris

Los ESTRÓGENOS IMPORTAN

Por qué tomar hormonas en la menopausia puede mejorar y alargar la vida de las mujeres sin elevar el riesgo de cáncer de mama

AGUILAR

El papel utilizado para la impresión de este libro ha sido fabricado a partir de madera procedente de bosques y plantaciones gestionadas con los más altos estándares ambientales, garantizando una explotación de los recursos sostenible con el medio ambiente y beneficiosa para las personas.

Penguin
Random House
Grupo Editorial

Los estrógenos importan
Por qué tomar hormonas en la menopausia puede mejorar y alargar la vida de las mujeres sin elevar el riesgo de cáncer de mama

Título original: *Estrogen Matters: Why Taking Hormones in Menopause Can Improve Women's Well-Being and Lengthen Their Lives – Without Raising the Risk of Breast Cancer*

Primera edición: agosto, 2025

D. R. © 2024, Dr. Avrum Bluming y Dra. Carol Tavris

D. R. © 2025, derechos de edición mundiales en lengua castellana:
Penguin Random House Grupo Editorial, S. A. de C. V.
Blvd. Miguel de Cervantes Saavedra núm. 301, 1er piso,
colonia Granada, alcaldía Miguel Hidalgo, C. P. 11520,
Ciudad de México

penguinlibros.com

D. R. © 2025, Marta Escartín Labarta, por la traducción

ISBN: 978-607-386-222-6

Impreso en México – *Printed in Mexico*

A mis pacientes, cuya confianza, valor, comprensión
y colaboración hicieron posible mi investigación,
y a mi esposa, Martha, que hace que todo sea posible
—Avrum Bluming

Índice

Introducción: ¿Quién mató a la TRH? 13

1. El "cambio de vida" y la calidad de vida 25
2. ¿Los estrógenos producen cáncer de mama? 57
3. ¿Las supervivientes de cáncer de mama
   pueden tomar estrógenos? 99
4. Asuntos del corazón 133
5. Malas caídas 153
6. Perder la cabeza y usar la mente 173
7. La progesterona y las pastillas anticonceptivas 209
8. Debates y lecciones finales en el caso
   en defensa de la TRH 223

Epílogo: Martha, la medicina y la toma de decisiones 249
Agradecimientos 251
Notas 255

No se corre contra la lógica. Se corre contra las personas que no pueden cambiar de opinión.

GRACE MURRAY HOPPER,
contraalmirante de la Armada, matemática y
pionera de la programación informática

Siempre subestima el conocimiento del público sobre un tema, pero nunca subestimes su inteligencia.

SIR DENIS FORMAN,
miembro fundador de la franquicia
Granada Television (Reino Unido)

Introducción
¿Quién mató a la TRH?

La historia de Avrum

No hace mucho recibí un correo de una mujer que estaba angustiada por los preocupantes resultados de su ultrasonido mamario. En la mastografía había aparecido un posible quiste, por lo que el radiólogo solicitó el ultrasonido, y los resultados sugerían que podía ser maligno. La mujer, a quien yo no conocía directamente, sino por medio de una amiga en común, escribió que estaba "asustada", se sentía desesperada y ya preveía una mastectomía total; añadió que si fuera posible que le extirparan todo el torso en una cirugía, lo haría. Esta mujer era una profesora universitaria de Psicología Experimental de 50 años, y aun así había entrado en pánico absoluto incluso antes de que le hicieran una biopsia.

Soy totalmente consciente del miedo que acompaña hasta la más mínima sospecha de un diagnóstico de cáncer de mama. Hace décadas que soy oncólogo, y alrededor del 60% de mi actividad está dedicada al estudio y tratamiento del cáncer de mama. En 1988, a los 45 años, le diagnosticaron cáncer de mama a mi esposa, Martha. Se había notado un pequeño nódulo que parecía benigno, pero que, no obstante, justificaba su extirpación; recuerdo con claridad el miedo que sentí cuando el cirujano nos dijo: "Lo siento... es un carcinoma".

Me sentí como si hubiera estado caminando de la mano de Martha por un camino rocoso en una gran montaña, y de repente perdiéramos el equilibrio. Dos días después, el cirujano nos dijo casi de manera casual que los nódulos que había enviado para analizar en la biopsia cuando extirpó el tumor eran totalmente normales. Volví a ponerme en pie. Fuera lo que fuera, Martha tenía muchas posibilidades de curarse.

Tras su lumpectomía, Martha recibió radioterapia y quimioterapia, y eso precipitó su menopausia; comenzaron los síntomas graves, que ya no disminuyeron. No se quejaba, comprendió mejor que yo lo que se espera que las mujeres toleren en esa etapa como parte del "cambio de vida". Pero no hay duda de que estaba sufriendo. Durante años, las mujeres a las que traté se habían quejado de varios de los mismos síntomas: bochornos, pérdida de deseo sexual, relaciones sexuales dolorosas causadas por la sequedad vaginal, dificultad para dormir, dolor intenso en la vejiga, palpitaciones, ataques de ansiedad inexplicables e inusuales, dificultad para concentrarse y —lo que más molestaba a Martha— pérdida de claridad mental, como problemas para recordar los números de teléfono y seguir la trama de un libro.

Así que me adentré con mayor profundidad en el mundo de los síntomas de la menopausia y su tratamiento. En ese momento, el tratamiento indiscutible y más eficaz para dichos síntomas eran los estrógenos. Dado que la terapia con estrógenos por sí sola se asocia con un aumento en el riesgo de cáncer de endometrio (cáncer del revestimiento del útero), las mujeres que aún tienen útero reciben terapia de reemplazo hormonal (TRH) —estrógenos y progesterona—, que aporta los beneficios de los estrógenos sin el riesgo añadido de cáncer de endometrio (en la actualidad, a muchos médicos y personas comunes les desagrada la palabra "reemplazo" y prefieren usar el término *terapia hormonal para la menopausia* o incluso el aún más impreciso de *terapia hormonal*. En este libro nos quedaremos con *terapia de reemplazo hormonal* (TRH) porque hace referencia explícita a la combinación de las dos hormonas). Martha me preguntó si podía recetarle estrógenos. Durante todos esos años, muchas de mis pacientes menopáusicas a quienes trataron de cáncer de mama me habían pedido lo mismo. Se quejaban de un grave deterioro en su calidad de vida y esperaban que los estrógenos las ayudaran. Yo siempre había desaconsejado su uso debido a la preocupación generalizada de que podía aumentar el riesgo de recidiva del cáncer (hablaremos de las pruebas que refutan esta creencia en la actualidad en los capítulos 2 y 3).

Sin embargo, motivado por la tristeza que sentía Martha por su falta de claridad mental, indagué en la literatura médica para ver qué podía encontrar sobre los beneficios y riesgos de los estrógenos. Fue una experiencia reveladora. Comencé un estudio para evaluar los riesgos y beneficios de la TRH en supervivientes de cáncer de mama (incluida Martha). Con el pleno conocimiento y consentimiento de las mujeres, les apliqué la terapia y les hice un seguimiento durante años. Los resultados de dicho estudio y muchos otros que descubrí me llevaron a escribir este libro.

A principios de la década de los noventa, los investigadores tenían cincuenta años de pruebas bien documentadas que demostraban los beneficios de los estrógenos. Estas hormonas no solo controlaban con éxito los síntomas de la menopausia en la mayoría de las mujeres, sino que también reducían considerablemente los riesgos de enfermedades cardíacas, fracturas de cadera, cáncer de colon y alzhéimer. Un editorial publicado en 1991 del *New England Journal of Medicine* titulado "Uncertainty about Postmenopausal Estrogen: Time for Action, Not Debate" [Incertidumbre sobre los estrógenos en la posmenopausia: hora de actuar, no de debatir] informó sobre una reducción del 40 al 50% de la cardiopatía ateroesclerótica, con una tasa de mortalidad en las mujeres estadounidenses siete veces mayor que la del cáncer de mama.[1] El estudio de Framingham, que comenzó hace ya tiempo, informó sobre un descenso del 50% en las fracturas de cadera asociadas con la osteoporosis, que provocaban tantas muertes al año como el cáncer de mama. Dos estudios, uno de la Universidad de Wisconsin y otro de la American Cancer Society, informaron sobre un descenso del 50% en el riesgo de padecer o morir de cáncer de colon. Entre las mujeres sin antecedentes de cáncer de mama, los estrógenos no aumentaron el riesgo de que lo padecieran, ni siquiera en aquellas que los habían tomado durante 10 a 15 años. Lo más destacable es que las que tomaban estrógenos vivían más tiempo que las que no lo hacían. En 1997, tres investigadores revisaron los beneficios de la TRH en mujeres posmenopáusicas y concluyeron que, al reducir los riesgos de enfermedades graves, "la TRH debería aumentar la esperanza de vida de casi todas las mujeres posmenopáusicas hasta tres años más".[2]

Por eso no es de extrañar que en su libro de 1995 *A New Prescription for Women's Health: Getting the Best Medical Care in a Man's World*, Bernadine Healy, cardióloga y primera directora mujer de los Institutos Nacionales de Salud (NIH, por sus siglas en inglés), observara que muchos de los principales riesgos a los que se enfrentan las mujeres cuando envejecen —cardiopatías, accidentes cerebrovasculares, osteoporosis y alzhéimer— "se reducen o podrían verse reducidos por la terapia de reemplazo hormonal". Dijo que, en vista de esa información, cuando ella alcanzara la menopausia, tenía pensado comenzar con la TRH "sin pestañear". Escribió que los beneficios son notables, no solo en lo que respecta a la reducción del riesgo de determinadas enfermedades, sino también para mejorar la "salud en general" de la mujer y su calidad de vida, lo que le permite tener, en efecto, una "segunda plenitud".[3] Añadió: "La decisión de no tener en cuenta el reemplazo hormonal es también una decisión sobre la salud, al igual que optar por no vacunarse contra la influenza o la hepatitis. Tal como yo lo veo, las mujeres tienen una ventaja competitiva en salud y supervivencia antes de la menopausia. Durante su edad fértil, las mujeres están protegidas frente a muchos problemas que afectan a los hombres. No veo ninguna razón para renunciar a dicha ventaja después de la menopausia… no si puedo evitarlo".

* * *

Y así estaba el tema hasta el 8 de julio de 2002, día en que los Institutos Nacionales de Salud emitieron un comunicado de prensa que llamó la atención inmediata de médicos, mujeres en la menopausia y periodistas especializados en medicina de todo el mundo: "El Instituto Nacional del Corazón, los Pulmones y la Sangre de los NIH interrumpe anticipadamente la Iniciativa de Salud de la Mujer (Women's Health Initiative, WHI), un importante ensayo clínico sobre los riesgos y beneficios de la combinación de estrógenos y progestágenos en mujeres sanas en la menopausia debido a un mayor riesgo de cáncer de mama invasivo". El *Journal of the American Medical Association* (JAMA), antes de publicar el artículo, añadió en su propio comunicado de prensa que el estudio de la WHI se detuvo no solo por un aumento del riesgo de cáncer de mama, sino también por los mayores riesgos de enfermedades coronarias, accidentes cerebrovasculares y embolias pulmonares.[4]

Estos comunicados generaron una avalancha de titulares que inducían al pánico: "La TRH ligada al cáncer de mama", anunció la BBC. "El estudio sobre reemplazo hormonal conmociona al sistema médico", informó el *New York Times*. El artículo citaba a Wulf Utian, un ginecólogo obstetra que también era director ejecutivo de la Sociedad Norteamericana de Menopausia: "Esta es la mayor bomba que ha caído en mis más de treinta años en el ámbito de la menopausia".

Sin duda, lo fue. La WHI fue y sigue siendo el mayor estudio prospectivo en el que, de manera aleatoria, se les asignó a mujeres tomar hormonas o un placebo, y luego se les dio seguimiento a lo largo del tiempo. Su costo, que sigue en aumento, equivale a un total de más de mil millones de dólares en la actualidad; sus investigadores son médicos, estadísticos y epidemiólogos prominentes de todo el país; y los análisis de sus resultados se siguen publicando en las revistas médicas más prestigiosas. No es de extrañar que el anuncio causara pánico entre los millones de mujeres que estaban tomando hormonas. Ya asustadas por el cáncer de mama, cientos de miles de ellas abandonaron de inmediato el reemplazo hormonal; el índice de recetas de la TRH decayó de inmediato hasta en un 70%[5] y sigue bajo hasta el día de hoy. La mayoría de sus médicos apoyaron esta decisión, además, muchos centros médicos confían en las conclusiones de la WHI y desaconsejan a las mujeres tomar la TRH o que lo hagan solo durante un corto periodo.

La confusión siguió al pánico; *Newsweek* lo resumió en un largo artículo titulado "What's a Woman to Do?" [¿Qué debe hacer una mujer?]. ¿Acaso las mujeres con síntomas de la menopausia deberían privarse de los beneficios de la TRH, a corto plazo o durante muchos años, para evitar que aumente el riesgo de cáncer de mama y enfermedades cardiovasculares? Un investigador describió la "melodramática presentación de sus resultados" de la WHI como una garantía para generar "conmoción, terror y controversia" en los medios. Estableció el tono para todos los primeros informes sobre el estudio y creó una confusión masiva sobre la TRH.[6]

Por desgracia, mis colegas médicos y yo tuvimos que esperar ocho días antes de que el informe oficial de la WHI se publicara en *JAMA*. "Las publicaciones por conferencia de prensa" siempre son sospechosas porque los periodistas, científicos y médicos no pueden examinar en el momento las declaraciones de los investigadores. Los aterradores resultados hacen que los titulares y las conclusiones incorrectas circulen por todo el mundo antes de que la verdad se despierte. Cuando al fin pude leer el estudio, no pude creer lo que veía. Ninguna de las afirmaciones sobre el cáncer de mama era sólida desde el punto de vista estadístico o médico (ni "significativa", en términos médicos). El cáncer de mama ni siquiera había sido el enfoque principal de la WHI; su objetivo era estudiar las cardiopatías en mujeres que ya habían pasado la menopausia hacía tiempo.

Observé con creciente perplejidad e irritación cómo el bombardeo de malas noticias de la WHI continuó con los años: los estrógenos no mejoran la calidad de vida de las mujeres en la menopausia, dijeron los investigadores en 2003[7] (a Martha le hizo mucha gracia esa aseveración). Otros afirmaban que aumentaba el riesgo de cáncer de ovario y de muerte por cáncer de pulmón, acortaba la vida de las mujeres y aceleraba el deterioro cognitivo y la demencia. Cada par de años surgían historias espeluznantes en las noticias, como la gripe, y luego desaparecían.

Pero yo me formé como científico. Estoy deseando —de hecho, estoy obligado a— examinar estudios que me hagan replantearme mis creencias y cambiar la forma en la que practico la medicina. Así, con cada titular y cada nueva ronda de alarmismo, me zambullí en un examen minucioso de los datos de la WHI y de los análisis de sus investigadores. Cuanto más leía, más me enojaba. Muchas de esas declaraciones eran exageradas, algunas engañosas y otras simplemente erróneas. No me cansaré de repetir lo impactante que fue darme cuenta de esto. ¿Es que no nos podíamos fiar de la Iniciativa de Salud de la Mujer —un estudio aleatorizado doble ciego, el modelo de oro de la investigación empírica, financiado por los Institutos Nacionales de Salud— ni de sus hallazgos? Exacto, y cuando termines de leer este libro, descubrirás por qué.

No es de extrañar que empezara a recibir cartas como esta, de una antigua paciente que se había mudado a otra ciudad:

Apreciado doctor Bluming:

Hoy tuve una cita con la doctora L para renovar mi receta de las hormonas que había estado tomando. Enseguida me dijo que buscara otro médico, ya que ella no podía ni quería recetarme la TRH. Me dijo que, para administrar hormonas a una paciente, esta debía ser menor de 62 años (yo soy mucho mayor) y tener bochornos, los cuales no tengo porque estoy tomando hormonas. No seguiría tratándome si yo insistía en continuar con las hormonas. Estas medicinas me han ayudado muchísimo y me han permitido llevar una vida, en lugar de pasarme los días sentada en el sillón o postrada en la cama incapaz de moverme o pensar. ¿Qué opciones tengo? ¿A quién puedo acudir? ¿Hay otros fármacos que pueda tomar en su lugar? ¿Cómo puedo encontrar un médico que me apoye y realice un seguimiento de lo que necesito?

Conforme iba leyendo la carta de mi paciente, me preguntaba por qué su oncóloga se había opuesto de forma tan tajante a la terapia de reemplazo hormonal hasta llegar al punto de no reconocer sus beneficios en la mujer que tenía sentada frente a ella, quien llevaba más de veinte años tomando la TRH.

La historia de Carol

Avrum y yo hemos sido grandes amigos durante muchos años. Nos conocimos cuando Avrum le salvó la vida a mi cuñada con una excelente intervención ante un raro trastorno sanguíneo ocasionado por un medicamento para evitar los accidentes cerebrovasculares. Descubrimos la pasión común de seguir los datos donde fuera que nos llevaran y un compromiso compartido por desacreditar la pseudociencia y las terapias de moda, Av en la medicina, y yo en la psicología. La historia de la TRH —una terapia elogiada por algunos investigadores y activistas de la salud de la mujer, y condenada por otros— era fascinante por derecho propio, pero también combinaba a la perfección dos aspectos que me habían interesado toda mi vida: los sesgos de género en la atención sanitaria y los sesgos cognitivos en la investigación.

Una tarde, poco después de la famosa conferencia de prensa de la Iniciativa de Salud de la Mujer en 2002, decidí asistir a una charla de Avrum sobre la TRH en su seminario semanal de educación continua sobre medicina. Acudí sobre todo por amistad; no tenía ninguna opinión específica sobre el reemplazo hormonal, ni a favor ni en contra, y había pasado la menopausia prácticamente sin ningún síntoma. En mi libro de 1992 *The Mismeasure of Woman,* escribí un capítulo sobre el reemplazo hormonal, una terapia a la que no me oponía por completo, pero tampoco la apoyaba al cien. En aquellos años, compartía el punto de vista de muchas feministas (por lo general el de aquellas que, como yo, estaban en la premenopausia) de que la idea del "reemplazo" hormonal era en sí misma problemática, ya que implicaba que este cambio normal en la vida creaba deficiencias y era una patología que debía corregirse con medicamentos en lugar de comprenderse como un proceso natural.

Y entonces observé, fascinada, la forma en la que Avrum iba desmontando de manera metódica los argumentos que apoyaban que la TRH era un grave factor de riesgo del cáncer de mama. Presentó una tabla con los riesgos de cáncer de mama, que verás en el capítulo 1, y logró que su público riera a carcajadas. En el extremo con los factores de menor riesgo estaba tomar la TRH, el "hallazgo" de la WHI que había causado tanta preocupación. Entre los de mayor riesgo estaban comer una ración adicional a la semana de papas a la francesa durante los años de preescolar, comer toronja, trabajar en turnos nocturnos y ser auxiliar de vuelo de una aerolínea escandinava.

Eso me hizo saltar de mi asiento. Me di cuenta de que Avrum estaba haciendo en medicina lo que a mí me encantaba hacer en psicología: presentar evidencias que contradecían la sabiduría aceptada y lidiar con la reacción exasperante de la gente ante dicha evidencia (una pista: pocas veces dicen "gracias"). Así que no me sorprendió cuando Av me contó todos los problemas que estaba teniendo para convencer a sus colegas de que podrían estar equivocados sobre los peligros de la TRH y la fiabilidad de la Iniciativa de Salud de la Mujer. Colaboramos en tres artículos para revistas médicas (*Cancer Journal* y *Climacteric*)[8] y en 2022, *Cancer Journal* lo buscó para ser el redactor invitado de un número especial sobre estrógenos.

Pero para ambos, el público más importante que debe recibir esta información son las mujeres; después de todo, son sus vidas y su salud las que están en juego. Por eso decidimos escribir este libro, dirigido a los lectores en general, pero con toda la investigación de apoyo que cualquier médico desearía para juzgar nuestros argumentos. En el capítulo 1, hablamos de los efectos de la terapia de reemplazo hormonal en los síntomas de la menopausia, que son tan diversos que muchas mujeres y sus médicos ni siquiera sospechan que la causa común sea la disminución de estrógenos. En los dos capítulos siguientes, abordamos el gran temor de las mujeres al cáncer de mama y la creencia generalizada de que los estrógenos son cancerígenos: ¿De verdad los estrógenos ocasionan cáncer de mama? ¿Y las supervivientes del cáncer de mama pueden tomarlos? En los capítulos 4, 5 y 6, revisamos los beneficios de los estrógenos en las mujeres tanto en la reducción de los riesgos de cardiopatías, osteoporosis, diabetes, cáncer de colon y demencia, como en el aumento de la longevidad. En el capítulo 7, examinamos las preocupaciones de las mujeres sobre la progesterona y las pastillas anticonceptivas. En el capítulo final repasamos los problemas y las lecciones que podemos extraer de la TRH.

* * *

Somos conscientes de que muchos activistas por la salud de las mujeres dan por sentado que todos los defensores de los estrógenos están en la nómina de las grandes farmacéuticas y, por tanto, no son de fiar. Por eso queremos dejar claro que ninguno de los dos ha recibido pago alguno por parte de Wyeth (adquirida por Pfizer en 2009) ni de ninguna otra compañía farmacéutica. Los dos estamos consternados por el dominio que ostenta Wyeth de la patente de Premarin —una de las versiones más conocidas de estrógenos— y por el costo exorbitante que deben pagar las mujeres que se benefician de él. Desde hace años soy una crítica abierta de la industria farmacéutica, y Avrum nunca se ha reunido con representantes de laboratorios en su consultorio, mucho menos ha aceptado cenas, plumas, ofertas para dar conferencias, encargos para escribir, pizzas u otro tipo de soborno o incentivo a cambio de extender una receta determinada.[9]

Actualización de
Los estrógenos importan, 2024

Desde la publicación original de este libro en 2018, las mujeres hablan cada vez más sobre la menopausia. Por supuesto, muchísimas lo hacen cada vez que llegan al "cambio". Lo que es distinto ahora es la aparición de una generación de mujeres que no son pasivas en lo que se refiere a hacerse cargo de su vida y su salud, y que no ven la menopausia como una vergüenza o un escándalo. Lo que es distinto ahora es que las mujeres están enojadas de que a los médicos no se les enseñe casi nada sobre la menopausia en las facultades, que no tengan ni idea de los distintos síntomas de la menopausia y la perimenopausia, y que pasen por alto o trivialicen las quejas y experiencias específicas de las mujeres. Lo que es distinto ahora es la explosión de un mercado dirigido a la menopausia, diseñado para capitalizar esas inquietudes mediante la venta de productos y servicios (como costosos "retiros de menopausia" en spas y centros turísticos), además de consejos. Como se dijo en el pódcast *The Daily* en un episodio del 28 de julio de 2023, "la menopausia está de moda". Y es una moda de miles de millones de dólares, no lo dudes; están proliferando sitios web, libros, especialistas, servicios de consejería, pociones y placebos para su tratamiento. El silencio sobre la menopausia ha sido sustituido por una cacofonía de voces. ¿Cómo puede encontrar su camino una mujer entre todo eso?

Para nosotros, esto significó que era el momento perfecto para actualizar este libro, informar sobre nuevos hallazgos relevantes para las mujeres que, junto con sus médicos, están decidiendo si la terapia hormonal es buena para ellas. Además, pondremos al día a las lectoras sobre la WHI. Sin una conferencia de prensa o un titular que anuncie "¡buenas noticias sobre la terapia hormonal!", el público sigue sin saber que la WHI dio marcha atrás en prácticamente todos sus hallazgos alarmistas iniciales. La FDA sigue exigiendo una amenazadora etiqueta negra en cualquier producto con estrógenos, que advierte de "enfermedad cardiovascular, probable demencia y cáncer de mama". Sin embargo, los investigadores de la WHI afirman que los estrógenos no incrementan el número de muertes por cardiopatía y cáncer. Al contrario, aumentan la longevidad, sobre todo cuando se empiezan a tomar en los diez años siguientes al último ciclo menstrual. La TRH es el mejor preventivo para las fracturas de cadera por osteoporosis. Es segura y eficaz cuando se aplica por vía vaginal para tratar síntomas locales. Sin embargo, en un giro impactante respecto a los titulares de 2003, cuando se afirmaba que la TRH "no tenía ningún efecto desde el punto de vista clínico en la salud o la calidad de vida" de las mujeres en la menopausia, en 2019 y de nuevo en 2021, se afirmó que "la terapia hormonal es el tratamiento más eficaz para controlar los síntomas vasomotores de la menopausia" y, por lo tanto, mejora la calidad de vida de las mujeres.[10] ¿Cuántas mujeres saben esto? Ese es el problema.

En cuanto a las mujeres que evitan los estrógenos debido a su profundo temor al cáncer de mama, hemos actualizado estos dos capítulos esenciales y demostramos cómo la creencia de que los estrógenos producen cáncer de mama ha cegado incluso a investigadores serios y de gran reputación ante lo que revelan sus propios datos. Por ejemplo, en 2020, los investigadores de la WHI informaron una menor incidencia de cáncer de mama entre las mujeres que recibieron estrógenos de manera aleatoria tras 19 años de seguimiento.[11] Este hallazgo es crucial para las que se sometieron a una histerectomía y toman estrógenos por su cuenta. La WHI continúa sosteniendo que lo que aumenta el riesgo es la combinación de estrógenos y progesterona (TRH).[12] Sin embargo, como comentaremos en el capítulo 2, esos hallazgos se debieron a una mala interpretación de las estadísticas: no es que las mujeres que tomaban la TRH tuvieran un riesgo mayor, sino que el grupo de control tenía un riesgo reducido, porque muchas de estas últimas habían consumido estrógenos antes del estudio. Cuando se eliminaron del análisis, el supuesto aumento del riesgo de la TRH desapareció.[13] Como estas noticias son importantísimas, profundizaremos en los entresijos de la estadística para mostrar lo que revelaron los nuevos análisis del único argumento que le queda a la WHI contra la TRH.

En *Monty Python y el Santo Grial,* el Caballero Negro pierde primero el brazo izquierdo ante la espada del rey Arturo, luego el brazo derecho y, por último, ambas piernas. A pesar de ello, el Caballero Negro no admite la derrota: "Solo es un rasguño", dice. La WHI hizo lo impensable para matar la TRH y ha ignorado las bien fundamentadas críticas de sus métodos y hallazgos como si fueran rasguños. Estamos encantados de ser parte de una nueva generación de activistas por la salud, ginecólogos obstetras e investigadores médicos que están trabajando mucho para que el Caballero Negro pueda descansar en paz.

¿Por qué es importante? Desde la primera publicación de este libro, cientos de mujeres —de Estados Unidos, Reino Unido, Polonia, Portugal, Brasil, Tailandia, Bangladesh y muchos otros lugares— le han escrito a Avrum. En esta edición revisada incluimos algunas de sus voces y preguntas. Le dicen una y otra vez que sus médicos no las escuchan, no prestan atención a sus historias y se niegan a recetarles estrógenos, incluso cuando llevan años tomándolos sin ningún problema para aliviar su sufrimiento. Quizás sus médicos no las escuchen, pero nosotros sí.

1

El "cambio de vida" y la calidad de vida

A los 46 años, Oprah Winfrey empezó a sufrir ataques de palpitaciones cardíacas graves. Acudió al menos a cinco cardiólogos; todos le aseguraron que su corazón estaba bien, pero ninguno supo decirle qué causaba las palpitaciones. Estaba frustrada, sobre todo porque, tal como contó a sus legiones de seguidores en su revista, ningún médico quería emitir un mal diagnóstico, justo por ser quien era: Oprah Winfrey. Siguió preocupada y molesta por las palpitaciones hasta que su entrenadora sugirió que podrían ser un síntoma de la menopausia prematura.[1] "¡Cómo va a ser la menopausia! —dijo—. Aún tengo el periodo. ¡Puntual como un reloj!". Pero luego se topó con un famoso libro, *La sabiduría de la menopausia*, de la doctora Christiane Northrup, que nombraba las palpitaciones como un síntoma común de la menopausia.

No hay duda de que las palpitaciones consiguen captar la atención de las mujeres, pero otros síntomas que también son señales de la menopausia no suelen hacerlo, como la sequedad extrema de los ojos y la boca, que muchas mujeres padecen incluso cuando siguen teniendo periodos regulares, o los dolores y molestias en las articulaciones y los músculos. La lista de síntomas asociados con la menopausia incluye otras sorpresas, aparte de los ya conocidos.

- Bochornos (es el nombre popular de los calores súbitos)
- Sudores nocturnos

- Problemas para dormir
- Insomnio
- Problemas para concentrarse
- Disminución de la memoria reciente
- Disminución de la reserva de energía
- Molestias en la vejiga o al orinar
- Infecciones urinarias más frecuentes
- Sequedad vaginal
- Secreción vaginal
- Sangrado vaginal
- Pérdida del deseo sexual
- Relaciones sexuales dolorosas
- Depresión/tristeza
- Ansiedad
- Tensión/nerviosismo
- Cambios de humor
- Dolores de cabeza
- Distensión abdominal
- Hinchazón de manos o pies
- Sensibilidad mamaria
- Dolor en las articulaciones
- Pérdida de cabello
- Palpitaciones (latidos acelerados o irregulares)
- Dolor en el pecho con el esfuerzo
- Boca seca (disminución de saliva)
- Aumento de peso en la zona del abdomen

Esta última es, por supuesto, el lamento de muchas mujeres que se enfrentan al dilema de "¿Acepto este cambio en mi talla de cintura y compro ropa nueva? ¿O lucho contra las fuerzas de la biología, como si fuera una guerra, comiendo solo proteínas y entrenando tres veces al día?". La gente bromea con la "barriguita de los cuarenta" y suele achacarla a la pereza, la comida rápida y el exceso de azúcar, pero en el caso de las mujeres, la menopausia también es un factor importante. "Peso lo mismo de siempre —se quejaba una de las pacientes de Av—, pero mis células grasas parecen haberse redistribuido alrededor de mi panza".

Los síntomas de la menopausia suelen comenzar unos años antes de que el periodo desaparezca por completo (lo que se conoce como perimenopausia) y pueden durar años. Pero muchas mujeres ni siquiera los mencionan a sus médicos, y menos aún detallan su impacto, a veces por vergüenza o pudor, pero otras, como en el caso de Oprah Winfrey, porque no asocian el problema con la menopausia. Las palpitaciones envían a muchas mujeres al cardiólogo; el dolor muscular y articular, al reumatólogo; el insomnio, a clínicas de trastornos del sueño; y la depresión, a psicoterapeutas o psiquiatras. Una mujer de 50 años con la que hablamos comentó: "Llevaba años con insomnio, que yo asociaba al estrés laboral y a mis hijos. Pero en cuanto comencé la TRH, conseguí dormir profundamente por las noches por primera vez en cuatro años. El trabajo sigue siendo estresante y los niños siguen siendo niños, pero duermo". Otra mujer dijo que cuando entró en la menopausia ya cumplidos los 50 años, no tenía ninguno de los problemas que padecían sus amigas —nada de bochornos ni noches en vela o dolores de cabeza—, así que no consideró tomar hormonas: "Entonces, una noche, soñé que era feliz, muy feliz, y cuando desperté me di cuenta de que no había sentido tanta alegría en mucho tiempo. No sabía que uno de los síntomas de la menopausia es la depresión. Llamé a mi doctora y comencé de inmediato con la TRH; volví a ser la misma mujer alegre de siempre. La tomé durante años, pero las dejé porque ella me lo aconsejó, tras los informes de la WHI. Todavía me hierve la sangre cuando pienso en que dejé de tomarlas".

Haciéndose eco de las quejas y preocupaciones de muchas de las mujeres que acudían al consultorio de Av, una psicoterapeuta nos escribió con sus propias observaciones:

En mi consultorio, cada día, trabajo con mujeres que, bien porque sus médicos las disuaden o por sus propios miedos y la falta de información, no han tomado estrógenos ni experimentado sus beneficios. A consecuencia de eso, me encuentro con depresiones graves y trastorno de ansiedad generalizada, deterioro de la conexión sexual y emocional con sus parejas, matrimonios destrozados y familias desintegradas. Claro que la pérdida de estrógenos en la menopausia no es la única causa de estos problemas, pero estoy segura de que desempeña un papel predominante en la abrupta pérdida de la calidad de vida de estas mujeres (y sus familias) después de la menopausia.

Claro que sí. En *The Madwoman in the Volvo: My Year of Raging Hormones*, Sandra Tsing Loh cuenta en tono humorístico su crisis de madurez inducida por la menopausia; describe las miserias de estar "privada de estrógenos", muchas de ellas graciosas (al menos después, y al menos cuando las describe una humorista profesional).

Ahí está ella, orillándose en la carretera para sollozar —"produciendo toneladas de agua salada como la ballena de Jonás"— a causa de la muerte del hámster de sus hijos: "Soy una mujer de 49 años sentada en su mugriento Volvo estacionado bajo un árbol un martes por la tarde lamentándose por un hámster. ¿Acaso se puede caer más bajo?" (aunque, añade, era un hámster adorable y muy simpático). Su buena amiga Ann, al escuchar su historia, sugiere sutilmente que quizás Loh esté entrando en la menopausia. Sin embargo, el estricto régimen que Ann adoptó para lidiar con su depresión y sus ataques de furia ("un coctel de antidepresivos, hormonas bioidénticas, paseos, faciales, masajes, chocolate negro y poco le faltó para lanzar sal sobre su hombro") no ayuda a Loh. Al final, Loh encuentra la salvación y la cordura al aplicarse crema de estrógenos por vía tópica en las muñecas.[2]

Las experiencias personales son iluminadoras, pero no constituyen evidencia científica; por un lado, se sabe que la gente suele equivocarse sobre las causas de sus problemas físicos y emocionales. Por ejemplo, al entrar en los cincuenta, ambos sexos tienden a engordar. Muchas mujeres están tan pendientes de su peso que se aferran a cualquier causa al que puedan culpar, pero al menos las que no toman hormonas pueden descartar la TRH. "Existe una creencia generalizada entre las mujeres, e incluso entre algunos médicos, de que las hormonas en la menopausia contribuyen al aumento de peso", escribió Tara Parker-Pope en *The Hormone Decision*. "Sencillamente, los datos científicos no lo respaldan".[3] En un amplio estudio de un año de duración que comparaba a las mujeres en la menopausia que tomaban hormonas con otras que tomaban un placebo, se encontró que la mayoría de las mujeres engordaron un poco, pero las que estaban dentro del grupo de hormonas subieron menos de peso que las del grupo del placebo. Y en la Iniciativa de Salud de la Mujer (WHI), una mayor proporción de las que consumían la TRH perdieron peso en comparación con las que estaban en el grupo del placebo.[4]

Todo el mundo sabe que la depresión, la ansiedad, la infelicidad conyugal y los problemas sexuales ocurren por muy distintos motivos: fisiológicos, psicológicos y por peleas con la pareja. Pero en este capítulo daremos argumentos para sustentar que la disminución de estrógenos es una causa muy poco reconocida de la gran variedad de síntomas que surgen durante la menopausia. Tendremos en cuenta la evidencia que demuestra las razones por las que los estrógenos siguen siendo el tratamiento más eficaz contra estos síntomas y evaluaremos las teorías que afirman que los productos bioidénticos o las terapias alternativas son tan eficaces como los estrógenos, pero sin los supuestos riesgos. No obstante, nos gustaría recordar el contexto histórico, cultural y político de este polémico asunto.

Estrógenos: el doctor Jekyll y míster Hyde de los tratamientos

En su ya larga historia, los estrógenos se han considerado desde la cura absoluta de todos los males femeninos hasta un fármaco peligroso e incluso funesto; de un amable doctor Jekyll a un diabólico míster Hyde; desde la solución hasta el problema. Como escribió Elizabeth Siegel Watkins en *The Estrogen Elixir*, su fascinante historia sobre la TRH en Estados Unidos, "la historia de los estrógenos se teje a partir de varios hilos: la fe ciega en la capacidad de la ciencia y la tecnología por resolver una amplia gama de problemas sociales y de salud, la estigmatización social y cultural del envejecimiento, los cambios en los significados e interpretaciones de la feminidad y la identidad de la mujer, y las trampas de la arrogancia médica en el siglo xx".[5] A las mujeres que quieren tomar decisiones sobre la terapia de reemplazo hormonal les cuesta desentrañar esos hilos. ¿Tomar la TRH es antifeminista o profeminista? ¿Por qué "reemplazo" es un término negativo cuando se refiere a las hormonas en la menopausia, pero no cuando se habla de, digamos, reemplazar la hormona tiroidea cuando se extirpa la glándula tiroides? (y dado que, después de la menopausia, los niveles de estrógenos en muchas mujeres caen hasta el 1% de como estaban antes de la menopausia, "reemplazo" parece ser precisamente la palabra correcta).[6] ¿La TRH hace que un problema que se trataría mejor con psicoterapia o un nuevo trabajo se convierta en un asunto médico? ¿Es más sano aguantar y sufrir en silencio o probar con hormonas?

En la década de los setenta, con el nacimiento de la nueva ola del movimiento feminista, surgió una fuerte división entre las feministas respecto al tema de los estrógenos. La década empezó con fuerza gracias a *Nuestros cuerpos, nuestras vidas,* un libro que recibió una bien merecida acogida en 1971; instaba a las mujeres a aprender sobre su cuerpo, su salud y su sexualidad, y a asumir el control de sus propios cuidados médicos. En 1977, dos libros populares anclaron la postura feminista antiestrógenos: *Menopause: A Positive Approach,* de Rosetta Reitz, y *Women and the Crisis in Sex Hormones,* de Barbara y Gideon Seaman. Como escribió Watkins: "Estos dos libros reflejaban la postura crítica contemporánea contra la profesión médica organizada y la industria farmacéutica, y la simultánea fascinación por los llamados métodos naturales para el cuidado de la salud".[7] Dichos métodos naturales, que se siguen recomendando, eran ejercicio, calcio, "buena alimentación" (como fuera que se definiera ese año) y, para Reitz, quizás revelando más sobre sí misma que sobre la población general, tener relaciones sexuales frecuentes y satisfactorias. Estos dos libros exitosos consideraban que la terapia hormonal de cualquier tipo era innecesaria o perjudicial. Pero su mayor fortaleza radica en su llamado a las mujeres a resistirse al paternalismo de lo establecido y a rechazar el lenguaje insultante de la menopausia como una "enfermedad carencial" y la omnipresente noción sexista de que, una vez pasada la menopausia, las mujeres, en sentido literal y figurado, estaban acabadas.

Aun así, gracias al éxito del feminismo, más mujeres estaban accediendo a la ciencia, la investigación y la medicina. En el mismo año en que Reitz y los Seaman publicaron sus libros, Lila Nachtigall, una ginecóloga obstetra de la NYU que, en esa época estaba a la mitad de su propio estudio de investigación de 22 años, escribió *The Lila Nachtigall Report*. El libro instaba a las mujeres a formarse y brindaba información exhaustiva sobre la menopausia y los beneficios terapéuticos de los estrógenos. Nachtigall ingresó a la escuela de medicina en 1956, una de las cuatro mujeres de su salón, y desde entonces ejerció como defensora de la mujer. Pero en el nuevo y exuberante feminismo de los setenta, en opinión de Watkins, "*The Lila Nachtigall Report* no tenía ninguna oportunidad. El libro, escrito por una doctora que promovía el consumo de un fármaco que estaba en el ocaso de su popularidad, castigado tanto por los científicos como por las feministas, no estaba a la altura de la época".[8] Nueve años después, en 1986, cuando Nachtigall escribió *Estrogen: The Facts Can Change Your Life,* el clima había cambiado. Los beneficios de los estrógenos —para prevenir la osteoporosis (la especialidad de Nachtigall) y promover la salud cardíaca— se demostraron con creces. Claro está, hasta que la Iniciativa de Salud de la Mujer volvió a provocar la oscilación de ese péndulo.

Muchas feministas y activistas de la salud siguen oponiéndose a la TRH por motivos sociales y políticos, además de los problemas de salud. Tras la conferencia de prensa de la WHI en 2002, Cynthia Pearson, entonces directora ejecutiva de la National Women's Health Network (la Red Nacional de Salud de la Mujer), le dijo a Gina Kolata del *New York Times* que estaba encantada de que la WHI hubiera corroborado su oposición a la TRH. Le comentó a Kolata que la defensa de la TRH era "sexista y edadista, con su mensaje de que las mujeres deben mantenerse sanas, mantenerse activas sexualmente y causar menos molestias a sus esposos".[9]

¿Sexista y edadista, en serio? En una conferencia dedicada al tratamiento de los síntomas de la carencia de estrógenos, Nachtigall comentó: "En un año determinado, entre 2 000 mujeres en la posmenopausia, 20 padecerán cardiopatías, 11 sufrirán disminución de la densidad ósea, 6 desarrollarán cáncer de mama, y 3, cáncer de endometrio. Sin embargo, casi el 100% tendrá atrofia urogenital, una condición que no es el primer indicio de la menopausia, sino que se manifiesta gradualmente tras el inicio del climaterio".[10] Los síntomas incluyen picor en la vagina, ardor al orinar, frecuencia urinaria, mayor incidencia de infecciones urinarias y relaciones sexuales dolorosas. Durante la menopausia, los tejidos que dependen de los estrógenos se adelgazan y pierden elasticidad, que es el motivo por el que la atrofia urogenital, si no se trata, perdurará y empeorará conforme la mujer envejezca. Al menos, el término "atrofia urogenital" ha sustituido al odioso y engañoso término "atrofia vaginal". La "atrofia" simplemente hace referencia a una pérdida o adelgazamiento de los tejidos, y atrofia urogenital incluye a la vejiga y otros órganos, además de la vagina y la vulva.

Somos muy conscientes de la gran cantidad de mujeres y hombres cuya actitud frente al sexo en su madurez es "libre al fin"; no queremos dar a entender que todo el mundo quiera o deba mantenerse sexualmente activo. Algunos encontrarán mayores placeres en el golf, la ópera o el tango. Sin embargo, creemos que es igual de erróneo dar por sentado que la mayoría de las mujeres en sus años intermedios o tardíos no quieren mantenerse sexualmente activas en absoluto. Para que te des cuenta del sesgo, vuelve a leer la lista de síntomas que aparece al inicio de este capítulo, pero omite la sensibilidad mamaria y las molestias vaginales, como si se aplicara a los hombres. ¿Cómo responderían ellos si les dijeran: "¡Ánimo, chicos! ¡Son las cosas de la edad! ¡No se preocupen por esos dolores en el pecho, la distensión abdominal o los dolores de cabeza, las noches sin dormir ni los lapsus de memoria! ¿Que ya no les interesa el sexo? ¿Relaciones sexuales dolorosas? ¡Oye!, tienes más de 50 años, ya tuviste suficiente sexo. Ah, ¿tu mujer aún disfruta de las relaciones sexuales? Qué mal; no la molestes tanto con eso. Además, esos síntomas solo te durarán unos años, aunque más de la mitad de ustedes los seguirán teniendo por una década o más, y algunos tendrán relaciones sexuales dolorosas a partir de ahora. El lubricante ayudará si quieres tenerlas, pero no te ayudará con el deseo".

Sería difícil imaginarlos aceptar ese mensaje.

Claro que sabemos lo que Pearson quería decir con "edadista", el omnipresente mensaje cultural que dice que lo viejo es malo, lo joven es bueno y todos nosotros, hombres y mujeres, deberíamos luchar contra los signos de la edad con todas las armas a nuestro alcance. El planteamiento no edadista que sostienen muchas feministas es que los síntomas de la menopausia son una parte de la vida tan normal como la menarquia y, por tanto, algo que hay que tolerar, mientras se repite el mantra del rey Salomón: "Esto también pasará". Si los síntomas son graves, pueden tratarse con alternativas a los medicamentos. Desde este ángulo, la menopausia puede afrontarse de la misma forma que cualquier otro signo de la edad, como las canas o las arrugas: prueba con algunos métodos de venta libre o no hagas nada. Una amiga nuestra, profesora de universidad, odiaba tener bochornos y la consiguiente profusión de sudor que la dejaba empapada, pero lo trataba con naturalidad, e incluso una vez dijo en su clase: "Así son los bochornos. No es que me vaya a desmayar ni a morir. Ahora entréguenme sus ensayos".

Además, compartimos las críticas de Pearson y otros defensores del consumidor respecto a la capacidad no regulada de las grandes farmacéuticas para publicitarse directamente a los consumidores, generar nuevos medicamentos con apenas un cambio molecular de otros más antiguos y eficaces, y expandir los mercados de los medicamentos hasta lugares donde no se necesitan. También simpatizamos con el movimiento Menos es Más, que está tratando de educar al público para que evite los medicamentos y pruebas diagnósticas innecesarios. También condenamos la "promoción de enfermedades", la creación arbitraria de nuevas enfermedades, que suele hacerse ampliando las fronteras de las afecciones físicas reales para incluir afecciones "previas" que no requieren medicamentos y puede que nunca los necesiten (como trataremos en el capítulo 5, la osteopenia, supuestamente una precursora de la osteoporosis, es uno de dichos términos fabricados, impulsado a su estatus, como escribió un historiador médico, "por un marketing agresivo e intereses creados").[11]

No podemos negar que los estrógenos también han sido objeto de un marketing agresivo e intereses creados. En 1942, unos investigadores desarrollaron métodos para extraer grandes cantidades de estrógenos de la orina de yeguas preñadas, y los laboratorios Ayerst produjeron las primeras pastillas de estrógenos, a las que llamaron Premarin (un acrónimo del inglés, *pregnant mares' urine,* que indica su origen). Ayerst comenzó a comercializar el Premarin en la década de los cincuenta como tratamiento para los síntomas de la menopausia, una campaña muy potenciada por *Feminine Forever* (1966), un bestseller sensacionalista escrito por el ginecólogo neoyorquino Robert Wilson.[12] El libro prometía juventud, belleza y una vida sexual plena para las mujeres en la menopausia gracias al uso de estrógenos. Ronald, el hijo de Wilson, contó más tarde a la periodista Gina Kolata en el *New York Times* que Ayerst había costeado todos los gastos que suponía escribir el libro y financió la organización de su padre, la Wilson Research Foundation.[13]

Durante los años que siguieron a la publicación de ese libro, muchos médicos repartieron hormonas sin problema y presionaron a sus pacientes para que las tomaran sin hacer preguntas molestas. No sorprende que estos médicos fueran a menudo arrogantes y sexistas, dado que en sus libros de consulta se describía la menopausia como una "enfermedad carencial" o "fallo ovárico".[14] Y no sorprende que muchas feministas fueran escépticas respecto a los beneficios de la TRH; era difícil separar la cuestión de las hormonas de la condescendencia de (prácticamente todos) los hombres que las recetaban. A la madre de Carol, Dorie, le encantaba contar la historia de lo que ocurrió cuando su ginecólogo le preguntó cuándo había tenido su último periodo.

—Uy… —dijo ella, reflexionando—. Ha pasado como un año, ahora que lo pienso.

—¿Está teniendo bochornos, insomnio, molestias y dolores? —preguntó él.

—No —contestó ella—, aunque una vez sentí un escalofrío en el cine.

—Tome —replicó él, sin prestarle atención—. Tenga esta receta, le ayudará.

Han pasado años desde esa conversación y la brújula de los consejos sobre estrógenos ha pasado de tener los vientos a favor a tenerlos en contra. Hoy en día, estamos convencidos de que esa receta, después de todo, sí será útil en la mayoría de los casos.

La menopausia y más allá

La menopausia —el momento en que las mujeres dejan de ser fértiles y viven muchos años después— es como un misterio de la evolución. En palabras de la neurocientífica Lisa Mosconi en *The Menopause Brain*, las únicas especies animales conocidas que sobreviven a su etapa de fertilidad son "ciertas ballenas, algunos elefantes asiáticos, posiblemente algunas jirafas y un insecto, el pulgón japonés".[15] En 2023, unos investigadores descubrieron que nuestro pariente más cercano, el chimpancé, también tiene la menopausia. En un grupo de 185 chimpancés hembras en Uganda, la fertilidad comenzó a decaer después de los 30 años (al igual que en otros grupos de chimpancés y en los seres humanos), y la menopausia, el fin de la fertilidad, ocurrió alrededor de los 50 años. Aun así, muchas de las chimpancés vivieron bien pasada esa edad, con el mismo descenso de los niveles de estrógenos y progestágenos que se observan en las mujeres.[16]

Por lo tanto, la creencia de antaño de que la menopausia es una anomalía evolutiva está cediendo el paso a la hipótesis de la abuela, que dice que se trata de una adaptación evolutiva. Esta teoría sostiene que, en la antigüedad, la supervivencia de las generaciones más jóvenes sería mayor si sus abuelas estaban a su lado para cuidarlas y no competían sexualmente con sus hijas por parejas y recursos.[17] La explicación evolutiva para la menopausia en los chimpancés es distinta, porque las chimpancés mayores viven separadas de sus hijas y emigran a un nuevo grupo. Debido a la menopausia, no compiten con las hembras fértiles más jóvenes y no suponen ninguna amenaza competitiva. Pero, sea cual sea la razón evolutiva de la menopausia, gracias a los extraordinarios avances en salud y sanidad del siglo pasado, las mujeres viven un promedio de tres décadas después de iniciar este proceso, por lo que el asunto de mejorar su salud y calidad de vida es más apremiante.

Algunas mujeres casi no tienen ningún síntoma durante la menopausia; como Carol y su madre, simplemente se detiene su periodo y eso es todo. Pero son una minoría. Según el Estudio de la Salud de la Mujer en todo el País (Women's Health Across the Nation, SWAN), un estudio multirracial y multiétnico que se realizó entre 1996 y 2013 y que siguió a más de 3 000 mujeres en su entrada a la menopausia, alrededor del 80% de las mujeres experimentaron algunos síntomas, y para la mitad de ellas, dichos síntomas duraron años. La duración media de los bochornos y otros síntomas vasomotores fue de 7.4 años; fue mayor (10 años) en el caso de las mujeres negras y de más de 12 años en aquellas cuyos síntomas comenzaron durante la perimenopausia.[18] Las mujeres negras y latinas también entran en la perimenopausia mucho antes de la media, a veces incluso en la treintena, por lo que sus síntomas comienzan mucho antes y pueden ser más graves. Aunque no hace falta decirlo —pero lo diremos de todos modos—, muchos médicos desconocen esta información importante o sus sesgos hacia las mujeres pertenecientes a minorías, quienes por fin están alzando la voz para hablar sobre sus experiencias y necesidades.[19]

La Iniciativa de Salud de la Mujer ni siquiera quiso admitir que la TRH podría ayudar a aliviar estos desagradables síntomas. La WHI informó en 2003 que los estrógenos no tenían "ningún efecto desde el punto de vista clínico en la salud o la calidad de vida", ni siquiera entre las mujeres que llevaban tres años consumiéndolos.[20] Cuando la mujer de Av, Martha, leyó esta noticia, se rio a carcajadas. Había entrado abruptamente en la menopausia a los 46 años como resultado de la quimioterapia y, casi de inmediato, padeció bochornos, sudores nocturnos, fuertes dolores en la vejiga y dificultad para dormir. Martha comenzó a tomar estrógenos y a los pocos días sus síntomas disminuyeron y luego desaparecieron. Por lo general, la mayoría de las mujeres en la menopausia con síntomas tardan menos de una semana en sentirse mejor después de empezar con la TRH; ¿cómo es posible que la WHI obtuviera unos resultados tan anómalos?

Cuando comenzó su estudio, a los investigadores de la WHI no les interesaba el efecto de las hormonas sobre los síntomas de la menopausia; su investigación se centraba en los grandes problemas, en especial cardiopatías y, en segundo lugar, cáncer de mama y trastornos cognitivos. Entonces, ¿por qué publicaron un artículo sobre los síntomas de la menopausia que no se habían propuesto estudiar? No lo sabemos, pero nos da la sensación de que eran reacios a admitir que la TRH era beneficiosa para las mujeres en algo.

Decimos esto porque los investigadores de la WHI escribieron que desaconsejaban de forma explícita que participaran las mujeres que decían tener síntomas "moderados o graves" de la menopausia. En consecuencia, las mujeres que tenían síntomas moderados o graves representaron solo el 13 % de las participantes en el estudio (además, su media de edad era de 63 años, por lo que la mayoría de los síntomas que podrían haber tenido al inicio de la menopausia y durante la siguiente década habían desaparecido). Sin embargo, entre ese 13 % con síntomas, más de tres cuartas partes de las que fueron asignadas al azar para tomar la TRH en lugar de placebo informaron un alivio considerable, como han demostrado todos los demás estudios. El resto de la muestra, las mujeres que no tenían síntomas o con síntomas mínimos, informaron que no sintieron ningún alivio. Repitámoslo: *Las mujeres que no tenían síntomas informaron que los estrógenos no aliviaban los síntomas que no tenían.* Y así es como la WHI llegó a su "hallazgo" de que la TRH no tenía "ningún efecto desde el punto de vista clínico en la salud o la calidad de vida":[21] se centró en el 87 % que no tenía síntomas al inicio y que, en cualquier caso, ya había pasado la menopausia hacía tiempo. Los propios autores admitieron que sus datos "podrían no ser aplicables a [mujeres con síntomas de moderados a graves], porque era poco probable que aquellas que creían que necesitaban la terapia hormonal aceptaran someterse a la aleatorización". No nos lo estamos inventando.

Otra forma en la que la WHI podría afirmar que la TRH no mejoraba la calidad de vida tenía que ver con la manera en que los investigadores midieron dicha calidad. No ofrecieron a las participantes una lista de síntomas específicos ni les pidieron evaluar la gravedad de cada uno de ellos, desde "no molestan en absoluto", pasando por "tolerables", hasta "insoportables", ni si dichos síntomas afectaban su vida y de qué manera. En lugar de eso, se basaron en evaluaciones vagas y pidieron a las participantes que valoraran su bienestar, su estado de ánimo, sus formas de sobrellevarlos y su salud en general. Cuando se pide a la gente que haga este tipo de evaluaciones generales, suele responder de la misma forma como cuando un conocido te pregunta cómo estás. Lo más probable es que digas "Ah, estoy bien. Nada nuevo". No mencionas los sudores, el insomnio, las palpitaciones ni los problemas con tu pareja, tu jefe, tus hijos y los vecinos ruidosos (de forma parecida, en los sondeos nacionales de opinión, cuando se pregunta sobre la felicidad en general, cerca de dos tercios responden "muy feliz". Hazles preguntas sobre aspectos específicos de su vida y obtendrás la verdad: "Al fin ha desaparecido el dolor de hombro, pero estoy superestresada por culpa de mi jefe y lista para enviar a mi malhumorado adolescente a un campamento militar"). En resumen, las evaluaciones generales se aprovechan de la tendencia de las mujeres a soportar y no quejarse de síntomas específicos que interfieren con su trabajo o su vida familiar.

Pero ni siquiera la WHI pudo anular el consenso de que los estrógenos son el tratamiento más eficaz para los síntomas que tenían Martha y millones de mujeres, puesto que los elimina o los reduce en la mayoría de mujeres que toman la TRH o solo estrógenos. En 2007, Elizabeth Watkins escribió: "Hasta el día de hoy, los estrógenos siguen siendo el remedio más eficaz para los bochornos de la menopausia, y pocos críticos ponen en duda su valor como tratamiento temporal".[22] Múltiples ensayos aleatorios revisados por la oncóloga Heidi Nelson, de la Clínica Mayo, mostraron que los estrógenos suelen reducir la frecuencia de los bochornos en más de un 75 por ciento.[23]

El estudio WISDOM, un acrónimo inglés para el Estudio Internacional sobre el Uso Prolongado de Estrógenos Después de la Menopausia en Mujeres (Women's International Study of Long-Duration Oestrogen After the Menopause), fue un ensayo aleatorio y controlado por placebo que incluyó a 3 721 mujeres en la posmenopausia en Australia, Nueva Zelanda y el Reino Unido. El rango de edad de las mujeres era de 50 a 69 y se les asignó de manera aleatoria el consumo de la TRH o placebo. En comparación con las mujeres que recibieron placebo, las que tomaron la TRH experimentaron mejoras en el sueño, una disminución de los bochornos y sudores nocturnos, menores molestias en las articulaciones y músculos, menor sequedad vaginal y un mejor rendimiento sexual.[24] Los investigadores hicieron especial énfasis en los beneficios de la TRH para mejorar la calidad del sueño y reducir el insomnio, dado que la falta de sueño se "asocia con un aumento en el riesgo de enfermedades, como obesidad, diabetes, hipertensión y las enfermedades cardiovasculares. Reducir la privación del sueño, por tanto, podría tener beneficios considerables en la salud".

Además, como muchas mujeres en la menopausia reportaron dolor muscular y en las articulaciones, así como un aumento de los síntomas artríticos —como ya dijimos, ese es otro conjunto de síntomas que no suelen asociarse a la menopausia—, los investigadores de WISDOM destacaron su hallazgo de que las mujeres reportaron niveles menores de dolor corporal después de un año de tratamiento con la TRH. De hecho, citaron a la WHI, que (en silencio) había obtenido el mismo resultado: "Un estudio de seguimiento con participantes de la Iniciativa de Salud de la Mujer que analizó los síntomas articulares mostró una mayor prevalencia de dolor o rigidez en las mujeres que dejaron de tomar la TRH combinada en comparación con el placebo".[25] Añadieron que las investigaciones en animales sugerían que los estrógenos también "tenían una función anestésica y podrían prevenir la erosión de los cartílagos como ocurre en la osteoartritis".[26]

Aunque el estudio WISDOM no encontró ningún alivio de los síntomas de depresión entre las participantes, dos estudios aleatorios de la terapia con estrógenos informaron un éxito notable. Las mujeres que padecían episodios depresivos recibieron de 4 a 12 semanas de estrógenos o placebo. Las del grupo de estrógenos tuvieron una mejora del 60 al 75% frente a una mejora del 20 al 30% en las mujeres que recibieron placebo.[27] Que los estrógenos fueran mucho más efectivos que los antidepresivos, y sin los efectos secundarios que suelen tener los segundos,[28] debió haber sido un notición. Katie Taylor, una mujer británica, fue su propio grupo de control al experimentar la diferencia entre los antidepresivos y la TRH:

> Hace un tiempo, tenía 43 años y acababa de regresar al trabajo después de una larga pausa dedicada a criar a mis cuatro hijos. Me encantaba mi vida, pero me sentía agotada, llorosa y deprimida por ningún motivo en particular. Mi médico general me diagnosticó depresión y me recetó antidepresivos. Esto resultó ser un diagnóstico erróneo. Después de seis meses, me sentía peor. Tenía "lagunas mentales", no podía pensar con claridad en el trabajo, lloraba en los momentos más inoportunos, tenía bochornos y no quería salir de casa... Los antidepresivos me convirtieron en una zombi, no sentía nada... aquello no estaba bien. Temía que fuera la presión de combinar la vida hogareña con un trabajo demandante... Volví a hablar con mi doctora y me sugirió que dejara de trabajar y me centrara en mi salud y en cuidar de mi familia.[29]

Ese "dejar de trabajar" fue otro consejo erróneo y, además, uno que la mayoría de las mujeres no se pueden permitir. Por suerte para Katie Taylor, su padre, Michael Baum, uno de los investigadores más destacados sobre el cáncer en Inglaterra, le sugirió que, a pesar de su edad, podría estar en la menopausia. Y ese sí fue el diagnóstico correcto; de hecho, acertó. Comenzó con la TRH, dejó los antidepresivos, "recuperó a la Katie de siempre" con su antigua alegría y energía, e incluso fundó un grupo de apoyo en línea para proporcionar información a las mujeres que atraviesan la menopausia.

Muchos ginecólogos y oncólogos siguen luchando por encontrar un equilibrio entre su convicción de que los estrógenos son peligrosos y no mejoran la calidad de vida, y las claras evidencias de sus beneficios. Han alcanzado un curioso punto medio: es seguro que algunas mujeres con síntomas graves tomen hormonas, siempre y cuando lo hagan durante el menor tiempo y en la dosis más baja posible. Este consejo representa un equilibrio entre "son peligrosos, ni se te ocurra tomarlos" y "son seguros, tómalos todo el tiempo que quieras". Pero si los médicos creen de verdad que los estrógenos son cancerígenos, no deberían aconsejar su consumo en absoluto; es como decir "fuma medio paquete de cigarros al día, pero solo durante un año, y dormirás mejor".

Esta es la conclusión: *No existe ninguna base científica que sustente la recomendación de tomar la menor dosis posible de hormonas durante la posmenopausia durante un periodo mínimo.* Las directrices del Colegio Estadounidense de Obstetricia y Ginecología afirman que "como algunas mujeres de 65 años o más podrían seguir necesitando la TRH para tratar sus síntomas vasomotores, la TRH no debe suspenderse sistemáticamente a los 65, sino que, como ocurre con las más jóvenes, debe tratarse cada caso de manera individual".[30] La Sociedad Norteamericana de Menopausia concuerda: "El concepto de 'la menor dosis posible durante un periodo mínimo' puede ser inadecuado o incluso perjudicial para algunas mujeres… no existen datos que apoyen la interrupción sistemática [de la TRH] en las mujeres de 65 años".[31]

En 2012, diez años después de sus alarmantes historias iniciales, los investigadores de la WHI admitieron que, en realidad, los estrógenos reducen considerablemente los síntomas vasomotores, como mareos, vértigo y bochornos, síntomas que reaparecen en cuanto las mujeres dejan de tomar estrógenos.[32] Una de las principales investigadoras,

JoAnn Manson, aceptó que las mujeres podían tomar la TRH de forma segura sin temor a que ocasionara una muerte temprana: "Son buenas noticias para las mujeres", dijo en el *Times* (Reino Unido). "Básicamente, esto tranquiliza a las mujeres durante la menopausia que quieren someterse a una terapia hormonal para controlar síntomas molestos y perturbadores, como los bochornos y los sudores nocturnos"[33] (el *Times* presentó un atrevido titular que aún no se ha visto en los periódicos estadounidenses: "Se les dice a las mujeres que la terapia de reemplazo hormonal no conduce a una muerte temprana"). Tres años después, en 2015, Manson y su colega Gloria Richard-Davis fueron más allá. En "Las investigaciones anulan el dogma", un comentario sobre el estudio a gran escala de SWAN, elogiaron a los investigadores por anular "el dogma de que [los síntomas vasomotores] duran poco, afectan mínimamente la salud de la mujer o su calidad de vida y pueden tratarse fácilmente con métodos a corto plazo".[34]

¿Estaban elogiando el hundimiento del dogma que ellas mismas habían creado? Aunque lamentamos que Manson y sus colegas promovieran en un inicio las interpretaciones alarmistas e inapropiadas de los hallazgos de la WHI y que ni siquiera reconocieran los beneficios de la TRH sobre los síntomas de la menopausia, nos complace que hayan sido capaces de cambiar su parecer... un poco. "Había mucho miedo", comentó Manson al *Times,* sin llegar a admitir que fue en gran parte la WHI quien lo generó.

También estamos encantados de que, en 2021, Manson y sus socios coincidieran en que "para la mayoría de las mujeres sintomáticas, los beneficios de la TRH superan los riesgos. Es imprescindible que la elección del tratamiento sea individualizada y que las pacientes formen parte de la toma de decisiones".[35]

No podríamos estar más de acuerdo, y por eso lamentamos que los investigadores de la WHI sigan con su vaivén de opiniones en el asunto de los riesgos de la TRH frente a sus beneficios. En ese artículo de 2021, informaron que tras 13 años de seguimiento, la TRH no aumentaba el riesgo de trombosis venosa ni accidentes cerebrovasculares. Pero en 2023, dijeron que sí aumentaba el riesgo de trombosis y accidentes cerebrovasculares, por lo tanto, concluyeron que "los síntomas vaso-motores solo deberían tratarse si son molestos". ¿Se referían a estos síntomas, que pueden perturbar el sueño durante años y disminuir la calidad de vida, como simplemente "molestos"? ¿No era ese el dogma que estaban contentos de haber vencido? Y, en desacuerdo con las directrices del Colegio Estadounidense de Obstetricia y Ginecología y la Sociedad Norteamericana de Menopausia, mantenían que "los médicos deberían recetar la menor dosis eficaz posible de la terapia hormonal por el mínimo tiempo posible según las necesidades de la paciente, con reevaluaciones periódicas de la necesidad de seguir con la terapia hormonal para controlar los síntomas".[36]

Si los principales investigadores de la WHI no logran ponerse de acuerdo sobre si los beneficios de la TRH superan los riesgos, o si los riesgos superan los beneficios, y recurren a esa recomendación tan poco satisfactoria de tomar la TRH en la menor dosis posible durante un tiempo mínimo, no es de extrañar que muchos médicos y el público en general sigan confundidos.

¿Qué ocurre con las alternativas?

No hay que ir muy lejos para ver el gran negocio en el que se ha convertido la menopausia. En 2022, el mercado mundial de la menopausia estaba valorado en casi 17 000 millones de dólares, y se espera que sobrepase los 24 000 millones para 2030.[37] Vemos en todas partes una explosión de sitios web, pódcasts, servicios de telesalud, conferencias y nuevos nichos dentro del sector del bienestar, y el mercado está inundado de productos antiguos empaquetados como nuevos tratamientos "especializados". Los spas y centros de salud ofrecen costosos retiros para la menopausia que incluyen masajes, meditación, asesoría y espacios de conversación entre mujeres que atraviesan la misma etapa. Los grandes medios de comunicación, que estaban dormidos al volante mientras la WHI emitía sus alarmistas declaraciones, al fin publican artículos sobre la menopausia y el tratamiento de sus síntomas. A estos nuevos tratamientos, nosotros los llamamos TME (todo menos estrógenos), porque aprovechan el miedo de las mujeres a los estrógenos para promover intervenciones no relacionadas con la TRH, la mayoría nada útiles e incluso algunas perjudiciales.

Un ejemplo particularmente cínico es un medicamento aprobado por la FDA en 2023 para "aliviar a las mujeres que luchan con los desesperantes bochornos de la menopausia". El Fezolinetant (Veozah) es "el primer fármaco diseñado específicamente para reducir la frecuencia y gravedad de los bochornos y los episodios de sudoración que aparecen cuando decaen los niveles de estrógenos de la mujer". ¿El primer fármaco? Lo dudo, pero, oye, no es hormonal. También cuesta unos 550 dólares al mes y no tiene ninguno de los beneficios de los estrógenos para el corazón, los huesos y otros síntomas de la menopausia. Y echa un vistazo a sus efectos secundarios: dolor abdominal, diarrea, dificultades para dormir (insomnio), dolor de espalda y... espera... ¡bochornos! ¿Una pastilla para curar el insomnio que puede provocar insomnio? ¿Una pastilla para reducir los bochornos que causa bochornos?

Todos los fármacos, desde la aspirina al Zyrtec, tienen efectos secundarios y posibles riesgos, y la TRH no es la excepción. Los efectos secundarios del reemplazo hormonal pueden ser sequedad en los ojos, secreción vaginal y sensibilidad mamaria, síntomas que pueden durar hasta un año en algunas mujeres. La TRH también tiene algunos riesgos poco frecuentes, pero más graves, como enfermedades de la vesícula biliar y coágulos de sangre en las venas (evaluaremos el equilibrio entre riesgos y beneficios en el capítulo 8). Es comprensible que a muchas mujeres no les guste tomar ningún medicamento con receta a menos que sea por imperativo médico; otras creen que la TRH es más arriesgada que otras opciones de medicamentos. Vamos a hablar de ellas.

Algunas mujeres pueden decidir no hacer nada y soportar los síntomas. Otras sí quieren hacer algo, pero no quieren tomar estrógenos, con o sin progesterona, en cuyo caso pueden tomar medicamentos con receta para determinados síntomas de la menopausia o probar algunos de los millones de remedios botánicos y otros productos "naturales" comercializados para la menopausia. Por no hablar del típico consejo genérico sobre las "modificaciones de estilo de vida individualizadas y terapias no farmacológicas", como las recomendaciones de la *Journal of Clinical Endocrinology and Metabolism:* las mujeres deberían dejar de fumar, adelgazar, beber menos alcohol, tomar vitamina D y calcio, llevar una dieta saludable, usar lubricantes vaginales y hacer ejercicio con frecuencia. Y para los bochornos intensos y las noches en vela, los autores del artículo añadieron que la terapia cognitivo-conductual, la hipnosis y la acupuntura "podrían ser útiles".[38] Todos ellos consejos bastante sensatos (con excepción de tomar vitamina D y calcio, que son casi siempre inútiles y no tienen ningún beneficio ni siquiera para evitar fracturas en las mujeres en la posmenopausia que no toman estrógenos, como veremos en el capítulo 5). Por desgracia, ninguno de estos métodos es más eficaz para aliviar los síntomas de la menopausia que un placebo.

A algunas mujeres se les prescribe gabapentina (Neurontin), un fármaco usado principalmente para tratar las convulsiones y el dolor nervioso, pero que cada vez se usa más fuera de su ficha técnica para tratar los bochornos. La gabapentina sí ayuda a reducirlos de algún modo —aunque no tanto como los estrógenos—, pero no alivia otros síntomas de la menopausia. Sus efectos secundarios incluyen (por nombrar solo unos cuantos) mareos, somnolencia, fatiga, inestabilidad, náuseas, diarrea, estreñimiento, dolor de cabeza, hinchazón de los senos y sequedad bucal. Como es un depresor del sistema nervioso central, puede potenciar los efectos de otros depresores del sistema nervioso central, como el Ambien y el Valium. Además, puede resultar adictivo y provocar síntomas de abstinencia y convulsiones si se deja de tomar de forma abrupta. La FDA se ha negado a aprobar la gabapentina o la paroxetina para los bochornos, puesto que afirma que en los estudios ambos fármacos solo mostraron beneficios marginales.[39] Sin embargo, este detalle no ha impedido que los médicos la receten a mujeres que no quieren o no pueden tomar estrógenos. Como estos medicamentos no están aprobados por la FDA para este fin, la información disponible solo proviene de las experiencias de los médicos y las observaciones clínicas, motivo por el cual la dosis varía, al igual que la estimación del tiempo que tarda el fármaco en reducir los bochornos, ¡que puede variar de cuatro semanas a tres meses!

Los antidepresivos se recetan muchísimo y pueden ser eficaces a la hora de reducir los bochornos y el insomnio. Sin embargo, una amplia investigación sobre su efectividad concluyó que "los datos sobre los beneficios [de estos medicamentos] son contradictorios".[40] Y, por supuesto, los antidepresivos conllevan sus propios riesgos y efectos secundarios, a menudo nada agradables, y no alivian ningún otro síntoma de la menopausia.

Las mujeres que no quieren tomar la TRH suelen optar por las alternativas populares, es decir, los productos botánicos y naturales, como las hierbas chinas, el cohosh negro, el ginseng, la hierba de San Juan y el ginkgo biloba. Algunos terapeutas, incluso aquellos que creen que la TRH es segura, sugieren que las mujeres que no quieren tomar hormonas pueden probar con un coctel de hierbas, una para este síntoma y otra para ese otro. Los médicos del Well Woman Centre en Dublín, que consideran que la TRH es "el medicamento con receta más eficaz para la menopausia", sugieren que las mujeres que no quieren tomar hormonas pueden considerar la posibilidad de consumir "omega 3 para la función cerebral, la vitamina D para los huesos y el aceite de borraja para la sensibilidad mamaria. El aceite de vitamina E puede usarse para la sequedad vaginal".[41] Existen incontables libros populares con consejos sobre la menopausia que recomiendan estos productos herbales, una industria multimillonaria. No obstante, estudios controlados aleatorizados han demostrado que ninguno de estos remedios reduce los síntomas de la menopausia más que los placebos. Una muestra:

- Un estudio sobre las isoflavonas del extracto de clavo indicó que dos de los suplementos dietéticos derivados del extracto de trébol rojo (comercializados como Promensil y Rimostil) no se distinguían del placebo para reducir los bochornos o mejorar la calidad de vida de las mujeres en la menopausia.[42]

- Una profesora de medicina del Centro de Investigación Clínica sobre la Salud de la Mujer de la Universidad de California, San Francisco, llegó a la conclusión de que "no hay pruebas convincentes de que la acupuntura, el yoga, las hierbas chinas, el aceite de onagra, el ginseng, la kava o el extracto de trébol rojo mejoren los bochornos".[43]
- Un metaanálisis de las terapias no hormonales contra los bochornos descubrió que la mayoría de los estudios eran de mala calidad y establecían generalidades de uso limitado. Estos productos "no son opciones óptimas para la mayoría de las mujeres".[44]
- Un ensayo con cohosh negro, multibotánicos y soya no encontró ninguna reducción significativa en la cantidad o intensidad de los síntomas en las mujeres que tomaban suplementos herbales o placebo. Sin embargo, la terapia hormonal sí redujo de forma notable los síntomas.[45]
- Un ensayo con cohosh negro no logró reducir los bochornos más que el placebo.[46]

Y podríamos seguir, pero ya te haces una idea: una y otra vez, los estudios muestran que alrededor del 20% de las mujeres que consumen hierbas —trébol rojo, soya, semilla de lino, dong quai, aceite de onagra, ginseng, ñame silvestre, sauzgatillo, lúpulo y salvia— reportan una mejoría de los síntomas, lo mismo que ocurre con las que reciben un placebo (nos alegra saber que alguien está estudiando el sauzgatillo, cuya historia como contraafrodisiaco se conoce hace tiempo). Un informe, tras llegar a la conclusión de que las demandas sobre la eficacia y seguridad de las hierbas para combatir los síntomas de la menopausia no estaban en su mayor parte demostradas, advertía de una posible relación entre el cohosh negro y la hepatotoxicidad.[47] Por ese motivo, las directrices de las prácticas del Colegio Estadounidense de Obstetricia y Ginecología advierten con claridad que los productos naturales y los botánicos complementarios, incluidas las isoflavonas de venta libre, las hierbas chinas, el cohosh negro, el ginseng, la hierba de San Juan y el ginkgo biloba, no han demostrado su eficacia. Ahórrate tu dinero.

Por último, hablemos de los bioidénticos. "La verdad sobre la terapia hormonal", un artículo de opinión en el *Wall Street Journal* escrito por tres médicos —Erika Schwartz, Kent Holtorf y David Brownstein—, comenzaba con una aceptación acrítica de los hallazgos de la WHI. "La terapia de reemplazo hormonal se ha convertido en un ejemplo clásico de cómo los intereses particulares, un colectivo médico desorientado y los oportunistas pueden combinarse para complicar el asunto y negar a las pacientes el acceso a tratamientos seguros y efectivos", escribieron.[48] Por fortuna, la Iniciativa de Salud de la Mujer "puso fin abrupto" a la TRH porque "demostró sin lugar a dudas que los fármacos no eran seguros y constituían factores significativos en el aumento del riesgo de ataques cardíacos, accidentes cerebrovasculares y cáncer de mama en las más de 16 000 mujeres estudiadas". ¿Qué podían hacer las mujeres? Se sintieron terribles cuando dejaron la TRH, y sus médicos, rehenes del sistema médico, no tenían nada que ofrecer, salvo antidepresivos. ¡No hay problema! ¡Los fármacos bioidénticos acuden al rescate! Son idénticos, por lo que funcionan, pero no del todo idénticos, por lo que no son dañinos. Los doctores Schwartz, Holtorf y Brownstein son miembros fundadores de la Bioidentical Hormone Initiative.

¿Cómo es posible que un fármaco sea idéntico, pero no el mismo? "Bioidéntico" es un término publicitario, y bastante bueno, por cierto, porque sugiere que ofrece todos los beneficios de los estrógenos sin… ¿qué? ¿Sus riesgos? Los bioidénticos, que necesitan receta, igual que la TRH, suelen contener estradiol, la forma predominante de los estrógenos que circulan en el cuerpo de las mujeres (el camote contiene estradiol, pero ni lo pienses. Tendrías que comer demasiados). El Premarin contiene al menos diez formas de estrógenos, incluido el estradiol, pero también tiene equilina, que se considera la más beneficiosa para preservar el funcionamiento cerebral.[49] No obstante, los estrógenos comerciales y los bioidénticos (normalmente, el estradiol) están aprobados y regulados por la FDA.

Por el contrario, las hormonas bioidénticas compuestas, muy empleadas en Estados Unidos, suelen prepararlas en las farmacias locales siguiendo una receta escrita por el médico de las pacientes. No son productos farmacéuticos estandarizados ni están regulados por la FDA; además, todas las sociedades médicas más importantes han desaconsejado su uso como alternativa a las formas de estrógenos y progesterona aprobadas.[50] En 2020, las Academias Nacionales de Ciencias confirmaron la poca fiabilidad de las hormonas bioidénticas compuestas (cBHT, por sus siglas en inglés). Tras 21 meses de recolección de datos y análisis, el comité investigador llegó a la siguiente conclusión: "Dada la escasez de información sobre la seguridad y eficacia de las cBHT [...] no existen pruebas suficientes para respaldar su utilidad clínica en general como tratamiento para la menopausia".[51]

En su excelente informe sobre los peligros de los bioidénticos compuestos, la periodista de investigación Cathryn Jakobson Ramin también previno contra el uso de implantes subcutáneos, los cuales se volvieron tendencia en Estados Unidos después de que la WHI generara temor hacia la TRH. Las mujeres pueden llegar a pagar hasta 3 000 dólares o más al año en las "clínicas de hormonas" que los implantan. "Ninguna compañía farmacéutica aprobada por la FDA fabrica implantes hormonales", escribió. "De hecho, solo unas pocas farmacias magistrales disponen del equipo necesario para fabricar un producto que no se desintegre y se disuelva lentamente en lugar de liberarse de golpe. Ha habido informes de implantes mal fabricados que liberaban niveles asombrosamente altos de hormonas en las mujeres". Wulf H. Utian, fundador de la Sociedad Norteamericana de Menopausia, le dijo: "No solo pueden generar niveles hormonales en sangre poco seguros, sino que también pueden ser productos impuros, lo que conlleva el riesgo de infección. Esto puede ocurrir cuando el implante se inserta mediante cirugía bajo la piel. Aparte del beneficio económico que supone para la farmacia de fórmulas magistrales y el médico, no se me ocurren otros motivos para usar estos productos no aprobados por la FDA".[52]

Entonces, ¿por qué son los bioidénticos compuestos tan populares? En un grupo focal informal de 21 mujeres que las usaban o las habían usado, se les preguntó por qué evitaban la TRH convencional. Mencionaron tener miedo a sus riesgos, una aversión a la "orina de las yeguas" y, sobre todo, una "desconfianza generalizada hacia un sistema médico percibido como indiferente a sus preocupaciones y demasiado dependiente de las farmacéuticas". También les gustaba lo que ellas veían como "una mejor atención y cuidados clínicos" que recibían de sus doctores de medicina alternativa. Los investigadores llegaron a la siguiente conclusión: "Pensamos que las mujeres no solo están buscando alternativas a las farmacéuticas convencionales, sino también alternativas a la atención médica convencional donde importe su experiencia con la menopausia, se escuchen sus objetivos del tratamiento y se las tenga en cuenta a la hora de controlar su menopausia".[53] Parece una desafortunada compensación: con tal de recibir la atención de un médico que las escuche, les explique y colabore con ellas, eligen tratamientos riesgosos o ineficaces.*

Como ocurre con las hierbas y pociones de venta libre, las consumidoras deben estar atentas a las prácticas que parecen científicas, pero no tienen ninguna base científica, incluso cuando el consejo provenga de médicos que dicen ser especialistas en la menopausia.

---

* El precio de elegir una medicina alternativa solo porque suena bien o parece adecuada puede ser alto. En 2018, el *Journal of the National Cancer* publicó un estudio sobre las tasas de mortalidad en pacientes con cáncer no metastásico en un periodo de cinco años y medio. Los investigadores compararon los resultados de 280 pacientes que eligieron la medicina alternativa en lugar de la quimioterapia, la radioterapia y la cirugía, con los de 560 pacientes tratadas de manera tradicional. Las pacientes que confiaron en alternativas no demostradas tuvieron, en promedio, 2.5 veces más probabilidades de morir en ese periodo. En algunos tipos de cáncer, el riesgo asociado con la medicina alternativa fue mucho peor: casi seis veces más alto en pacientes con cáncer de mama y cuatro veces más alto en cáncer de colon (Johnson SB, Park HS, Gross CP, Yu JB. *Use of alternative medicine for cancer and its impact on survival* [El uso de la medicina alternativa para el cáncer y su impacto en la supervivencia] JNCI. 2018;110:121-24.)

Una de dichas médicas le escribió a Avrum para elogiar su crítica a la Iniciativa de Salud de la Mujer, pero añadió que, a pesar de ello, seguía oponiéndose a la TRH. Afirmó que prefería la "terapia de reemplazo hormonal bioidéntica (TRHB) y el Protocolo Wiley", y sostenía que su seguridad y eficacia eran mayores a las de la TRH convencional. Cuando Av le pidió estudios que demostraran esa supuesta "seguridad y eficacia", ella no respondió.

El Protocolo Wiley es un sistema hormonal bioidéntico diseñado por Teresa S. Wiley, una mujer sin formación científica ni médica. Wiley afirma que su método no solo alivia los síntomas de la menopausia, sino que también mejora la salud en general y, por qué no, tal vez te haga rica mientras duermes.[54] El resumen de Wikipedia nos parece inmejorable: "El protocolo ha sido criticado por miembros de la comunidad médica debido a las dosis de hormonas empleadas, los efectos secundarios del tratamiento, sus posibles efectos fisiológicos, la falta de formación médica o clínica de Wiley para diseñar el protocolo, la falta de evidencia empírica que demuestre su seguridad o eficacia, los problemas éticos del ensayo clínico que se está llevando a cabo para probarlo y los posibles conflictos de interés económicos relacionados con incentivos económicos". ¿Eso es todo?

En resumen

El dilema de si tomar o no la TRH ya no es un problema que cada mujer pueda resolver de manera individual, debido al perjuicio económico que supone para la sociedad la cantidad de mujeres de mediana edad que reducen sus horas de trabajo o abandonan la fuerza laboral debido a síntomas incapacitantes (recuerda que pueden ser depresión, palpitaciones, infecciones y dolor, además de los bochornos). En 2020, la British Medical Association (BMA) llevó a cabo un estudio con 2 000 doctoras en Inglaterra y descubrió que quienes "estaban en la etapa de la menopausia reducían sus horas, aceptaban puestos con menor salario o se jubilaban antes de tiempo de la medicina debido al sexismo y al edadismo en quirófanos y hospitales".[55]

La BMA identificó un patrón muy marcado de mujeres con amplia experiencia que abandonaban sus puestos como líderes o directoras clínicas, o se retiraban de la medicina debido a las dificultades para sobrellevar los síntomas graves de la menopausia sin el apoyo de la gerencia o de sus colegas. Más del 90% indicó que sus síntomas habían afectado a su vida laboral, pero dos quintas partes (el 38%) afirmaron que no pudieron hacer cambios en su horario de trabajo ni en las demandas que les habría permitido controlar sus dolencias para seguir ejerciendo su profesión. Casi la mitad expresó su deseo de hablar sobre sus síntomas con sus gerentes, pero solo el 16% lo hizo; el resto temía "ser motivo de risas o burlas" si lo mencionaba. Para algunas, el estrés causado por los síntomas, sumado a jefes sexistas y a un sistema hospitalario rígido, resultó insostenible. Una doctora comentó: "Abandoné un trabajo que amaba". Esta es la historia de otra doctora:

La doctora Anne Carson, presidenta del comité de consultores de la BMA de Irlanda del Norte y radióloga en el hospital de la zona de Craigavon, lleva cinco años con síntomas de la menopausia. "Nunca pensé que tendría síntomas de la menopausia que fueran tan incapacitantes (nunca había tenido problemas para enfrentar las exigencias de mi vida), pero la menopausia me azotó como una montaña rusa. Hablar de ella como doctora es un tabú. Aguanté durante dos años, pero sufrí privación crónica del sueño durante ese tiempo porque mis sudores nocturnos eran terribles. Solo podía dormir un par de horas seguidas, ya que me tenía que parar para ducharme. Estaba llegando a un punto en el que mi capacidad para tomar decisiones ya no era segura, por lo que no me quedó elección: se lo tuve que contar a mi supervisor directo. No era algo que quisiera hacer, porque el estigma es enorme, pero resultó que mi superior fue bastante comprensivo".

Por desgracia para la doctora Carson, el Servicio Nacional de Salud no le permitió ajustar su horario según sus necesidades. Si quería regular mejor el sueño, su única opción era recortar sus horas de guardia, y eso implicaba recortar su sueldo neto, algo que, como madre soltera, no se podía permitir.

Como las mujeres menopáusicas en el Reino Unido y Estados Unidos son el sector demográfico con el crecimiento más rápido en el lugar de trabajo, cuando reducen sus horas o abandonan sus empleos, sus jefes y la economía sufren. No es de extrañar que las grandes empresas estén prestando atención y promoviendo (y por supuesto, publicitando y sacando provecho de) políticas "adaptadas a la menopausia". En 2023, el alcalde de la ciudad de Nueva York, Eric Adams, prometió "cambiar el estigma que rodea a la menopausia en esta ciudad" y "crear lugares de trabajo más respetuosos con la menopausia para nuestras trabajadoras de la ciudad mediante la mejora de las políticas y nuestros edificios" (está bien, pero si las grandes empresas se preocuparan en serio por la productividad y el bienestar de sus trabajadoras, ¿por qué no han logrado diseñar también políticas amigables con la maternidad?).

Sin duda, acogemos con satisfacción las formas de reducir el estigma de la menopausia, de educar a las mujeres sobre los tratamientos más eficaces y lograr que los lugares de trabajo sean más flexibles. Pero también estamos de acuerdo con Stephanie Faubion, directora médica de la Sociedad Norteamericana de Menopausia, quien declaró al *New York Times* que "lo último que necesitamos es otra razón más para la discriminación laboral contra las mujeres o hacerlas ver como menos capaces por atravesar la menopausia, al punto de requerir un trato especial".[56]

Faubion y Chrisandra Shufelt argumentaban que el "vacío en el manejo de la menopausia" no debería llenarse con placebos, tumbonas y retiros, sino con la capacitación de los proveedores (en la escuela de medicina, en programas de educación continua y con la orientación de profesionales) sobre la menopausia, la anatomía femenina y los tratamientos hormonales eficaces; la eliminación de las barreras que impiden la cobertura de las terapias hormonales por parte de los seguros, que se basaban en las desfasadas declaraciones perjudiciales de la WHI; y la normalización de la conversación sobre los síntomas de la menopausia, sin tabúes ni estigmas, tal como ocurre con la disfunción eréctil masculina.[57]

Por tanto, aunque estamos de acuerdo con la crítica feminista que alega que los problemas vitales de las mujeres se suelen abordar con un enfoque excesivamente médico, también creemos que la solución no es tratarlos de manera insuficiente ni ignorar o tratar de forma incorrecta unos síntomas con un origen fisiológico claro. El objetivo, sin duda, es ofrecer lo mejor para cada mujer. Para Katie Taylor, la solución no fue recurrir a los antidepresivos ni abandonar su exigente trabajo; fue tomar hormonas. Muchas veces, cuando las pacientes de Avrum empiezan a tomar la TRH, lo llaman, muy molestas. "Me sentía vieja y agotada —dijo una mujer—, pero después de tomar estrógenos, regresó la parte de mí que creía desaparecida hace tiempo. Estoy enfadada por todo el tiempo que perdí sintiéndome miserable".

Aunque la TRH solo fuera beneficiosa para las mujeres como esta paciente, ese sería motivo suficiente para apoyarla. De hecho, como ya vimos, la brújula ha comenzado a decantarse de nuevo por la aceptación de las pruebas de que la TRH es beneficiosa, con muy pocos riesgos, para los síntomas más graves de la menopausia.

Ahora el debate ha pasado al siguiente nivel: si una mujer no tiene síntomas preocupantes durante la menopausia o sí los tuvo pero ya han desaparecido, ¿debería tomar la TRH para evitar enfermedades y dificultades en el futuro? Para JoAnn Manson de la WHI, la respuesta sigue siendo no. La disminución en el uso de la TRH que siguió a los primeros informes de la WHI "no fue lo ideal", dice ahora, porque las mujeres estaban teniendo síntomas que perturbaban su sueño y disminuían su calidad de vida, lo que afectaba a su salud. Sin embargo, añadió, "esto no significa que vayamos a regresar 25 años atrás, cuando la terapia hormonal se usaba para prevenir las enfermedades cardiovasculares".[58]

En los capítulos 4, 5 y 6 refutaremos esa recomendación, porque ahora resulta que la TRH hace mucho más que mejorar la calidad de vida de las mujeres durante la menopausia. También salva y prolonga vidas al reducir considerablemente los riesgos de cardiopatías, osteoporosis, cáncer de colon y diabetes. Pero antes de llegar a eso, sabemos que tenemos que enfrentar al gran monstruo omnipresente: el mayor miedo de las mujeres y la única afirmación que aún sostiene la WHI, que la TRH aumenta el riesgo de cáncer de mama.

2
¿Los estrógenos producen cáncer de mama?

Cuando Av comenzó a cuestionarse todo lo que le habían enseñado sobre los estrógenos, se encontró en la misma situación que los médicos que se atrevieron a cuestionar la creencia universal de que el mejor tratamiento para el cáncer de mama era la mastectomía radical, una idea promovida por el cirujano William Halsted a finales del siglo XIX y principios del XX. La mastectomía radical se basaba, en parte, en la teoría de Halsted, que sostenía que el cáncer se diseminaba casi exclusivamente desde el área de origen hasta las zonas contiguas. ¿Se encontró un tumor en la mama? Entonces es imprescindible eliminar el tumor, toda la mama y toda la parte adyacente: un procedimiento "radical".

La suposición de Halsted era lógica, muy aceptada y equivocada. Entre 1927 y 1981, 24 estudios analizaron a más de 4 000 pacientes con cáncer de mama que se habían sometido a una lumpectomía (intervención en la que solo se extirpa el tumor) y, por lo general, con radioterapia posterior. En todos, menos dos de dichos estudios, los índices de supervivencia, incluso hasta treinta años después, fueron similares a los de las pacientes tratadas con variaciones de la mastectomía radical.[1]

Los ensayos aleatorizados y los estudios observacionales siguen mostrando que la cirugía con conservación de mama es casi siempre igual de eficaz en cuanto a la supervivencia sin enfermedad, y en muchos casos, incluso mejor. Aun así, los índices de mastectomías, en especial las mastectomías bilaterales, para el tratamiento del cáncer de mama localizado han ido en aumento desde 2006, otra manifestación del miedo asociado con el cáncer de mama. En la mayoría de estos casos, la mastectomía no se justifica ni se recomienda. Aun así, muchas pacientes entran en pánico y dicen: "Solo extírpalo… extírpame los dos para que no tenga de qué preocuparme". Prefieren soportar el dolor, las molestias, la larga recuperación y los efectos físicos de una cirugía mayor antes que enfrentarse a la ansiedad, a pesar de que la cirugía más invasiva no ofrezca mayores posibilidades de curación.

Al igual que la noción equivocada de Halsted de que el cáncer de mama solo se extiende a las zonas adyacentes (en lugar de por el torrente sanguíneo), la creencia de que los estrógenos causan cáncer es lógica, muy aceptada y errónea. Ten en cuenta los siguientes datos:

Si los estrógenos fueran una causa importante del cáncer de mama, sería de esperarse que los índices de este cáncer disminuyeran después de la menopausia, momento en que los niveles de estrógenos descienden de forma natural. Sin embargo, los índices de cáncer de mama aumentan, incluso en mujeres que no toman la TRH.

Si los estrógenos fueran cancerígenos, difícilmente esperaríamos que fueran beneficiosos para las mujeres con cáncer de mama. Después de todo, no se trataría a pacientes con cáncer de pulmón aumentando drásticamente la cantidad de cigarros que fuman al día. Sin embargo, se han usado altas dosis de estrógenos para tratar el cáncer de mama metastásico, y las mujeres diagnosticadas con cáncer de mama mientras recibían la TRH o tomaban estrógenos suelen tener un mejor pronóstico que las que no los toman.

Si los estrógenos fueran cancerígenos, el nivel acumulado de estrógenos a lo largo de la vida de una mujer contribuiría en gran medida al cáncer de mama. Pero esa idea, que aún mantienen muchos médicos, se basa en pruebas poco sólidas y en gran medida circunstanciales. Surgió de la creencia de que las mujeres que entran muy pronto en la menarquia y tienen muy tarde la menopausia tienen un riesgo mayor de padecer cáncer de mama, porque han estado expuestas a más años de estrógenos. Pero no es así. Cuatro estudios distintos han examinado el riesgo de cáncer de mama en mujeres que comenzaron su periodo entre los 12 y los 17 años, y en mujeres cuyo periodo comenzó a los 11 años o antes. Dos de estos estudios no encontraron diferencias en el riesgo. Los otros dos encontraron una reducción considerable en el riesgo solo entre las mujeres cuyo periodo comenzó a los 17 años o después, un porcentaje mínimo de la población.[2] Además, como el endometrio (el revestimiento del útero) es más sensible a los estrógenos que la mama, el riesgo de cáncer de endometrio también debería estar relacionado con la menarquia temprana y la menopausia tardía. No es así.

Si los estrógenos fueran cancerígenos, el embarazo, durante el cual la concentración de estrógenos en circulación es al menos diez veces mayor que en otros periodos de la vida de una mujer, debería aumentar el riesgo de cáncer de mama. Pero no es así. En 1991, Mitchell Gail y Jacques Benichou, del Instituto Nacional del Cáncer, comentaron que, como el embarazo eleva de forma considerable los niveles de estrógenos y progesterona, las mujeres que tienen su primer hijo cuando son jóvenes y siguen teniendo más hijos deberían ser más propensas a padecer cáncer de mama. La realidad es que son quienes menos riesgo corren.[3] Un embarazo a término antes de los 20 años reduce el riesgo de cáncer de mama para toda la vida en un 70 por ciento.[4]

Las mujeres diagnosticadas con cáncer de mama durante el embarazo tienen un pronóstico parecido al de las no embarazadas en la misma etapa de cáncer de mama. Según un estudio colaborativo internacional, el embarazo tras un tratamiento de cáncer de mama no tuvo ningún efecto negativo en el pronóstico después de un seguimiento medio de 7.2 años, incluso en mujeres con tumores positivos para los receptores de estrógenos [ER+].[5] Otro estudio internacional con 1 252 pacientes con cáncer de mama con mutaciones en BRCA encontró que no existía un aumento en el riesgo de recidiva del cáncer de mama asociado con el embarazo.[6] Además, interrumpir el embarazo en mujeres con un diagnóstico reciente de cáncer de mama, con la intención de reducir los niveles de estrógenos en circulación, no produjo beneficio alguno para la evolución de la enfermedad ni para su pronóstico.[7]

Uno de los estudios más sorprendentes e importantes sobre el embarazo y el cáncer de mama surgió en 2023. La oncóloga médica Ann Partridge y sus colegas condujeron un estudio internacional con 497 mujeres tratadas por cáncer de mama con ER+.[8] Según el procedimiento estándar para tratar este tipo de cáncer, las mujeres estaban recibiendo una terapia diseñada para suprimir los efectos de los estrógenos. Sin embargo, Partridge les permitió suspender dicho tratamiento durante dos años si deseaban embarazarse. Casi la mitad de ellas se sometieron a fecundación *in vitro*, que eleva bastante los niveles de estrógenos y progesterona, y en los tres años siguientes, se reportaron 507 embarazos. Partridge las comparó con las mujeres que habían seguido con su tratamiento supresor de estrógenos. En ese plazo de tres años, no se observó ninguna diferencia en el riesgo de recidiva del cáncer de mama.

Es entendible que muchas mujeres diagnosticadas con cáncer de mama con ER+ asuman que los estrógenos alimentan el tipo de cáncer que padecen. Pero no es así. Las células mamarias normales tienen receptores de estrógenos en sus membranas celulares. Si se descubre ese receptor en la membrana de una célula mamaria cancerosa, suele indicar que el cáncer de mama está creciendo con la lentitud suficiente para adoptar esta característica de la célula normal. De hecho, en la mayoría de los casos de cáncer de mama, no son las células con ER+ las que experimentan mayor proliferación. Se ha identificado un receptor similar para la progesterona. La presencia de receptores de estrógenos o progesterona en la superficie de una célula mamaria cancerosa no significa que el cáncer de mama haya sido provocado por estas hormonas. De hecho, las células del cáncer de mama precoz y las que se multiplican dentro del cáncer de mama suelen ser negativas para los receptores de estrógenos y progesterona.[9]

* * *

Entonces, ¿los estrógenos producen cáncer de mama? Han girado conjeturas y controversias en torno a esta cuestión durante más de cien años, lo que da una pista para la respuesta. Richard Feynman, físico ganador del Premio Nobel, tenía una buena prueba para encontrar la verdad en la ciencia: "si algo es cierto, si realmente lo es, si continúas las observaciones y mejoras su eficacia, los efectos destacan de forma más evidente".[10] Si sigues con tus observaciones y todo lo que consigues son respuestas confusas e incoherentes, hay algo que falla en tu método o, más bien, en tu hipótesis.

Pocas veces se consiguen avances en la ciencia gracias a una idea espectacular o a un único hallazgo experimental. Suelen ser el resultado de pequeños pasos y conclusiones, muchos de los cuales señalan en la misma dirección general, lo que permite que una idea evolucione hasta poder ser probada, verificada o descartada. Por desgracia, no todos los científicos son tan desapasionados en su búsqueda de un hallazgo como lo era Feynman. Para él, equivocarse aportaba tanta información como acertar. Pero muchos científicos, como casi todos los mortales, prefieren tener razón, y algunos están dispuestos a torcer los hallazgos de sus experimentos para que encajen en sus teorías.

Los empeños por comprender y tratar el cáncer de mama tienen una larga historia.[11] A finales del siglo XIX, algunos médicos sugirieron que podría existir una relación causal entre un producto de los ovarios, muy probablemente los estrógenos, y la aparición y progresión del cáncer de mama. En 1882, Thomas William Nunn anunció el caso de una mujer en la perimenopausia con cáncer de mama cuya enfermedad remitió seis meses después de su última menstruación. En 1889, Albert Schinzinger, al notar que el cáncer de mama era menos agresivo en las mujeres mayores que en las jóvenes, propuso que, si se extirpaban los dos ovarios a las mujeres en la premenopausia con cáncer de mama, se les provocaría una menopausia temprana y eso haría que el cáncer de mama remitiera. Sin embargo, Schinzinger nunca llevó a cabo la operación, ya que no pudo convencer a sus colegas (ni a sus pacientes) de su posible beneficio. Pero seis años después, en 1895, George Thomas Beatson le extirpó los dos ovarios a una mujer con un cáncer de mama extendido y recurrente. El tumor de la paciente remitió por completo y sobrevivió cuatro años más tras la cirugía. Un año después, Stanley Boyd, un cirujano inglés, le extirpó los dos ovarios a una mujer con cáncer de mama con metástasis; sobrevivió 12 años tras la cirugía. Boyd escribió después: "Mi hipótesis de trabajo es que la secreción interna de los ovarios favorece en algunos casos el crecimiento del cáncer".

Así estuvieron las cosas durante casi medio siglo.

Después de la aparición de Premarin en 1942, la creciente popularidad de los estrógenos en las décadas de los cincuenta y sesenta se vio atenuada por el descubrimiento en los setenta de que la incidencia del cáncer de endometrio, un cáncer de las células que recubren el útero, por lo general curable, aumentaba entre cuatro y ocho veces en las mujeres que solo tomaban estrógenos.[12] Por fortuna, añadir progesterona, otra hormona femenina, no solo anuló ese riesgo, sino que también protegió el útero. Las mujeres que tomaban progesterona con estrógenos tenían una incidencia menor de cáncer de endometrio que las mujeres que no recibían hormonas.[13] Ese es el motivo por el que, desde principios de los ochenta, a la mayoría de las mujeres que comenzaban con la terapia hormonal después de una histerectomía se les prescribía solo estrógenos, mientras que aquellas que aún tenían el útero se les administraban estrógenos con progesterona.

En la actualidad, la principal preocupación sobre los posibles riesgos de las hormonas no es el cáncer uterino, sino el cáncer de mama. Cuando Avrum estudió con detenimiento las investigaciones emprendidas en los años ochenta y noventa, recibió un aluvión de estudios tranquilizadores. Aquí unos ejemplos:

- 1986: No se observó un aumento estadísticamente significativo del riesgo de cáncer de mama entre las mujeres que consumían Premarin, ni siquiera en aquellas que lo habían tomado por más de 20 años.[14]
- 1988: No se encontró asociación entre los estrógenos y el cáncer de mama.[15]
- 1991: No se encontró asociación entre los estrógenos y el cáncer de mama.[16]

- 1991: No hubo aumento en el riesgo de cáncer de mama entre las mujeres que consumían Premarin, incluso después de 15 años de uso.[17]

- 1992: Se observó que, tras un seguimiento de 22 años de las mujeres que participaron en un estudio en el que se les asignó al azar tomar placebo o la TRH, el 11.5% de las que tomaron el placebo padecieron cáncer de mama, mientras que ninguna de las que tomaron la TRH lo desarrollaron.[18]

- 1995: En comparación con las mujeres que nunca tomaron la TRH, aquellas que la consumieron durante ocho años o más tenían un riesgo menor de padecer cáncer de mama.[19]

- 1995: En el Estudio de la Salud de las Enfermeras, que siguió la evolución de 121 700 enfermeras profesionales desde 1976 hasta 1992, las mujeres que alguna vez tomaron la TRH, incluso durante más de diez años, no tuvieron un riesgo mayor de padecer cáncer de mama en comparación con las que nunca la consumieron.[20]

- 1997: Entre 41 837 mujeres de Iowa de 55 a 69 años, aquellas que tomaron la TRH no tuvieron ningún riesgo mayor de cáncer de mama, incluido un grupo con antecedentes familiares de la enfermedad.[21]

Pero aún quedaban por llegar más descubrimientos sorprendentes y contradictorios sobre los estrógenos y el cáncer de mama a partir de estudios de mujeres con mutaciones dañinas en BRCA1 y BRCA2, que están asociadas con un aumento del riesgo de cáncer de ovario y de mama. A las mujeres que dieron positivo en la prueba genética BRCA se les suele aconsejar la extirpación de ambos ovarios, porque eso reduce en gran medida el riesgo de cáncer de ovario y reduce a la mitad el riesgo de cáncer de mama. Si la disminución de los niveles de estrógenos tras la extirpación de los ovarios fuera el motivo del descenso en el riesgo de cáncer de mama, entonces sería ilógico dar a estas mujeres estrógenos para aliviar los síntomas de la menopausia; es más, sería peligroso. Lo increíble es que no es así.

El epidemiólogo Timothy Rebbeck y sus colegas estudiaron a 462 mujeres, tanto en la premenopausia como en la posmenopausia, con las mutaciones en BRCA1 y BRCA2. Compararon a mujeres que dieron positivo en la prueba genética BRCA que habían estado tomando solo estrógenos o TRH durante unos cuantos años tras la extirpación de los ovarios, con aquellas que nunca habían tomado hormonas. No encontraron ningún aumento del riesgo de cáncer de mama.[22] Tampoco lo halló la oncóloga médica Andrea Eisen, quien estudió a 472 mujeres en la posmenopausia que dieron positivo en BRCA1, de las cuales la mitad estaban tomando hormonas y la otra mitad no. "Entre las mujeres en la posmenopausia con una mutación de BRCA1", escribió, "el consumo de estrógenos, por un promedio de cuatro años, no se asoció con un aumento del riesgo de cáncer de mama; *de hecho, en esta población, se asociaba con un descenso considerable del riesgo*"[23] (la cursiva es nuestra). Un estudio posterior replicó esta conclusión contradictoria. De nuevo, las mujeres con una mutación de BRCA1 que llevaban un promedio de 4.3 años consumiendo la TRH no tenían un riesgo mayor de padecer cáncer de mama.[24]

En 1987, en un consenso de expertos se llegó a la conclusión de que "los estudios epidemiológicos bien definidos [sobre la terapia con estrógenos] no sugieren un aumento general en el riesgo de cáncer de mama en las mujeres posmenopáusicas".[25] Y un editorial de 1993 en el *New England Journal of Medicine* (NEJM) recomendaba que "se tuviera en cuenta a todas las mujeres en la posmenopausia como candidatas para la terapia de reemplazo hormonal y se les informara sobre sus riesgos y beneficios".[26]

* * *

A estas alturas, te estarás preguntando: "¿Por qué alguien podría pensar que los estrógenos aumentan el riesgo de cáncer de mama?" o "¡Un momento! ¿Qué es lo que no me estás contando sobre el riesgo de las hormonas?". Ambas son excelentes preguntas.

Quienes argumentan en contra de las hormonas citan dos estudios en particular. Uno fue publicado en 1989 en el NEJM por un equipo de eminentes investigadores dirigidos por Leif Bergkvist y Hans-Olov Adami en el Hospital Universitario de Uppsala, Suecia. Señalaba un aumento del 440% en el riesgo de cáncer de mama entre las mujeres que consumieron la TRH.[27] Da miedo, ¿no crees?

Analicemos mejor el estudio. Los investigadores analizaron las recetas de estrógenos o de la TRH de toda la población femenina en Uppsala y alrededores, más de 23 000 mujeres. Pero, en lugar de revisar todos los registros, lo que habría llevado mucho tiempo, seleccionaron un subgrupo, una de cada 30 mujeres más o menos, y acabaron con 638 que llenaron dos cuestionarios secuenciales. No hubo ningún aumento en el riesgo de cáncer de mama entre las que solo tomaban estrógenos. Entre un número menor no especificado de las 638 que tomaban la TRH, los autores calcularon que se esperaban 2.2 casos de cáncer de mama; en lugar de eso, fueron 10 casos. Y ese fue el 440% en el riesgo. Con esas cifras tan pequeñas, el aumento podría haber sido una suerte estadística, y de hecho, los investigadores admitieron que sus resultados no eran significativos a nivel estadístico o, lo que es lo mismo, no eran dignos de mención. Pero como este era el artículo principal del NEJM, muchos médicos pregonaron ese "mayor riesgo" como si fuera un hallazgo trascendental. En un estudio publicado no mucho después del primero, los mismos autores informaron que las pacientes con cáncer de mama que consumían estrógenos al momento del diagnóstico tenían un mejor pronóstico que las que no los tomaban.[28] Esto no captó en absoluto la atención de los medios de comunicación.

En un editorial que acompañaba a ese primer artículo, Elizabeth Barrett-Connor, una científica biomédica, escribió: "Para la mujer norteamericana promedio, que estará en la posmenopausia durante un tercio de su vida, los beneficios de los estrógenos parecen firmemente establecidos. En mi opinión, los datos no son lo suficientemente concluyentes como para justificar un cambio inmediato en la forma en que nos planteamos el reemplazo hormonal".[29] La *Harvard Medical School Health Letter* también revisó el estudio sueco y concluyó que la diferencia entre 2.2 y 10 casos de cáncer de mama era tan pequeña que no daba lugar a una interpretación estadística estable, mucho menos una que justificara anular la mayoría de las investigaciones previas que "no nos dieron motivos para esperar una sólida asociación entre el reemplazo de estrógenos y el cáncer de mama".[30]

El segundo gran estudio citado por quienes se oponen a la TRH se publicó en 1997 en la prestigiosa revista británica *Lancet*. Este estudio, conocido como el Reanálisis Colaborativo, analizó 51 investigaciones epidemiológicas de 21 países, en las que participaron 52 705 mujeres con cáncer de mama y otras 108 411 que no lo padecían. Debido al enorme tamaño del estudio y a la excelente reputación de sus más de veinte colaboradores, se sigue citando con frecuencia como una de las investigaciones definitivas sobre hormonas y cáncer de mama. Los investigadores —dirigidos por los epidemiólogos Richard Doll, Richard Peto y Valerie Beral, del comité de análisis y redacción del proyecto— reportaron que no hubo ningún aumento en el cáncer de mama entre las mujeres que habían tomado TRH en el pasado, sin importar durante cuánto tiempo la hubieran tomado.[31] ¿Acaso los investigadores respondieron: "¡Qué buena noticia!" y siguieron adelante? No; volvieron a analizar su enormísima cantidad de información para ver si podían encontrar, en cualquier parte, un subgrupo de mujeres que mostrara un aumento en el riesgo de cáncer de mama asociado con la TRH. Lo obtuvieron extrayendo a las mujeres que seguían tomando TRH en el momento de ser entrevistadas y que llevaban cinco o más años usándola. ¿Cuál fue el aumento que encontraron? Incluso en esta submuestra construida de forma artificial, el aumento de casos de cáncer de mama por cada cien mujeres que tomaron estrógeno durante diez años o más fue de 0.6, menos de un caso adicional.[32]

Y así siguió la situación hasta 2002.

Hablemos de la Iniciativa de Salud de la Mujer

Cuando la WHI anunció que la TRH aumenta el riesgo de cáncer de mama, se desató una ola de miedo e inquietud. La WHI siguió lo que se considera el estándar de oro de la investigación científica: el estudio doble ciego, en el que a los participantes se les asigna al azar recibir el tratamiento objeto de estudio o un placebo, sin que ni ellos ni los investigadores sepan quién recibe qué. Este método es ideal para estudiar los estrógenos porque, si solo se comparara a mujeres que decidieron tomarlos con aquellas que optaron por no hacerlo —como ocurrió en muchos estudios previos— y se descubriera que los estrógenos fueron beneficiosos, no podría concluirse si mejoraron la salud de las mujeres o si las que tomaban estrógenos eran más sanas.

Los investigadores de la WHI informaron que las mujeres a las que se les asignó al azar el consumo de estrógenos por su cuenta no presentaron ningún aumento en el riesgo de cáncer de mama. Aquellas que aún tenían útero y fueron asignadas para tomar la combinación de estrógenos y progestágenos (TRH) presentaron un pequeño aumento en el riesgo de cáncer de mama (de 1.26) en comparación con las mujeres a las que se les asignó aleatoriamente un placebo.[33] Esa cifra, 1.26, significa un aumento del 26% del riesgo. Muy pocos advirtieron esta oración: "El aumento del 26% en casos de cáncer de mama entre el grupo de la TRH en comparación con el grupo de placebo casi alcanzó una significación estadística nominal". Ese "casi" significa que no alcanzó la significación estadística, y eso implica que podría haberse tratado de una asociación espuria (los científicos acordaron de forma arbitraria que los resultados de un estudio no se consideran estadísticamente significativos a menos que la probabilidad de que sus resultados se deban únicamente al azar es de menos de una entre 20). El término "nominal" puede ser confuso, ya que significa un análisis sencillo y no ajustado, que no considera los factores que podrían crear un resultado falso positivo para un resultado determinado. Está claro que cualquier aumento podría ser motivo de preocupación legítima y justificar una mayor investigación. Aun así, muchos analistas y médicos consideraron que ese 26% de aumento en el riesgo no solo era significativo desde el punto de vista estadístico, sino también significativo en el plano médico.

Los investigadores de la WHI mantuvieron el seguimiento de las mujeres del estudio original y fueron actualizando los datos de las participantes si se mantenían sanas o desarrollaban enfermedades. Un año después, en 2003, informaron que la pequeña diferencia en la incidencia de cáncer de mama entre las pacientes a las que se les había asignado la TRH de forma aleatoria y las que se les había asignado el placebo de igual forma se había estrechado, pero ahora apenas alcanzaba la significación estadística. Aun así, afirmaron que su informe de 2002 "confirmaba que la combinación de estrógenos con progestágenos aumenta el riesgo de cáncer de mama invasivo".[34] ¿Confirmado? ¿Invasivo? Bueno… no tan rápido.

En 2006, Garnet Anderson, coinvestigador principal y bioestadístico del Centro de Coordinación Clínica de la WHI, declaró que el estudio había demostrado que "las tasas de cáncer de mama aumentaron de manera notable entre las mujeres asignadas al grupo de estrógenos más progestágenos".[35] ¿De manera notable? Incluso si este hallazgo hubiera sido significativo a nivel estadístico, que no lo fue, habría significado que la TRH aumentaba el riesgo de cáncer de mama de cinco de cada cien mujeres a seis de cada cien. En la conferencia de prensa de la WHI, Anderson justificó sus decisiones estadísticas de la siguiente forma: "Como el cáncer de mama es un hecho tan grave, ponemos el listón muy bajo para controlarlo. Especificamos con anterioridad que el cambio en las tasas de cáncer no tenía que ser tan grande para justificar la interrupción del ensayo. Y este fue interrumpido tras el primer indicio claro de un aumento del riesgo". En otras palabras: *pusimos el listón lo suficientemente bajo como para controlar los resultados no significativos, si es que conseguíamos alguno.*

Sin embargo, en el mismo artículo de 2006, Anderson y sus colegas informaron que no hubo ningún aumento en el riesgo de cáncer de mama entre esas mismas mujeres a las que se les asignó la TRH. El supuesto aumento de riesgo —y que fue suficiente para interrumpir el estudio— *había desaparecido por completo*. Esta noticia no llegó a los titulares. Como observó con ironía la escritora científica Tara Parker-Pope, la WHI "parecía tener un estándar distinto para las malas noticias sobre las hormonas que para las buenas".[36]

En 2010, los autores de la WHI publicaron otro artículo que afirmaba que más mujeres que consumieron la TRH fallecían de cáncer de mama (2.6 frente a 1.3 muertes por cada 10 000 mujeres al año) frente a las que habían tomado el placebo. De nuevo, una diferencia que no era estadísticamente significativa.[37]

La WHI fue anunciada como una iniciativa genuina para las mujeres durante y después de la menopausia, y sus investigadores no paraban de decir que todas las reclutadas estaban sanas al inicio del estudio, pero ninguna de las afirmaciones era cierta. El 35% de ellas tenía un sobrepeso considerable, y otro 34% sufría de obesidad; casi el 36% estaba recibiendo tratamiento para la hipertensión; y cerca de la mitad eran fumadoras activas o habían fumado en el pasado.[38] Además, la edad media de las participantes era de 63 años, ya muy pasada la menopausia. Por tanto, no hay ninguna razón creíble para generalizar los resultados de este estudio a todas las mujeres en la menopausia.

Con los años, los investigadores médicos han ido expresando más sus críticas hacia los métodos, hallazgos y conclusiones de la WHI. A modo de ejemplo significativo, en 2014, Samuel Shapiro y sus colegas efectuaron un análisis estadístico profundo y llegaron a la conclusión de que "la sobreinterpretación y tergiversación de los hallazgos en el estudio de la WHI ocasionaron un daño considerable a la salud y bienestar de las mujeres en la menopausia. La WHI no fue una 'victoria para las mujeres y su salud' y la afirmación de que 'los hallazgos no apoyan el uso de esta terapia para la prevención de una enfermedad crónica' no es defendible. Tampoco se puede defender la declaración editorial peyorativa que afirma que 'la WHI derribó el dogma médico relacionado con la terapia hormonal para la menopausia'".[39]

Pero la acusación más contundente contra la WHI provino de uno de sus propios investigadores principales. En 2017, el epidemiólogo Robert Langer escribió: "Cuando el ensayo de la WHI se interrumpió antes de tiempo en julio de 2002, se dieron circunstancias bastante inusuales. Los investigadores más capaces de corregir las interpretaciones críticas erróneas de los datos se excluyeron a propósito de las actividades de redacción y difusión". *Se excluyeron a propósito.* Dijo que el documento de los resultados iniciales fue escrito por un pequeño grupo de la oficina del programa de la WHI que lo envió a *JAMA* sin informar a los investigadores principales. Describió lo que ocurrió en la reunión de los investigadores principales y el personal del programa de NIH:

> El grupo de investigadores se quedó atónito ante el anuncio de que el Comité de Supervisión y Seguridad de la Información había recomendado interrumpir el ensayo de estrógenos-progestágenos y que el director había aceptado su recomendación. Minutos después, el grupo se sorprendió por la distribución de una copia mecanografiada del artículo con los resultados primarios que pronto se publicaría en JAMA. *Fue la primera vez que la mayoría de los investigadores principales vieron el artículo* [cursivas nuestras]. La reunión se detuvo para que pudiéramos leerlo. Algunos nos quedamos estupefactos. Se plantearon dudas sobre la conveniencia de elaborar un documento en nombre de todo el grupo de estudio. Más importante aún, se plantearon preocupaciones sobre el tono, los análisis efectuados e informados, y la interpretación de los resultados en el artículo.[40]

Los investigadores que protestaron pudieron hacer algunos cambios rápidos en el artículo antes de su publicación, ajustaron su "tono e interpretación", y enviaron los cambios por mensajero a *JAMA*. Llegaron demasiado tarde. El mensajero regresó para informarles que el número ya se había publicado y estaba en los almacenes listo para su envío.

En resumen, el procedimiento infringió algunas convenciones científicas básicas: precisión estadística, revisión de los coautores y publicación en una revista profesional antes del alboroto de los comunicados de prensa y otras publicidades. Jacques Rossouw, un cardiólogo que dirigía la WHI, le comentó a Parker-Pope que la WHI "buscaba de manera intencional un 'gran impacto' cuando convocó la conferencia de prensa", porque no querían que su noticia se "perdiera en la confusión de la actualidad diaria", sobre todo cuando su objetivo "era agitar el sector médico y cambiar la forma de pensar sobre las hormonas".[41]

Y esa es la señal evidente. Lejos de llevar a cabo un estudio no sesgado para investigar los posibles riesgos y beneficios de las hormonas en las mujeres durante y después de la menopausia, lejos de sus engañosas declaraciones de que en verdad esperaban descubrir que las hormonas eran sanas, algunos de los investigadores principales tenían otro propósito desde el principio: "cambiar la forma de pensar sobre las hormonas" y demostrar que eran perjudiciales. Después de que la WHI iniciara, pero seis años antes de que se publicara cualquier hallazgo, Rossouw había publicado un artículo en el que lamentaba el uso generalizado de los estrógenos.[42] "Está claro que el tren [en apoyo de la terapia de reemplazo con estrógenos] está en movimiento", escribió, "como podrá comprobar cualquiera que lea periódicos o revistas, vea la televisión o hable con colegas. El tren parece estar aumentando su volumen y su velocidad. Las supuestas ventajas de la TRH se anuncian a gritos a las mujeres en etapa posmenopáusica, mientras que se produce un silenciamiento transitorio de los informes de los posibles efectos adversos". Según Rossouw, había llegado la hora de "activar los frenos de ese tren". Y eso es lo que hizo la WHI, sin duda.

La WHI y la *JAMA* podrían haberse saltado las convenciones científicas si los hallazgos hubieran tenido verdadera relevancia médica, pero no fue el caso. Al contrario, los investigadores colaboraron en generar pánico internacional al basarse en datos y conclusiones que se prestaban a serias dudas. ¿Por qué lo hicieron? Nos hacen esa pregunta todo el tiempo, y no lo sabemos. En 2002, unos meses después de que se publicara ese primer informe de la WHI que paralizó la prensa, Rowan Chlebowski, uno de sus investigadores, habló sobre el estudio en el programa de formación médica continua que Av estaba dirigiendo en su hospital. Los médicos asistentes no se dejaron impresionar por la evidencia nada significativa a nivel estadístico que se presentó, y en la sesión de preguntas y respuestas se dio el siguiente intercambio de opiniones:

Médico: En cuanto a su afirmación sobre el aumento del riesgo de cáncer de mama para las mujeres que toman TRH, no soy oncólogo así que tal vez esta sea una pregunta estúpida. Yo creía que si el intervalo de confianza [una medida de la solidez de un hallazgo] incluía el número uno, no representaba un hallazgo significativo...

Chlebowski: Sí, sí, mire, eso es cierto. ¿Y sabe qué ocurre? Lo que ocurre es que, si se trata de una pregunta importante y si es un estudio grande... y no puedes repetirlo porque cuesta mucho dinero, entonces dirán que esos son los mejores datos que existen y entonces [inaudible] la policía de las estadísticas tiene que irse de la sala. Así que esa es la respuesta.

Traducción: Nunca podremos repetir este estudio. Sabemos, lo sabemos en el fondo de nuestro corazón, que la TRH es dañina y provoca cáncer de mama. E incluso si no causa tanto cáncer, sí provoca otras enfermedades, seguro. Por lo tanto, si recibimos respuestas ambiguas o poco significativas, le pedimos a la policía de las estadísticas que se vaya de la sala.

Chlebowski no ha cambiado su postura desde entonces. Al contrario, cada pocos años publica otro artículo en el que repite el mismo argumento para defender las declaraciones de la WHI sobre los riesgos y peligros de la TRH. El último, hasta la fecha en que escribimos este libro, publicado en 2023 junto con Aaron K. Aragaki, afirma que la TRH aumenta el riesgo de que las mujeres padezcan cáncer de mama, pero no de morir de ello.[43] Escribieron que la advertencia emitida en 2002 por la WHI, sobre el riesgo de cáncer de mama asociado a la TRH, había salvado miles de vidas. ¿Cómo? Porque la cifra de mujeres que tomaban hormonas cayó en picado de inmediato, al igual que las tasas de cáncer de mama. Ergo, los estrógenos provocan cáncer de mama y evitar los estrógenos previene el cáncer de mama, que podría matarlas. Ignoraron su propia evidencia de que la TRH no aumenta el riesgo de muerte por cáncer de mama.

Esta afirmación tiene tres fallos fundamentales. Primero, según las estadísticas de la CDC, el descenso de la incidencia del cáncer de mama en Estados Unidos era evidente desde 1999, tres años antes de la publicación de los resultados iniciales de la WHI.[44] Se informó del descenso entre las mujeres blancas, pero no las negras, y no hubo descenso de las tasas del cáncer de mama en muchos países occidentales que también experimentaron descensos drásticos en las recetas de TRH, entre ellos Austria, Bélgica, Dinamarca, Inglaterra, Finlandia, Alemania, Irlanda, Israel, Holanda, Noruega, Escocia, Suecia y Suiza.[45] Segundo, las tasas de incidencia de cáncer de mama en Estados Unidos han aumentado alrededor de un 0.5% anual desde la interrupción prematura del ensayo de la WHI en 2002, a pesar de que el uso de hormonas ha seguido siendo bajo.[46] Según la FDA, en 2023, el 82% de las mujeres estadounidenses mayores de 45 años reportó al menos un síntoma de la menopausia, pero solo un 10.5% se había sometido a algún tipo de terapia hormonal para la menopausia.[47] Y tercero: el cáncer de mama suele tardar de 9 a 16 años en volverse clínicamente identificable.[48] Entonces, ¿cómo podría un descenso en la tasa de cáncer de mama estar relacionado con la suspensión de la TRH apenas seis meses o un año antes? No es factible en términos biológicos.

Chlebowski y sus colegas trataron de esquivar ese problema al argumentar que, cuando las mujeres dejaban de tomar estrógenos, eliminaban un estímulo para el crecimiento de un cáncer de mama ya presente pero aún no detectable (subclínico).[49] Si eso fuera cierto, el descenso en la incidencia nacional debería haberse limitado a cánceres de mama pequeños, en etapa temprana y no invasivos, pero no fue así. Ocurrió casi en su totalidad en casos de cánceres de mama invasivos.[50] No sabemos si reír o llorar ante las persistentes inconsistencias de la WHI y sus enredados razonamientos en su afán por convencer al mundo de que la TRH provoca cáncer de mama. Por un lado, se atribuyen el mérito de haber salvado vidas porque la incidencia del cáncer de mama disminuyó poco después de que alertaran a las mujeres para que abandonaran la TRH, como si el cáncer de mama pudiera desarrollarse en seis meses. Por otro lado, informaron un aumento de la incidencia del cáncer de mama entre las mujeres que llevaban mucho tiempo sin tomar la TRH, incluso después de 17 años de seguimiento.[51]

Toda esta simulación pretende ocultar el enorme error estadístico de la WHI: los investigadores malinterpretaron sus propios datos y lo sabían desde 2006. No es que las mujeres asignadas aleatoriamente a la TRH tuvieran una mayor tasa de cáncer de mama; es que el grupo del placebo tenía una tasa inusualmente baja, posiblemente porque muchas de ellas habían estado tomando hormonas antes de entrar al estudio. Cuando se eliminó este sesgo en la comparación, ya no hubo diferencias en las tasas de cáncer entre el grupo en TRH y el grupo de control.[52] Chlebowski y sus colegas han ignorado de manera sistemática esta reinterpretación crucial de sus propios hallazgos.

En vista de la acumulación de informes de los investigadores principales de la WHI que confirmaban los beneficios de supervivencia de los estrógenos, nos consternó la imprecisa declaración en una carta al editor en el *New York Times* por Cynthia A. Thomson y Garnet Anderson, en nombre del comité directivo de la WHI. En ella, afirmaron que el descenso mundial en el uso de la terapia hormonal para la menopausia, en respuesta a los riesgos potenciales denunciados por la WHI, "había salvado sin duda millones de vidas y miles de millones de dólares al sistema de salud estadounidense".[53] Esta entusiasta afirmación es aún menos válida en la actualidad que en 2014, cuando Anderson se unió a otros investigadores de la WHI para celebrar un retorno económico neto hipotético de 35 200 millones de dólares por los ensayos de la WHI.[54] Por el contrario, los datos mostraron que el miedo generado por la WHI, de hecho, aumentó la mortalidad, sobre todo entre mujeres con histerectomía a quienes se les negó el tratamiento con estrógenos y entre mujeres mayores que fallecían de cardiopatías y fracturas de cadera.[55] También aumentó el gasto en atención sanitaria.[56]

* * *

Los lectores ávidos de pruebas que deseen saber más sobre qué riesgos son "más peligrosos" y la forma en que se evalúan, sigan leyendo.

Hablemos del Estudio del Millón de Mujeres: en busca de riesgos

Un año después de que la WHI irrumpiera en el panorama médico, otro enorme proyecto generó titulares que aumentaron la preocupación de las mujeres. El Estudio del Millón de Mujeres (*the Million Women Study*) reportó un aumento en el riesgo de cáncer de mama en las mujeres británicas que tomaban estrógenos o TRH.[57] No fueron un millón de mujeres ni fue en realidad un estudio, pero su dramático titular generó una gran expectación.

En Gran Bretaña, las mujeres pueden hacerse un examen de mama gratuito cada tres años, cortesía del Servicio Nacional de Salud. Aprovechando esta gran población, el Estudio del Millón de Mujeres envió a cada mujer con cita para una mamografía (sí, a un millón) una carta y un cuestionario en el que se les preguntó sobre su consumo de hormonas y cualquier diagnóstico de cáncer de mama. Tres años después, respondieron un segundo cuestionario, aunque menos de la mitad de las mujeres respondieron a ambos. La incidencia total del cáncer de mama fue de un 1% entre las que solo consumían estrógenos y un 1.4% entre las consumidoras de la TRH. De ese diminuto porcentaje, el aumento del riesgo apareció en las consumidoras actuales, pero no en las que lo habían tomado en el pasado, ni siquiera aunque el consumo hubiera sido hace más de 15 años. Además, el tiempo promedio que pasaba desde que se unían al "estudio" hasta que recibían el diagnóstico de cáncer de mama era solo de 1.2 años; la esperanza de vida media desde el diagnóstico hasta el fallecimiento por cáncer de mama era solo de 1.7 años. Dado que el cáncer de mama suele tardar varios años en desarrollarse hasta ser detectable, como ya señalamos, es más probable que los cánceres de mama no estuvieran directamente relacionados con el uso de la TRH y que ya estuvieran presentes, aunque no diagnosticados, en el momento en que las mujeres ingresaron al estudio.

* * *

La WHI y el Estudio del Millón de Mujeres, al igual que muchos otros intentos de identificar las causas de enfermedades, cometieron dos errores estadísticos. Uno tiene que ver con la forma en que se reportan los riesgos; el otro, con una manipulación estadística llamada "minería de datos". Sigue con nosotros, porque esta información podría mejorar tu vida… e incluso salvarla.

Piensa en la diferencia entre riesgo absoluto y riesgo relativo. Los medios de comunicación, siguiendo el ejemplo de muchos investigadores, tienden a informar sobre los riesgos relativos, que se expresan en porcentajes que pueden parecer más importantes de lo que son. Por ejemplo, si descubres que el riesgo relativo de cáncer de mama aumenta en un 300% en mujeres que comen un *bagel* cada mañana, suena grave, pero no es informativo. Se necesitaría conocer el número absoluto de referencia de nuevas pacientes de cáncer de mama en mujeres que no comen *bagels*.

Si el número de nuevos casos entre las mujeres que evitan los *bagels* es de uno por cada 10 000 y el número de nuevos casos entre las mujeres que los comen es de tres por cada 10 000, sí que es un aumento del 300%, pero es muy probable que se trate de un resultado aleatorio: ¡disfruta de tu *bagel*! Si el riesgo brincó de 110 nuevos casos por cada 10 000 mujeres que evitan los *bagels* a 300 casos nuevos por cada 10 000 mujeres que sí los consumen, lo que también es un aumento del 300%, tu preocupación es razonable y debería reducirse el consumo de *bagels*.

En los estudios epidemiológicos, que suelen incluir decenas de miles de personas, es fácil encontrar una pequeña relación que pueda considerarse significativa por convención estadística, pero eso, en términos prácticos, significa poco o nada debido a las bajas cifras absolutas. Por eso, los científicos que buscan difundir el conocimiento estadístico, en especial al ayudar al público y a los médicos a diferenciar entre riesgos reales y riesgos exagerados de enfermedades y tratamientos, enfatizan la importancia de conocer la base de referencia de las cifras absolutas al comparar dos grupos.[58] En este libro, también informaremos sobre los resultados que indiquen una reducción (o aumento) del riesgo, pero nos hemos esforzado en la medida de lo posible para garantizar que esas cifras reflejen resultados significativos en términos absolutos, no triviales. Por ello, no citaremos estudios que informen, por ejemplo, de una reducción del 33% si en realidad se trata de un cambio de 3 a 2%. Decimos "siempre que sea posible" porque, por desgracia, a veces no es posible conocer las cifras absolutas de un estudio, ya que los investigadores no las incluyen.

Muchos estudios sobre la TRH y el riesgo de enfermedades, sobre todo el cáncer de mama, han arrojado resultados estadísticamente modestos o límites que a menudo se presentan de forma más impactante de lo que en realidad son porque los investigadores solo informan sobre los riesgos relativos. En 2003, la WHI afirmó que la TRH aumentaba el riesgo de cáncer de mama en un 24%; en 2002, el aumento fue de un 26 por ciento. ¿En serio merece la pena preocuparse por ese porcentaje? En la siguiente tabla se enumeran los descensos y aumentos en los riesgos relativos asociados no solo a la terapia hormonal, sino también a muchos otros aspectos. Si el riesgo relativo es menor a 1 (como ocurre con el estrés, la aspirina y el café), significa que el riesgo es menor. Si el riesgo relativo es mayor a 1 (como ocurre con mascar betel o tomar un multivitamínico), significa que el riesgo es mayor.

De un vistazo se puede ver lo débiles y, en gran medida, carentes de sentido que son estas asociaciones. Un estudio sugiere que el jugo de uva reduce los riesgos; otro, que los aumenta. Las afirmaciones de la WHI

sobre los riesgos de la TRH están muy por debajo de los "riesgos" asociados con consumir una porción semanal extra de papas a la francesa
en la infancia, ser zurdo o ser una asistente de vuelo islandesa, que, al
parecer, es mucho más arriesgado que ser una asistente de vuelo finlan-
desa. Todos estos hallazgos se publicaron en revistas médicas revisadas
por expertos; sin embargo, ninguno fue merecedor de una conferencia
de prensa o una advertencia al público. Para poner todo esto en perspectiva, la última línea es una conexión superimportante y significativa:
la que existe entre fumar tabaco y el cáncer de pulmón.

Factores de riesgo supuestamente asociados con el cáncer de mama[59]

Factor de riesgo	Riesgo relativo*
Ingesta de fibra alimentaria	0.31
Aumento de peso considerable desde los 21 a la actualidad	0.52
Ajo y cebolla de 7 a 10 veces a la semana	0.52
Alto nivel de estrés	0.60
Jugo de uva	0.60
Aceite de pescado	0.68
Constitución corporal fuerte en la menarquia	0.69
Estrógenos equinos conjugados (Premarin)	0.77
Aspirina	0.80

Consumo de café mayor a cinco tazas al día	0.80
Peso por encima de la media a los 12 años	0.85
Bajos ingresos	0.85
Ingesta de pescado	1.14
Longitud al nacer mayor a 30 cm	1.17
Uso de medicamentos antihipertensivos durante más de cinco años	1.18
Consumo de multivitaminas	1.19
Exposición a la luz por la noche	1.22
Premarin/progestágenos (WHI, 2003)	1.24
Premarin/progestágenos (WHI, 2002)	1.26
Alcohol	1.26
Papas a la francesa (una porción adicional a la semana durante los años de prescolar)	1.27
Abusos físicos en la edad adulta	1.28
Jugo de fruta (de nuevo)	1.30
Digoxina (consumiéndola en la actualidad)	1.39
Trabajo en turnos nocturnos	1.51
Aumento de más de 15 kilos durante el embarazo	1.61

Asistente de vuelo (finlandesa)	1.87
Padre de al menos 40 años en el momento del nacimiento de la paciente (cáncer de mama premenopáusico)	1.90
Exposición a la hambruna holandesa, 1944-1945, solo entre los 2 y 9 años en esa época	2.01
Peso de la placenta	2.05
Consumo de antibióticos durante más de 1001 días	2.07
Aumento de la ingesta de carbohidratos	2.22
Bloqueadores de los canales de calcio durante más de diez años	2.40
Zurda (durante la premenopausia)	2.41
Asistente de vuelo (islandesa)	4.10
Mascar betel	4.78
Uso de manta eléctrica	4.90

Y esta es una asociación estadística que sí significa algo:

Consumo de tabaco y cáncer de pulmón	26.07

* Un riesgo relativo de 1 significa que no hay efecto en el riesgo. Un riesgo relativo menor a 1 significa un riesgo asociado menor, y un riesgo relativo mayor a 1 significa un riesgo mayor.

Otra forma de tergiversar los hallazgos proviene de la práctica, muy mal vista en el campo de la investigación, de la subdivisión retrospectiva, conocida por lo general como minería de datos. Esta ocurre cuando los investigadores, al no haber podido encontrar una asociación significativa a nivel estadístico que habían supuesto que existiría entre un posible factor de riesgo y una enfermedad, regresan a sus datos y rebuscan entre ellos, en busca de otros factores que puedan mostrar un vínculo estadístico.

Este método podría dar lugar a preguntas o hipótesis interesantes para investigaciones futuras, pero el problema es que, en un conjunto de datos de muchos miles de personas, algunas relaciones que se descubren *a posteriori* resultarán ser estadísticamente significativas, pero sin sentido. En *Contra los dioses: La extraordinaria historia del riesgo,* el economista Peter Bernstein lo expresó así: "Si torturas los datos el tiempo suficiente, las cifras demostrarán todo lo que quieras".[60]

Un ejemplo sobre los resultados espurios que pueden surgir de la minería de datos, y que hoy en día es famoso, puede verse en un artículo que se envió a *Lancet* en 1988. En él se informaba que los hombres hospitalizados por un ataque agudo al corazón que habían tomado una aspirina diaria tenían una mejor tasa de supervivencia que otros hombres en circunstancias similares que no la habían tomado. No cabía duda de que este fue un hallazgo importante, y los editores accedieron a publicar este artículo con una condición: los autores tendrían que subdividir *a posteriori* a los 17 187 hombres de su estudio según distintos factores, como su edad, peso y raza.

Ahora bien, sin duda sería bueno saber si el beneficio de tomar aspirina (o cualquier otro fármaco) se ve afectado por ser mayor, tener sobrepeso, ser italiano, practicar yoga, ser propietario de un Camaro rojo de 1968 u otros factores demográficos. Sin embargo, los autores hicieron bien en negarse a hacer este reanálisis, pues explicaron que sería una mala práctica científica y que la mejor forma de evaluar el beneficio o el riesgo de estas subcategorías sería mediante un nuevo estudio prospectivo.[61] Los editores insistieron: sin subdivisión no hay publicación.

Acorralados contra el muro editorial, los autores entregaron un artículo revisado con los hallazgos adicionales junto con uno más: un ligero efecto adverso de la aspirina sobre la mortalidad en pacientes nacidos bajo los signos astrológicos de Géminis y Libra, en contraste con un efecto sorprendentemente beneficioso de la aspirina para los pacientes nacidos bajo cualquier otro signo astrológico. Los editores accedieron a publicar el artículo si se omitían los resultados astrológicos. "Si querían subdivisión *a posteriori*, eso es lo que tienen", dijeron los autores (en efecto), y exigieron que la revista se apegara al trato. Y así fue como se publicó este artículo histórico, que explicaba el efecto de la aspirina en la "mortalidad por infarto de miocardio" entre los hombres nacidos bajo los signos de Géminis y Libra, aunque dicho análisis, como es evidente, no se toma en serio en el artículo.[62] Un científico tituló su comentario sobre este estudio "Análisis de subgrupos en los ensayos clínicos: entretenido, pero... ¡no te los creas!". Escribió lo siguiente: "Claro que la mayoría de los médicos (¡pero no todos!) se rieron cuando les presentaron estos resultados. Sin embargo, cuando se les presentan otros análisis de subgrupos menos ridículos, es probable que crean los resultados y olviden el ejemplo de la astrología, sobre todo si el resultado puede justificarse con alguna teoría favorita".[63]

Así es como los investigadores con las mejores intenciones —y una teoría favorita— pueden verse atrapados en la minería de datos. Incluso el muy respetado Estudio de la Salud de las Enfermeras al que nos referimos en páginas anteriores cometió este error. El Estudio de la Salud de las Enfermeras, que siguió a más de 121 000 enfermeras durante casi dos décadas, no informó sobre ningún aumento en los casos de cáncer de mama entre las mujeres que habían tomado la TRH en algún momento, ni siquiera en aquellas que la habían tomado durante más de diez años. En lugar de quedarse satisfechos con ese hallazgo, los investigadores subdividieron a sus pacientes en dos grupos: (1) mujeres que llevaban al menos cinco años tomando hormonas y seguían haciéndolo, y (2) mujeres que habían tomado hormonas en el pasado, pero les habían dejado. Esta vez encontraron un aumento en el riesgo de cáncer de mama, pero solo entre las mujeres que actualmente tomaban hormonas y llevaban al menos cinco años haciéndolo.[64] El Estudio del Millón de Mujeres informó, de forma similar, por medio de la minería de datos, un aumento del riesgo únicamente en las consumidoras actuales, pero no en las que la tomaron en el pasado.

Si al leer esto te sientes confundido, no eres el único. Si los estrógenos son un importante factor de riesgo en el cáncer de mama, ¿por qué tomarlo durante varios años no suponía un problema, pero sí tomarlo en el momento del estudio? Piensa por un momento lo improbable que es esto. Si, como creen muchos de los que se oponen al uso de la TRH, la exposición de por vida a los estrógenos está asociada con un aumento en el riesgo de cáncer de mama —cuantos más estrógenos, mayor riesgo—, ¿cómo se puede obtener un riesgo mayor entre un grupo de mujeres que han tomado hormonas durante cinco años, pero no entre las que lo hicieron durante más de diez? ¿Puedes pensar en cualquier otra causa documentada de cáncer (por ejemplo, el tabaco o el asbesto) que conlleve más riesgos si la exposición ha sido reciente y por un periodo corto, pero menos riesgos si la exposición ocurrió en el pasado y por muchos años? A nosotros tampoco. Eso es lo que te da la minería de datos.

Piensa en este estudio del Instituto Nacional del Cáncer, un seguimiento de 2 082 mujeres con cáncer de mama, que tampoco encontró ningún aumento en el riesgo asociado solo con los estrógenos. El mayor riesgo asociado a la TRH se limitó a quienes habían consumido hormonas durante los cuatro años previos al diagnóstico y pesaban 40 kilos o menos. Eso es lo que te da la minería de datos.[65]

¿O qué me dices del dato que aparece en la tabla, donde el uso de una manta eléctrica parece aumentar el riesgo de cáncer de mama? Ese dato solo era relevante para las mujeres negras, solo si las usaron durante más de diez años… ¡y solo cuando se excluyó a aquellas que usaban las mantas durante más de seis meses al año! Eso es lo que te da la minería de datos.

Algunos investigadores que consideran graves los riesgos relativos de la TRH, al punto de ser motivo de preocupación, reconocen que los riesgos absolutos de este tratamiento son pequeños, y aumentan el riesgo en una mujer en no más del 2 por ciento.[66] Incluso aunque la TRH aumente el riesgo de cáncer de mama por esta minúscula fracción, otras investigaciones sugieren que las mujeres que toman TRH viven más que las que no la toman y tienen una tasa de mortalidad menor por cáncer de mama.[67] ¿Cómo es posible que las mismas hormonas que según aumentan el riesgo de cáncer de mama sean también responsables de una mayor supervivencia a ese cáncer?

Entonces, ¿los estrógenos provocan cáncer de mama? ¿Cómo saberlo?

En la medicina, como en el derecho, la causalidad suele ser difícil de demostrar más allá de una duda razonable. Un disparo de bala que atraviesa el cerebro o el corazón de un ser humano sano, que muere poco después, suele ser una explicación tanto necesaria como suficiente para la causa de la muerte. Pero muchas causas de enfermedades y muerte no son tan directas; se deducen y luego deben probarse y confirmarse... o rechazarse.

Piensa en todo lo que costó encontrar la causa de la tuberculosis. Como esta enfermedad solía concentrarse en grandes zonas metropolitanas, al principio, los médicos creían que era causada por el estrés de vivir en zonas abarrotadas y bulliciosas. Por este motivo, en Estados Unidos y Europa, se crearon sanatorios de tuberculosis para alejar a las personas afectadas de sus supuestos entornos estresantes. En estos pacíficos retiros, incluso se metía a los pacientes en habitaciones oscuras con las persianas bajadas para disminuir aún más el estrés. *La montaña mágica,* de Thomas Mann, describe un entorno así.

En 1872, Robert Koch demostró de manera fehaciente que el bacilo de la tuberculosis era el verdadero causante de la enfermedad, y solo entonces comenzaron a cerrarse los sanatorios y a crearse antibióticos para tratar esta calamidad. Para demostrar el efecto del bacilo de la tuberculosis, Koch estableció cuatro postulados, que han servido como un modelo para el estudio de las causas de otras enfermedades humanas.[68] Los postulados de Koch —los pasos necesarios para demostrar que el microorganismo A es, de hecho, la causa de la enfermedad B— eran los siguientes:

- El microorganismo debe encontrarse en todos los organismos enfermos.
- El microorganismo debe ser aislado de un organismo enfermo y cultivado en un cultivo puro.
- El microorganismo cultivado debe ocasionar la enfermedad cuando se introduzca en un organismo sano.
- El microorganismo debe volver a aislarse del huésped enfermo inoculado y demostrarse que es el mismo agente causante original.

Esta cadena de evidencias causales ahora es un formato establecido para determinar la causalidad en medicina. Un famoso ejemplo es el descubrimiento de la bacteria *H. pylori* como la causa de la gastritis y las úlceras pépticas durante una época en la que se pensaba que las úlceras las causaba el estrés (un villano muy popular para muchas enfermedades), la ira suprimida o la comida picante. A principios de los ochenta, el patólogo australiano Robin Warren y el médico australiano Barry Marshall lograron, por fin, cultivar la bacteria del estómago (de hecho, fue por accidente: sin querer, dejaron las placas de Petri incubando durante cinco días en un fin de semana largo). Su artículo, en el que sostenían que el culpable era la *H. pylori*, y había que olvidarse de la ira y la comida tailandesa, suscitó inicialmente resistencia y escepticismo, pero al cabo de unos años, otros investigadores verificaron la asociación de la bacteria con la gastritis y las úlceras. Para demostrar que la *H. pylori* era la causa y que la asociación no era mera coincidencia, Marshall ofreció su cuerpo a la ciencia. Bebió un vaso de cultivo de *H. pylori* y en unos días presentó náuseas y vómitos. Los exámenes confirmaron signos de gastritis y la presencia de *H. pylori*. Marshall y Warren demostraron que los antibióticos son eficaces para tratar muchos casos de gastritis y úlceras. Su trabajo fue reconocido con un premio Nobel.

La cadena causal es tan fuerte como su eslabón más débil, y refutar una sola prueba puede tirar por la borda toda la hipótesis. Ese es el motivo por el que los postulados de Koch funcionan mejor en el campo de la microbiología. No se pueden aplicar en el campo de la epidemiología, que es, tal como explicó el escritor científico Gary Taubes, donde tienen lugar la mayoría de las controversias sobre la causalidad en la salud y la enfermedad.[69]

Los epidemiólogos tratan de identificar patrones y correlaciones en estudios de poblaciones distintas, a menudo, muy numerosas, y sus conclusiones se basan en cualquier asociación estadística que surja. Sin embargo, como los estadísticos y profesores universitarios intentan inculcar siempre a sus estudiantes y al público en general, la correlación no implica causalidad. Dos cosas pueden estar correlacionadas estadísticamente, pero en realidad sin tener nada que ver entre sí. La cantidad de cigüeñas que anidan en determinados pueblos europeos parece estar relacionada con la cantidad de bebés que nacen en dichos pueblos, pero (hasta donde sabemos) las cigüeñas no traen a los bebés y los bebés no atraen a las cigüeñas. Es solo que los nacimientos de seres humanos son más frecuentes en determinadas épocas del año y esos picos coinciden por casualidad con los periodos de anidación de las cigüeñas.

Las cigüeñas y los bebés son un ejemplo de una correlación ilusoria, una aparente asociación entre dos cosas que es una mera coincidencia. Las correlaciones ilusorias pueden causar un enorme sufrimiento personal y social, además de un gran perjuicio social. Las afirmaciones de que existe una relación entre el autismo y la vacunación contra enfermedades infantiles alarmaron a muchos padres, pero en ningún estudio han logrado encontrar conexión alguna. En un estudio concluyente de todos los niños nacidos en Dinamarca entre 1991 y 1998 (más de medio millón de niños), la incidencia de autismo en niños vacunados fue un poco menor que en los no vacunados. La aparente conexión entre la vacuna y el autismo es casi con toda seguridad una coincidencia, una correlación ilusoria, que surge del hecho de que los síntomas del autismo infantil suelen reconocerse por primera vez en la misma edad en la que los niños reciben varias vacunas.[70]

Debido al problema de las correlaciones ilusorias —además de la probabilidad estadística de que, en una muestra de muchos miles de personas, algunas correlaciones ocurrirán solo por azar— la evidencia epidemiológica para determinar la causa de una enfermedad no puede ser tan rigurosa a nivel científico como los postulados de Koch. Los estudios epidemiológicos forman un mosaico de hallazgos dispersos en lugar de una cadena enlazada. Al contrario de lo que ocurre con una cadena, que puede romperse por un eslabón débil, cortar una pieza de un mosaico puede llegar a debilitar el diseño general, pero no lo destruirá. Los hallazgos contradictorios solo alteran el equilibrio de probabilidad de que una hipótesis sea correcta.[71]

Una vez comprendido el mosaico creado por los estudios epidemiológicos, se puede ver por qué hay tantas hipótesis médicas que perduran mucho después de haber sido refutadas y por qué hay tantos estudios sobre salud y medicina que siguen contradiciéndose entre sí... para desesperación del público. Entonces, ¿sí debería recibir inyecciones de B12? Entonces, ¿el café sí es perjudicial? Una vez me dijiste que la margarina era más saludable que la mantequilla, y ahora me dices que la mantequilla es mejor. ¿Qué tengo que creer?*

Es cierto que, en contadas ocasiones, la evidencia correlacional puede ser lo bastante sólida como para apoyar la causalidad. En 1775, un cirujano británico con el hermoso nombre de Percivall Pott detectó un marcado aumento en los casos de cáncer testicular en su clínica, casi siempre en jóvenes deshollinadores. Cuando dos eventos poco probables se entrecruzan de manera estrecha, la asociación entre ellos puede ser indicativa de causalidad. De hecho, tanto los deshollinadores como el cáncer testicular eran tan poco comunes

---

* Solo si tienes una deficiencia grave de vitamina B12. No pasa nada con el café. La mantequilla es mejor.

que la superposición entre ellos destacó con fuerza, y Pott pudo inferir con seguridad que limpiar chimeneas aumentaba el riesgo de cáncer testicular.

Con el tiempo, esa suposición se confirmó científicamente y Pott se convirtió en el primer científico en demostrar que un cáncer podía ser causado por un carcinógeno ambiental. Sin embargo, una asociación tan convincente entre eventos poco comunes es la excepción.

Entonces, ¿cómo deberíamos abordar el mosaico de hallazgos que ocurren con enfermedades más complicadas, como el cáncer de mama?

El médico como detective

Austin Bradford Hill, el bioestadístico británico pionero del ensayo clínico aleatorizado en la década de los cuarenta, ofreció una respuesta. Sugirió que un caso de causalidad en epidemiología, a diferencia de la microbiología, debería estructurarse de la misma forma que un detective demuestra un caso: la preponderancia de las pruebas, y no un único experimento concluyente, es el que establece la causa.[72] En 1965, propuso nueve "principios" (a los que se acabó conociendo como los criterios de Bradford Hill) que, según él, podrían ayudar a los científicos a determinar si existe una relación causal entre el agente propuesto y la enfermedad específica. Fijémonos en los ocho más relevantes para nuestra historia.

- *Fuerza:* las pruebas deben ser sólidas, es decir, estadísticamente significativas, y no triviales.
- *Consistencia:* las pruebas deben ser consistentes en distintos estudios y poblaciones.
- *Especificidad:* cuando un factor de riesgo o causa produce un resultado específico, añade apoyo a la hipótesis. En epidemiología, suele ser difícil lograr tal especificidad, porque la propagación y la incidencia de una enfermedad con frecuencia son resultado de muchos factores, pero la

ausencia de especificidad apoya la inferencia de que A no es la causa de B.

- *Temporalidad:* la exposición al factor de riesgo siempre precede al resultado.
- *Relación dosis-respuesta:* un aumento en la dosis o exposición al factor de riesgo debería conducir a un aumento en la incidencia de la enfermedad y, a la inversa, la incidencia de la enfermedad debería disminuir cuando la exposición al factor se reduce o se elimina.
- *Plausibilidad:* las pruebas y la teoría que la respaldan deben ser plausibles, y concordar con la forma en que los procesos que causan la enfermedad se aceptan en la actualidad. Una correlación causal, como la que existe entre el tamaño del zapato y la capacidad para tocar la flauta, no es plausible.
- *Coherencia:* la asociación entre el factor A y la enfermedad B debería ser compatible con el conocimiento existente. Claro que una nueva teoría y datos que la apoyen pueden echar por tierra una suposición ortodoxa y provocar un cambio de paradigma. Pero si una hipótesis o creencia —digamos, por ejemplo, que el mundo fue creado hace seis mil años o que las jirafas pueden levitar— exige un sacrificio mayor de todo lo que se sabe sobre arqueología, física, biología y antropología, es probable que esa teoría sea inválida.
- *Experimento:* la enfermedad puede prevenirse o mejorarse mediante una intervención experimental determinada.

Por último, nos gustaría añadir un noveno criterio: la consideración de *explicaciones alternativas*, que es un ingrediente fundamental del método científico. Antes de concluir que A causa B o que A aumenta el riesgo de B, los científicos deben considerar otras posibles explicaciones de B y descartarlas.

La relación entre fumar cigarros y el cáncer de pulmón es un buen ejemplo de un mosaico convincente de pruebas. La relación causal cumple todos los criterios de Hill:

- *Fuerza*: los datos muestran un aumento del 1 000 al 3 000% en el riesgo de cáncer de pulmón en fumadores en comparación con los no fumadores.
- *Consistencia*: la fuerte asociación entre fumar cigarros y el cáncer de pulmón se ha confirmado en casi todos los estudios.
- *Especificidad*: el 85% de los pacientes con cáncer de pulmón son o fueron fumadores. Algunos no fumaban, pero estuvieron expuestos al humo de forma pasiva, un posible factor de riesgo de la enfermedad.
- *Temporalidad*: la práctica del tabaquismo precede al desarrollo de la enfermedad, salvo en una minoría de casos en los que el paciente no fumador tenía una predisposición genética o estuvo expuesto a otros carcinógenos.
- *Relación dosis-respuesta*: cuantos más cigarros fume la gente y durante más tiempo lo haga, mayor será su riesgo de padecer cáncer de pulmón.
- *Plausibilidad*: se ha demostrado que fumar cigarros causa cambios premalignos en los pulmones de animales de laboratorio. Se han observado cambios similares en los pulmones de fumadores, incluidos aquellos que desarrollaron cáncer de pulmón después.
- *Coherencia*: la asociación entre fumar y el cáncer de pulmón se ajusta a las investigaciones fisiológicas y la teoría existentes.
- *Experimento*: a medida que disminuyeron las tasas de tabaquismo y la exposición pasiva al humo, también lo hicieron las tasas de cáncer de pulmón. A la inversa, cuando las tasas de tabaquismo entre mujeres subieron, también lo hicieron las tasas de cáncer de pulmón.
- *Explicaciones alternativas*: otros factores de riesgo del cáncer de pulmón se descartaron o se entiende que solo se aplican a una minoría de casos.

Ahora, si utilizamos el método de Hill, ¿se sostiene la conexión entre los estrógenos y el cáncer de mama?

- *Fuerza: la conexión no se sostiene.* La mayoría de las correlaciones publicadas por la WHI y otros investigadores no tienen la solidez ni la significación estadística suficientes según los estándares convencionales.
- *Consistencia: la conexión no se sostiene.* La mayoría de los estudios no constatan un aumento del riesgo de cáncer de mama asociado solo con los estrógenos. Al contrario, los resultados no podrían ser más incongruentes: entre 1975 y 2000, 45 estudios examinaron la relación entre el cáncer de mama y los estrógenos. En el 82% de ellos no se detectó ningún aumento del riesgo; en el 13%, hubo un incremento mínimo; y en el 5%, se observó una disminución en el riesgo. En ese mismo periodo de 25 años, de 20 estudios sobre la TRH, el 80% no encontró ningún aumento del riesgo, el 10% sí lo encontró y el otro 10% detectó una disminución en el riesgo.[73]
- *Especificidad: la conexión no se sostiene.* La mayoría de las pacientes con cáncer de mama nunca tomaron estrógenos, y la mayoría de las mujeres que tomaron hormonas nunca desarrollaron la enfermedad.
- *Temporalidad: la conexión no se sostiene.* Tomar estrógenos no siempre, ni siquiera con frecuencia, precede a la aparición del cáncer de mama. El riesgo de esta enfermedad aumenta con la edad, incluso después de la menopausia, cuando disminuyen los estrógenos, e incluso en las mujeres que nunca tomaron estrógenos.[74]
- *Relación dosis-respuesta: la conexión no se sostiene.* En ningún estudio se ha encontrado un aumento constante del riesgo de cáncer de mama en mujeres que tomaron estrógenos o la TRH durante 5, 10 o 15 años. Si la exposición acumulada a los estrógenos fuera un factor de riesgo para el cáncer de mama, ¿por qué el Estudio de la Salud de las Enfermeras y el Estudio del Millón de Mujeres encontraron ese minúsculo riesgo solo entre las consumidoras actuales y no entre quienes las tomaron en el pasado? Algunos investigadores afirman que la menarquia

precoz y la menopausia tardía, que podrían proporcionar más exposición a los estrógenos en la vida de una mujer, están asociadas con un mayor riesgo de cáncer de mama. Pero, como vimos, no es así.

- *Plausibilidad: la conexión no se sostiene.* Sin duda, la prueba más contundente que refuta la afirmación de que los estrógenos provocan cáncer de mama es la siguiente: se ha demostrado que la administración de estrógenos tiene efectos beneficiosos incluso en mujeres con cáncer de mama en estadio avanzado. Uno de los primeros médicos en descubrir este hecho fue Sir Alexander Haddow, director del Instituto de Investigación del Cáncer de la Universidad de Londres, quien en 1944 reportó que el 25% de sus pacientes con cáncer de mama avanzado mejoraron cuando se les administraron altas dosis de estrógenos.[75]

  Investigadores en Estados Unidos y en todo el mundo consiguieron los mismos o incluso mejores resultados. El oncólogo Bruno Massidda y su equipo en Italia informaron sobre una remisión en el 50% de las pacientes tratadas con estrógenos,[76] al igual que Reshma Mahtani y sus colegas en el Centro Integral Oncológico de Boca Ratón.[77] Gabriel N. Hortobagyi y sus colegas del Centro Oncológico MD Anderson informaron que la terapia más eficaz contra el carcinoma metastásico de mama era la combinación de estrógenos y progestágenos.[78] James Ingle y sus colegas de la Clínica Mayo demostraron una mejor supervivencia entre pacientes con cáncer de mama tratadas con dietilestilbestrol (DES), una forma de estrógeno, en comparación con el tamoxifeno,[79] al igual que Per Eystein Lonning y sus colegas en Noruega.[80] Además, el pionero en investigación sobre cáncer V. Craig Jordan y su equipo de investigación demostraron que tanto dosis altas como bajas de estrógenos pueden reducir los tumores de mama cancerosos.[81]

- *Coherencia: la conexión no se sostiene.* Con el método del mosaico del conocimiento, cuantos más fragmentos añadamos, más clara debería volverse la imagen general. Eso es lo que ocurrió al confirmar la relación entre el tabaquismo y el cáncer de pulmón, pero no ha ocurrido lo mismo en los constantes esfuerzos por confirmar una relación entre los estrógenos y el cáncer de mama.

- *Experimento: la conexión no se sostiene.* El mayor experimento aleatorizado para determinar una relación entre estrógenos y cáncer de mama, el estudio de la WHI, no consiguió establecerla. La hipótesis de la interrupción —que las mujeres que dejaron de tomar la TRH cuando se interrumpió el estudio tenían menos probabilidades de desarrollar cáncer de mama— no se sostuvo. Además, la WHI también demostró que los estrógenos solo se asocian en realidad con un menor riesgo de cáncer de mama y de muerte por cáncer de mama.

- *Explicaciones alternativas: no se descartan.* Cuando los investigadores no pueden confirmar su hipótesis de la conexión entre el factor de riesgo A y la enfermedad B, entonces deberían tener en cuenta otras explicaciones y explorar otros factores de riesgo. Pero una y otra vez, en los estudios sobre estrógenos y cáncer de mama vemos que los investigadores no pueden aceptar su propia evidencia de conexiones pequeñas, débiles, contradictorias o inexistentes. En lugar de considerar explicaciones alternativas, a menudo recurrieron a la minería de datos o a la subdivisión retrospectiva para tratar de encontrar algo, en alguna parte de los datos, que apoye su creencia de que debe existir una asociación considerable por allí.

El esfuerzo simplista por convertir los estrógenos en el malo de la película ignora la notable complejidad de las células humanas y del propio cáncer. V. Craig Jordan, quien descubrió que el tamoxifeno podía prevenir el cáncer de mama, tiene una explicación alternativa muy creativa de los efectos contradictorios de los estrógenos. Postuló que los conjuntos de células malignas, al igual que otros organismos vivos, deben adaptarse a su entorno para sobrevivir. Así, ciertas células de cáncer de mama, que parecen depender de los estrógenos para proliferar, mueren cuando estos se eliminan de su entorno, lo que respalda la postura de "no administrar estrógenos a las supervivientes del cáncer de mama". Pero con el paso del tiempo, esas mismas células malignas se vuelven inmunes a los efectos de la privación de estrógenos y luego mueren cuando se reintroducen en su entorno. Esto explica por qué Jordan y otros han utilizado con éxito los estrógenos para reducir los cánceres de mama.

Bradford Hill terminó su artículo de 1965 con estas palabras: "Todo trabajo científico es incompleto, ya sea observacional o experimental. Todo trabajo científico puede verse alterado o modificado por el avance de los conocimientos. Eso no nos confiere la libertad de ignorar el conocimiento que ya tenemos o de posponer la acción que parece exigir en un momento dado".

En resumen

La hipótesis de que los estrógenos son un factor de riesgo real en el cáncer de mama no cumple los criterios de Austin Bradford Hill. Entonces, ¿por qué ha perdurado la creencia de que los estrógenos provocan cáncer de mama? Porque el miedo vende.

La industria del tabaco luchó contra los datos que mostraban la relación entre el tabaco y el cáncer de pulmón con una poderosa arma: la duda. Un informe no publicado de la industria del tabaco elaborado en 1969 manifestó su estrategia de forma explícita: "La duda es nuestro producto, ya que es la mejor manera de competir con la realidad".[82] Pero los defensores antitabaco tenían su propia arma, algo igualmente visceral: el miedo... y el miedo a la enfermedad más aterradora, el cáncer. Hoy, los informes que relacionan la TRH con el cáncer de mama se basan en el miedo más que en la duda para fortalecer sus argumentos, quizás porque la duda no genera tanta atención o emoción. Pero el miedo a la TRH está fuera de lugar. Después de todo, el porcentaje de pacientes con cáncer de pulmón que eran fumadores es de aproximadamente el 85%, y la tasa actual de curación del cáncer de pulmón es del 15 por ciento.[83] Sin embargo, el porcentaje de pacientes con cáncer de mama que han utilizado alguna vez la TRH oscila entre el 11 y el 24%, y la tasa de curación en 2021 de las pacientes con cáncer de mama recién diagnosticado es del 90%. Para las mujeres con cáncer de mama localizado, que es el estadio en el que se encuentra la mayoría de los casos recién diagnosticados, la tasa de supervivencia a cinco años es del 98 por ciento.[84]

Pero el miedo vende, y ese es el motivo por el que siempre que alguien consigue reunir una enorme tina de cifras y saca un pequeño, pero espurio, "hallazgo" que pueda alarmar a las mujeres, los titulares aparecen como un perro tras una galleta. En 2019, el *Lancet* publicó un artículo que afirmaba que la TRH aumenta el riesgo de cáncer de mama, lo que generó una inevitable atención de los medios de comunicación, por lo que analizamos el estudio con lupa. Una vez más, los datos no respaldaron la alarma creada.[85] En 2023, un estudio danés generó de inmediato una ansiedad no necesaria sobre una posible conexión entre la TRH y el declive cognitivo. Eso no es ni remotamente lo que encontró el estudio, como mostraremos en el capítulo 6.

Lo irónico es que, ya en 2007, algunos de los investigadores principales de la WHI intentaron distanciarse de los temores que habían suscitado en tantas mujeres. Cuando fue entrevistado para un artículo de *Scientific American* ese año, Jacques Rossouw comentó: "Mi conjetura es que las mujeres solo se asustaron de la terapia hormonal en general, sin importar para qué la estuvieran usando". (Sin importar que él y sus colegas fueran quienes las asustaran con afirmaciones de riesgo "generalizadas"). Luego añadió: "En retrospectiva, se podría decir, bueno, tal vez deberíamos haber enfatizado aún más el uso razonable". (Pues sí, debieron hacerlo). La brusca interrupción del estudio también avivó los temores. Según admitió Marcia Stefanick, investigadora de la WHI, quizás no era necesario terminar el estudio de forma tan abrupta. "No era una emergencia, no era como si la gente estuviera bajo amenaza seria de resultados adversos". (Pero eso es justo lo que les dijeron a las mujeres, que el cáncer de mama era una gran amenaza, además de los accidentes cerebrovasculares y la demencia). "Ojalá hubiéramos descubierto una forma de cambiar las prácticas de prescripción y que menos gente se angustiara por ello. (¿Y qué tal renunciar a esa exagerada y aterradora conferencia de prensa?)".

Por su parte, la investigadora principal JoAnn Manson comentó: "Teniendo en cuenta todas las investigaciones previas —lo que, precisamente, no hizo la WHI—, quizá debimos haber analizado más de cerca las diferencias por edad y el tiempo transcurrido desde la menopausia. Si esta información se hubiera presentado en los primeros informes, quizás habría ayudado a relativizar los resultados en el caso de las mujeres más jóvenes". (Sí, habría ayudado, y ella, al menos, ha modificado su postura con los años).[86]

Todos estos comentarios son válidos, pero seguidos de un silencio. No hubo ruedas de prensa para retractarse de sus declaraciones anteriores, ni rectificación pública alguna. Al contrario, la WHI siguió con su campaña de miedo durante la primera década del siglo XXI y después. En 2008, informaron que, entre las mujeres que habían recibido la TRH, incluso años después de haberla suspendido, la tasa de mortalidad por cualquier causa era "algo más elevada que entre las que habían recibido el placebo", a pesar de que esta diferencia en la mortalidad, de nuevo, no alcanzó la significación estadística. Añadieron que este aumento no significativo en la mortalidad "se debió a las muertes atribuidas a distintos cánceres no relacionados con los resultados del ensayo especificados previamente... sobre todo al cáncer de pulmón".[87] ¿Cómo? ¿Ningún aumento de la mortalidad debido al cáncer de mama, y de la nada, estamos hablando de cáncer de pulmón? No hubo de qué preocuparse; enseguida dejaron de lado esa preocupación.

Por cierto, fíjate en la frase "cánceres no relacionados con los resultados del ensayo especificados previamente". Los investigadores no pueden volver a sus datos y predecir nuevos "resultados del ensayo" *a posteriori*. Al menos la WHI no intentó relacionar el riesgo de cáncer de mama con los signos astrológicos.

Cuando los investigadores de la WHI no lograban obtener resultados claros y sólidos, recurrían a hablar de "tendencias" en sus datos que "sugerían" riesgos. Después, parecían experimentar amnesia cuando dichas "tendencias" desaparecían. En 2003, informaron que la TRH aumentaba el riesgo de cáncer de ovario.[88] Cuando se les cuestionó por no presentar datos estadísticamente significativos que respaldaran esa afirmación (ni en ese momento ni más adelante), respondieron que la TRH "podía aumentar" el riesgo de cáncer de ovario y añadieron con altanería que "esos datos proceden del único ensayo controlado por placebo, doble ciego aleatorizado". Lo siento, amigos. No importa qué tan grande, elegante y costoso sea su estudio si no arroja resultados fiables.

Sin inmutarse, en 2009 Chlebowski y sus colegas afirmaron que las mujeres a las que se les había dado de manera aleatoria la TRH tenían un mayor riesgo de morir de cáncer de pulmón.[89] Esta afirmación, como de costumbre, se basó en la subdivisión retrospectiva, lo que podría explicar por qué reportaron un mayor riesgo de muertes por cáncer de pulmón, pero no por incidencia del cáncer de mama. (¿Cómo es eso posible? ¿Acaso la TRH te matará incluso antes de enfermarte?). Su siniestra advertencia fue que "las mujeres en la posmenopausia, sobre todo aquellas con un riesgo basal elevado de cáncer de pulmón, como las que fumaban en ese momento o las que habían fumado mucho en el pasado, deberían pensar en este peligro adicional antes de comenzar o seguir con la terapia hormonal combinada para la menopausia". Se olvidaron de citar otros estudios que reportaban un riesgo reducido de cáncer de pulmón asociado con la terapia hormonal para la menopausia,[90] además de un riesgo reducido de muerte por cáncer de pulmón entre las mujeres que tomaban solo estrógenos o la TRH.[91] Preocuparse por el cáncer de pulmón en un contexto de datos limitados y contradictorios es engañoso y potencialmente perjudicial. Y, por cierto, la WHI no ha dicho ni una palabra más sobre el cáncer de pulmón desde entonces.

* * *

El bioestadístico del Instituto Nacional del Cáncer, Robert Hoover, dijo una vez a sus colegas: "El método científico que me enseñaron implicaba el establecimiento de una hipótesis y, a partir de ahí, probar todo lo posible para destruirla, y si no era posible, entonces comenzabas a aceptarla. De algún modo, nos hemos alejado de eso. Elaboramos hipótesis y después hacemos todo lo posible para encontrar algo que las respalde".[92]

Así no es como deberíamos hacer ciencia. Aunque estamos de acuerdo con la sagaz afirmación de Henry James que dice "no tengo la última palabra sobre nada", sí creemos que ya es hora de relegar al olvido la "sabiduría popular" de que los estrógenos provocan cáncer de mama, junto con las teorías de que la mastectomía radical es el mejor tratamiento para el cáncer de mama primario, que la ira provoca úlceras pépticas y que el estrés provoca tuberculosis.

3

¿Las supervivientes de cáncer de mama pueden tomar estrógenos?

Querido doctor Bluming:

Mi esposa sobrevivió al cáncer de mama hace diez años y, desde entonces, ha padecido fuertes síntomas de la perimenopausia. De hecho, son tan fuertes que hace tres años los médicos le hicieron pruebas para descartar la ELA por su fatiga, debilidad y hormigueo musculares, síntomas con los que sigue viviendo. Nos hemos esforzado por hacer nuestra tarea de la forma más exhaustiva posible, pero nuestra larga búsqueda de un médico dispuesto a considerar siquiera un breve lapso de TRH (para al menos probar la causa de los síntomas) no ha llevado a ninguna parte. Tras nuestro último rechazo, le escribí al médico: "Me pregunto si quizás fui yo el que malinterpretó profundamente a los expertos que estuve leyendo y escuchando. Así que hice una búsqueda rápida y encontré un enlace a *Los estrógenos importan*, que rebate a dichos expertos. ¿Qué me estoy perdiendo? ¿Qué es lo que nos dice la ciencia en realidad? Y lo más importante, ¿por qué se le niega a mi esposa la capacidad de sopesar por sí misma los pros y contras de la TRH con base en las probabilidades actualmente disponibles?".

Hasta ahora, hemos abordado las preocupaciones que muchas mujeres sanas tienen: ¿Tomar hormonas aumentará el riesgo de cáncer de mama? ¿Aliviarán los síntomas de la menopausia? En este capítulo, Avrum hará una afirmación contradictoria, pero bien respaldada: incluso entre las mujeres que tuvieron cáncer de mama, la TRH es una opción razonable para quienes padecen graves síntomas de la menopausia. Es la historia de Av, así que la contará desde su perspectiva.

* * *

Hace muchos años, testifiqué como experto en un caso de negligencia médica relacionado con un paciente con cáncer de pulmón. El diagnóstico se había retrasado más de un año porque el radiólogo había pasado por alto una anomalía en la radiografía torácica del paciente. El tumor, que podría haberse extirpado con cirugía un año antes, ya era inoperable.

Recuerdo claramente el momento en el que me interrogó el abogado de la defensa. Llevaba en las manos un enorme y pesado libro, *Cáncer: Principios y práctica de la oncología,* y me preguntó:

—Doctor Bluming, ¿no es cierto que se dice que este libro es considerado la biblia de la medicina contra el cáncer?

Le respondí que conocía perfectamente ese libro, bastante respetado en mi campo, pero que ningún libro de medicina es una biblia. Me lo entregó y me pidió que lo abriera en una página en particular y leyera un párrafo marcado sobre el cáncer de pulmón. En el párrafo se afirmaba que, dado que el pronóstico del cáncer de pulmón era siempre mortal, el diagnóstico temprano no tenía ningún beneficio para el paciente. El abogado me pidió que respondiera.

—Hay una referencia en este párrafo a un artículo específico que, por una afortunada coincidencia, traje al juicio —dije.

Leí el artículo ante el tribunal. Decía que el diagnóstico y el tratamiento tempranos en ese tipo de cáncer de pulmón podría mejorar muchísimo la posibilidad de cura. El autor del libro había citado mal el artículo. La biblia del cáncer no era tan exacta.

Desde entonces no he tenido tanta suerte con ninguna referencia específica que aclare un asunto y su resolución de tirón. Al contrario, sé bien que, en la práctica de la medicina, los médicos siempre pueden encontrar referencias para apoyar casi cualquier opinión. He asistido a muchas conferencias médicas que terminaron convirtiéndose en un duelo de citas, con cada lado presentando solo los artículos que respaldaban su postura. Por eso me he esforzado al máximo en buscar no solo los estudios que apoyan mis opiniones, sino también los que las rebaten. Cuando eres médico, el tema de las pruebas en las que te basas para tomar una decisión sobre una intervención o tratamiento se vuelve algo más que un debate académico en una conferencia o en una revista; el bienestar y la salud de tus pacientes, y muchas veces sus vidas, dependen de los consejos que les ofrezcas y las decisiones que tomes. Por tanto, es esencial que dispongas de los mejores datos posibles para guiar tu práctica, al tiempo que dejas espacio para tus años de experiencia y tu juicio clínico.

Sin embargo, a veces no existe ninguna buena referencia para guiarte; a veces no hay respuestas claras. A lo largo de mi vida profesional en oncología —me convertí en oncólogo antes de que la especialidad recibiera ese nombre— hubo dos decisiones clínicas de suma importancia para mí: respaldar o no el abandono de la mastectomía radical en favor de la lumpectomía, un procedimiento menos invasivo, y recetar o no TRH a las pacientes que había tratado por cáncer de mama.

A mediados de la década de los setenta, pasé de un puesto académico en Boston a un consultorio de oncología médica en el sur de California. En ese momento, varios investigadores clínicos de todo el mundo estaban estudiando la lumpectomía seguida de radioterapia como una alternativa a la mastectomía tradicional para tratar el cáncer de mama recién diagnosticado. Se trataba de un giro drástico de la práctica tradicional de la medicina, y muchos cirujanos reaccionaron con una resistencia comprensible. "La única forma de reducir el riesgo de recidiva es eliminar la mama y la máxima cantidad de tejido adyacente posible", decían muchos, " ¿y ahora me estás diciendo que solo extirpe el tumor? Todo lo que sea menor a una mastectomía total sería negligencia". En mi hospital, el jefe de cirugía iba de quirófano en quirófano preguntando a los cirujanos qué procedimiento estaban haciendo. Si estos respondían que era una mastectomía, él gritaba: "¡Bien hecho!".

Mis colegas oncólogos de Los Ángeles me aconsejaron de manera encarecida que no siguiera adelante con el tema de la lumpectomía ni la recomendara a mis pacientes. Me dijeron que dependería de las referencias de cirujanos para hacer crecer mi práctica, y la mastectomía era el pan de cada día para los cirujanos. Si intentaba cambiar el paradigma sobre el tratamiento del cáncer de mama, corría el riesgo de perder esas referencias esenciales. Como toda mi residencia médica había sido en el este, no tenía ningún contacto en hospitales ni universidades que pudieran complementar las derivaciones de pacientes a mi nuevo consultorio de oncología. Les di las gracias a mis nuevos colegas, pero no seguí sus consejos. Opté por un plan de colaboración y persuasión en lugar de una batalla de adversarios.

Como presidente del comité educativo profesional de la Sociedad Americana del Cáncer para el distrito del Valle de San Fernando, el segundo más grande del país en ese entonces, invité a Sam Hellman, un profesor y presidente del departamento de terapia por radiación de la Facultad de Medicina de Harvard y uno de los pioneros en la investigación sobre la lumpectomía, a hablar ante un numeroso público de médicos y cirujanos. Sus datos eran contundentes y persuasivos, y pude ver que las orillas del iceberg de la duda y la oposición en ese cuarto se estaban derritiendo. Pero lo que realmente terminó por persuadir a los cirujanos fue su propia experiencia.

Mike Drickman, uno de los primeros cirujanos en Los Ángeles en adoptar la lumpectomía, me dijo que, después de practicar la primera, "estaba tan abrumado por la gratitud de la paciente que, siempre que puedo, ofrezco la lumpectomía como primera opción a todas mis pacientes de cáncer de mama que necesitan cirugía".

Para fomentar mi enfoque colaborativo, invité a médicos de distintas especialidades a comenzar un estudio comunitario en el que recopilarían datos sobre sus pacientes y luego trazarían un gráfico de lo que ocurría después de la lumpectomía. El equipo estaba formado por ocho oncólogos médicos, 17 cirujanos especialistas en mama, siete radioterapeutas y siete patólogos. Cuando escribí los resultados de nuestro estudio para *Annals of Surgery,* nombré a los 39 como coautores. El editor, a quien debió divertirle mucho ver todos esos nombres desfilando por la página, me dijo que solo podía poner a tres. Pero yo estaba agradecido y orgulloso de mis colegas por su análisis, libre de prejuicios y a la vez crítico, de los datos emergentes en este campo, por lo que respondí que quería todos esos nombres, no solo impresos, sino también clasificados por especialidad. Con esto, buscaba reconocer su disposición a trabajar en diferentes áreas de especialización, destacar la diversidad de perspectivas que aportaron a la investigación, y fomentar más colaboraciones comunitarias de este tipo. El editor accedió.[1] Las referencias a mi práctica no se vieron afectadas, y la comunidad médica de Los Ángeles se convirtió en una de las primeras en adoptar este nuevo tratamiento para el cáncer de mama primario.

Como médico, recurro a la bibliografía médica para informarme de lo que muestran las pruebas empíricas, pero también dependo de la experiencia clínica de otros médicos. El mayor reto en la práctica de la oncología es encontrar el mejor enfoque para un problema médico en el momento en que se necesita, incluso cuando aún no se ha publicado. Hace muchos años me pidieron atender a un niño de 16 años con un diagnóstico reciente de sarcoma de Ewing en una costilla. En ese momento, la tasa de curación de esta enfermedad estaba cercana a cero. Su abuela ignoraba esta información y me dijo: "Doctor Bluming, no sobreviví a Auschwitz para ver morir a mi nieto de cáncer".

Revisé la bibliografía sobre el tema a nivel mundial y averigüé que ningún tratamiento había tenido éxito. Consulté a Mark Nesbitt, presidente del National Ewing's Cooperative Group, quien no tenía ninguna sugerencia terapéutica. También hablé con Gus Higgins, el principal investigador del grupo de estudio sobre cáncer infantil en Los Ángeles; tampoco tenía ninguna pista prometedora. Luego contacté a Audrey Evans, la jefa de oncología médica en el Children's

Hospital en Filadelfia; ella tenía un protocolo para el tratamiento, pero muy pocas pruebas de éxito. Al final, encontré a Gerald Rosen, un oncólogo pediatra del Memorial Sloan Kettering Cancer Center en Nueva York. Había tratado a más de 50 pacientes jóvenes con sarcoma de Ewing con una combinación de fármacos de quimioterapia intensiva y estaba logrando resultados extraordinarios. Me dijo que en la inmensa mayoría de sus pacientes, el cáncer había desaparecido y no había regresado, incluso después de varios años. Aún no había publicado los resultados de su régimen intensivo; faltaba un año más para que lo lograra. Sin embargo, me convenció el hecho de que tenía más experiencia que nadie con este tumor poco común y estaba obteniendo resultados alentadores. Utilicé su tratamiento con mi paciente. Eso fue hace más de treinta años, y aquel adolescente es hoy un hombre saludable de mediana edad.

La práctica de la oncología, por tanto, exige un baile constante entre lo que sabemos y lo que debemos aprender; quizás por eso decimos que los cirujanos practican cirugías, pero los médicos ejercen la medicina.

A principios de la década de los noventa, mi esposa y muchas de mis otras pacientes con cáncer de mama comenzaron a preguntarme si podían tomar la TRH. Para las mujeres que han sobrevivido al cáncer de mama, la quimioterapia suele inducir la menopausia e intensificar sus síntomas.[2] Dawn Hershman, líder del Programa de Cáncer de Mama de la Universidad de Columbia, informó que las mujeres tratadas con quimioterapia, en comparación con las que no la recibieron, tenían 5.7 veces más probabilidades de sufrir sequedad vaginal, 5.5 veces más probabilidades de reportar dolor durante las relaciones sexuales, 3 veces más probabilidades de presentar un descenso en la libido y 7.1 más probabilidades de tener dificultad para llegar al orgasmo.[3] Entre el 66 y el 96% de las supervivientes de cáncer de mama informan tener bochornos graves, sudores nocturnos e insomnio, y la mayoría no logra recibir tratamiento para estos incómodos y molestos síntomas.[4] La mayoría de las sobrevivientes de cáncer están preocupadas por sobrellevar los efectos de su enfermedad y aliviadas de que su tratamiento termine, lo cual es comprensible. No es de extrañar que por eso se vean inclinadas a soportar los síntomas de la menopausia como un efecto secundario inevitable de la quimioterapia.

Y aun así, con el tiempo, muchas de mis pacientes anhelaban aliviar los intensos síntomas asociados a la menopausia que estaban mermando su calidad de vida. Mis recelos eran comprensibles. Al igual que los de ellas. Parecía una obviedad. ¿Por qué me plantearía siquiera la posibilidad de administrar estrógenos a mujeres con antecedentes de cáncer de mama? ¿Y si regresaba el cáncer? ¿Y si terminaba siendo responsable de la muerte de una paciente que, sin mi ayuda bienintencionada, podría haber seguido curada? Sentía punzadas de empatía por los cirujanos que no podían renunciar a las mastectomías radicales, incapaces de sacudirse el miedo de que pondría a sus pacientes en un mayor riesgo de recidiva. No obstante, las frecuentes peticiones de mis pacientes para que les ofreciera algo para aliviar su angustia me motivaron a buscar nuevas respuestas.

Primer paso: en busca de pistas

En esa época, no disponíamos de suficientes datos confiables sobre las consecuencias de administrar la TRH a las supervivientes de cáncer de mama para que los oncólogos afirmaran con seguridad que era dañina, beneficiosa, o ninguna de las dos cosas. Al igual que los expertos a los que consulté para tratar el sarcoma de Ewing —médicos que estaban haciendo todo lo posible con las investigaciones limitadas que los guiaban—, algunos oncólogos estaban recetando hormonas a sus pacientes de cáncer de mama, pero lo hacían con distintos grados de seguimiento y sin ningún protocolo de tratamiento consistente.

Así que tuve que buscar pistas en otras afecciones relacionadas. ¿Dónde podría ver si los estrógenos aumentaban el riesgo de recidiva en mujeres que habían tenido cáncer de mama? Comencé evaluando la creencia, entonces común, de que las supervivientes de cáncer de mama en la premenopausia debían extirparse los ovarios como medida preventiva. Dado que los ovarios producen estrógenos y se "sabía" que estas hormonas provocaban cáncer de mama, esa intervención tenía sentido. Sin embargo, estaba equivocada. William Creasman, un oncólogo ginecólogo, observó que los estudios aleatorizados con carácter prospectivo demostraban que la extirpación de ovarios no aportaba ningún beneficio a la hora de reducir el riesgo de recidiva del cáncer o de prolongar la supervivencia de una mujer, motivo por el cual ya no se realiza esa intervención (aunque, como ocurre con todos los procedimientos en medicina, algunos incondicionales siguen creyendo que es beneficiosa). "Así, los estrógenos parecen ser adecuados para la paciente con cáncer de mama en la premenopausia", escribió, "pero, por alguna razón, la administración de estrógenos a la paciente después de la menopausia no lo es. ¿Por qué?".[5]

A continuación, dado que los niveles de estrógeno y progesterona se disparan durante el embarazo, me fijé en lo que decían las investigaciones sobre las mujeres que se quedan embarazadas después de padecer cáncer de mama. Alan Wile, cirujano, y Philip DiSaia, jefe de la división de oncología ginecológica, ambos de la Universidad de California, Irvine, acababan de informar que el embarazo, durante o después del tratamiento contra el cáncer de mama, no tenía ningún efecto negativo sobre el pronóstico. También señalaron que no resultaba beneficioso extirpar los ovarios de sus pacientes y que, mientras se informara a las pacientes "de que no hay pruebas de que los estrógenos tengan un efecto adverso sobre el cáncer de mama ya establecido", les parecía adecuado dejarlas tomar TRH para aliviar los síntomas de la menopausia y mejorar su bienestar.[6]

Hasta ese momento, estaba observando que ni bajar los niveles de estrógenos (extirpando los ovarios) ni subirlos (quedando embarazada) aumentaban la recidiva del cáncer de mama. Además, no paraba de encontrar bastantes pruebas a lo largo de la historia sobre los beneficios de los estrógenos. En 1966, a Charles Huggins le concedieron el premio Nobel por demostrar que las hormonas podían controlar la propagación de algunos cánceres. A un grupo de ratas les administró un carcinógeno que producía cáncer de mama y después altos niveles de estradiol y progesterona durante 30 días. Las hormonas inhibieron la aparición de cáncer de mama y bastó con una semana de tratamiento para demostrar este efecto.[7]

Pasaron años antes de que los valiosos hallazgos merecedores del premio Nobel de Huggins se aplicaran a las mujeres, pero los resultados fueron prometedores. Encontré interesantes tres estudios realizados en la década de los ochenta por investigadores europeos e ingleses:

- Torben Palshof, un oncólogo de Copenhague, y sus colegas informaron sobre 332 pacientes con cáncer de mama que, tras cirugía y radiación, se les asignó de manera aleatoria el consumo de DES (dietilestilbestrol, una forma de estrógeno), tamoxifeno o placebo durante dos años. Cinco años después, las mujeres que recibieron DES tenían la tasa menor de recidiva de cáncer, parecida a la de quienes habían recibido tamoxifeno, y las mujeres a las que se les había dado el placebo tenían una tasa de recidiva bastante superior. La tasa de recidiva menor (cero) se observó entre las pacientes que tenían tumores positivos para ER y recibieron DES. Cuando Palshof llevó a cabo otro seguimiento en 1985, los resultados seguían igual.[8]
- Louk V.A.M. Beex, un oncólogo holandés, y sus colegas asignaron de manera aleatoria el consumo de tamoxifeno o estrógenos a 63 mujeres en la posmenopausia con cáncer de mama en estadio avanzado para observar cómo respondían sus tumores. Aunque se creía que el tamoxifeno bloqueaba los estrógenos y, por tanto, era más beneficioso, ambos fueron igual de eficaces: los tumores en el 33% de las pacientes que consumían tamoxifeno disminuyeron, y lo mismo ocurrió con el 31% de las pacientes que tomaron estrógenos.[9]
- Basil Stoll, un endocrinólogo británico que escribió uno de los primeros libros de referencia sobre el control hormonal en pacientes con cáncer de mama, reportó que había administrado estrógenos y progesterona a 65 mujeres en la posmenopausia

con cáncer de mama en estadio avanzado. Tras seis meses de tratamiento, el 22% de las mujeres presentaron una regresión del cáncer.[10]

También descubrí a numerosos oncólogos que estaban desafiando el desacuerdo e incluso el rechazo abierto de sus colegas al afirmar que había llegado el momento de investigar la administración de la TRH a supervivientes del cáncer de mama. Por ejemplo, Michael Baum, que entonces era presidente del Comité Coordinador de Ensayos sobre el Cáncer de Mama en Londres y miembro del departamento académico de cirugía en el Royal Marsden Hospital, escribió: "Me parece intolerable que tengamos que seguir ignorando los beneficios y riesgos de prescribir terapia de reemplazo hormonal a las mujeres que han padecido cáncer de mama. Hay ocasiones en las que la recomendación de terapia de reemplazo hormonal debe prevalecer frente a cualquier objeción teórica. Es inhumano esperar que una mujer que ya está lidiando con la carga física y psicológica del cáncer de mama acepte, sin ningún tipo de alivio, algunos de los fuertes efectos de la menopausia, entre los que se encuentra la depresión grave".[11]

Con estas bases empíricas y clínicas, me sentí preparado para lanzar un estudio en el que se administraría la TRH a supervivientes de cáncer de mama en remisión total tras el tratamiento, pero con síntomas de la menopausia que afectaban su calidad de vida. Se les haría un seguimiento a lo largo del tiempo para ver si la TRH aumentaba el riesgo de que el cáncer de mama regresara.

Segundo paso: lidiar con la FDA

Comencé a hablar de mi propuesta de investigación con la mayoría de los oncólogos médicos de Los Ángeles, así como con ginecólogos y médicos de atención primaria. Su participación fue esencial para darme evaluaciones críticas de los datos que iba a recolectar y de las suposiciones que estaba presentando. Muchos añadieron a sus pacientes al estudio en cuanto se puso en marcha. Todos me apoyaron para que siguiera adelante con el estudio, pero muchos expresaron una objeción importante: el miedo a la culpabilidad en el ámbito jurídico si alguna de las mujeres del estudio tenía una recidiva. Por eso me puse en contacto con Ned Good, el presidente de la Asociación de Abogados de California, quien me dijo que cualquiera puede demandar a otro por lo que sea, y que no tendríamos ninguna protección garantizada para evitar un juicio. Sin embargo, añadió que la mejor defensa proactiva sería garantizar que todas las pacientes comprendieran los riesgos que conllevaba unirse al estudio y que esto se plasmara en un formulario de consentimiento informado firmado. Dicho y hecho.

Después marqué a la Administración de Alimentos y Medicamentos (Food and Drug Administration, FDA), les comenté lo que tenía planeado hacer y les pregunté si necesitaba la aprobación de la FDA para seguir adelante. Respondieron que si lo que estaba haciendo lo llamaba un "tratamiento", entonces no era necesaria la aprobación de la FDA; eran conscientes de que algunos médicos ya estaban administrando la TRH a supervivientes de cáncer de mama sin la aprobación de la FDA. Sin embargo, si yo quería llamar "estudio" a lo que proponía, entonces me aconsejaban enviar un protocolo completo a la FDA, con información sobre los métodos, objetivos, base teórica y referencias de la literatura médica. Eso tomó un poco más de tiempo, pero lo hice.

Seis semanas después de recibir mi propuesta, un médico de la FDA me llamó para decirme que habían decidido aplicar una suspensión clínica, en especial porque la FDA consideraba que el estudio pondría a las mujeres en un mayor riesgo de recidiva del cáncer de mama.

—¿Acaso alguien leyó toda mi propuesta? —le pregunté—. ¿La parte donde describo los estudios que indican que los estrógenos son más seguros de lo que cree la mayoría de los médicos, incluso para supervivientes de cáncer de mama?

—No te molestes conmigo —respondió—. Solo soy el mensajero.

Pedí hablar con alguien que tuviera el poder de tomar decisiones y, en lugar de tener una segunda conversación telefónica, me invitaron a testificar ante un subcomité de la FDA en Rockville, Maryland, el 14 de febrero de 1992. Antes de irme, me reuní con Alan Wile, uno de los investigadores sobre cáncer de mama que yo sabía que había solicitado dicha investigación. Ensayamos una presentación conjunta. Me ofrecí a coordinar un estudio piloto con trescientas mujeres, y Alan, en nombre de su departamento en la UC Irvine, acordó que, si no encontrábamos un aumento del riesgo de recidiva del cáncer de mama en el estudio piloto, su universidad se comprometería a un estudio aleatorizado, doble-ciego y a largo plazo sobre este tema con una población de cinco mil mujeres en la posmenopausia.

Expusimos nuestras presentaciones en la reunión del comité, que era abierta al público. Un activista por la salud de la mujer imploró al panel que rechazara nuestra propuesta, pues argumentó que dar estrógenos a mujeres que habían padecido cáncer de mama era casi como darles un regalo envenenado. Pero al final de la reunión, Barbara Hulka, una eminente epidemióloga y presidenta del comité, dijo que pensaba que no sería ético no hacer este estudio. En el vuelo de regreso, Alan me advirtió que no pensara que nuestro estudio había sido aprobado.

—A mí me sonó a aprobación —dije.

—Espera y verás —me advirtió.

Varias semanas después, la FDA nos comunicó que, aunque habían aprobado el estudio en un principio, se oponían a los detalles que había especificado para un pequeño estudio piloto. Dijeron que la única propuesta que aprobarían sería un ensayo prospectivo, aleatorizado y doble-ciego con seis mil a ocho mil mujeres. Protesté por esta decisión porque, como bien sabían los miembros del comité, algunas supervivientes de cáncer de mama ya estaban siendo tratadas con TRH en diferentes lugares del país, sin que se hiciera un esfuerzo por recopilar datos relevantes. Nosotros recolectaríamos datos de seguimiento de nuestras pacientes en lugar de dejar que esos datos se perdieran. Pensamos que, si el tratamiento resultaba perjudicial, era preferible descubrirlo en un estudio piloto que en uno a gran escala.

—Lo sentimos —dijo la FDA (en efecto)—. O el estudio amplio o ninguno.

Sin inmutarme, volví a la FDA por mi cuenta y a su favor diré que la FDA organizó otra reunión del comité para escucharme. Antes de que empezara el debate formal, algunos de los médicos del comité me hicieron preguntas que parecían surrealistas.

—¿Por qué no haces un estudio diferente? —preguntó un médico—. ¿Por qué estás tan empeñado en hacer este en particular?

—Claro que hago otros estudios —respondí—. Pero, como la evidencia me convence de que hemos estado equivocados sobre el daño que provocan los estrógenos y no sabemos lo suficiente sobre lo que ocurre si damos estrógenos a supervivientes del cáncer de mama, siento que este estudio es importante.

—Pero ¿para qué molestarte siquiera en hacer este estudio? —intervino una doctora—. ¿No es cierto que, de todos modos, tus pacientes morirán?

—Lo siento, pero está mal informada —le respondí—. La tasa actual de curación del cáncer de mama en sus primeras etapas supera el 85 por ciento.*

—Quizás debería ponerme al día en este asunto —dijo.

—No es mala idea —afirmé.

Durante la reunión del comité posterior, que duró varias horas, no pude convencer a ninguno de sus miembros de que merecía la pena lanzar el estudio piloto que proponía antes de comenzar con un estudio mayor de varios miles de mujeres. Al irme, le pregunté al presidente qué pasaría si regresaba a mi comunidad y echaba a andar el estudio que quería hacer.

—No podemos decirle cómo practicar la medicina, doctor Bluming —me dijo—. Espero que mis comentarios le hayan resultado beneficiosos.

Les agradecí por tomarse el tiempo para reunirse conmigo, pero les dije que sus comentarios no me servían de ayuda. Regresé a Los Ángeles para comenzar con el estudio.

---

* Hoy en día, el porcentaje de tasa de curación, como se menciona en el capítulo 2, está por encima del 90 por ciento.

Tercer paso: el estudio piloto

Al menos la FDA había estado de acuerdo por unanimidad en que mi investigación propuesta era ética. En *JAMA* escribieron (después de un tiempo): "Sabemos que se necesitan ensayos clínicos para abordar este tema [de la TRH para pacientes con cáncer de mama] y nos gustaría decir que el 14 de febrero de 1992, la División de Productos de Metabolismo y Endocrinología de la FDA convocó a su Comité Asesor de Medicamentos para la Fertilidad y la Salud Maternal para una discusión pública de los asuntos en cuestión. Durante las deliberaciones, el comité votó de forma unánime a favor de la pregunta: ¿Es ético llevar a cabo ensayos clínicos bien diseñados de terapia de reemplazo hormonal en mujeres que han sido tratadas por cáncer de mama, cuando una de las principales medidas de interés será determinar si el tratamiento provoca la recidiva del cáncer de mama?".[13]

En cuanto regresé a casa, me dirigí a la reunión anual de la Sociedad Obstétrica y Ginecológica de Los Ángeles e hice oficial el estudio piloto sobre los efectos de la terapia de reemplazo hormonal en las supervivientes de cáncer de mama. Me aseguré de que cada mujer comprendiera los posibles riesgos y beneficios del medicamento, además del propósito del estudio. Y me aseguré de que la "advertencia" de la FDA quedara en un lugar visible del formulario de consentimiento informado:

Aunque la FDA ha respaldado la justificación de probar los beneficios y riesgos potenciales de la terapia de reemplazo hormonal en mujeres con antecedentes de cáncer de mama tratado, el comité de la FDA responsable de revisar este estudio en particular considera que no se proporcionarán datos significativos debido al reducido número de pacientes que se evaluarán (300) y a la ausencia de un grupo aleatorizado de mujeres comparables que no recibirán terapia de reemplazo hormonal. El comité de la FDA planteó la preocupación de que cualquier resultado de una población de estudio tan pequeña de pacientes no aleatorizadas podría sobre interpretarse y arrojar conclusiones de beneficio o riesgo prematuras o inexactas.

Todas las mujeres dieron su consentimiento. Como sabía que una mujer sintomática sabría si estaba recibiendo estrógeno o no en unos pocos días —después de todo, estas mujeres querían tomar la TRH precisamente para aliviar los síntomas de la menopausia— no había ningún grupo de control con placebo (el problema de evitar que las participantes sepan si están recibiendo el fármaco real o un placebo afecta a muchas investigaciones, incluso a la augusta Iniciativa de Salud de la Mujer). Sin embargo, sí comparé el grupo tratado con hormonas con las mujeres que habían sido diagnosticadas con el mismo estadio de cáncer de mama, que habían recibido el mismo tratamiento en el mismo periodo y que vivían en la misma comunidad. Si llegaba a descubrir un riesgo imprevisto de recidiva entre mis pacientes o alguna investigación que demostrara un aumento del riesgo —es decir, alguna prueba de que administrar la TRH a mis pacientes era echar leña al fuego— detendría el estudio de inmediato.

Comencé este trabajo en 1992, y durante los 14 años siguientes publiqué una actualización anual sobre las participantes, con un 100% de seguimiento de las 248 mujeres que se inscribieron. Incluso aquellas que se habían mudado fuera del estado durante esos años me proporcionaron información médica sobre su estado de salud.[14] Mi objetivo era determinar si estas mujeres mostraban un aumento en los casos de recidiva de cáncer de mama en el mismo seno, si desarrollaban cáncer en el otro o si presentaban metástasis del cáncer de mama en otras partes del cuerpo.

Y esto es lo que descubrí: eso no ocurrió. Sí, unas pocas tuvieron una recidiva del cáncer de mama, pero la tasa no fue mayor que la de las mujeres que no tomaban la TRH.

En 1997, me invitaron a presentar los resultados de los cinco años de nuestro estudio frente a 8500 oncólogos en el congreso anual de la American Society of Clinical Oncology (ASCO) en Denver.

La presentación anterior a la mía fue de un médico del Instituto Nacional del Cáncer (NCI, por sus siglas en inglés). Les explicó a los miembros de la audiencia que "el NCI no patrocina estudios de prevención de enfermedades o de alivio de los síntomas con TRH en supervivientes de cáncer de mama". A partir de los simuladores, concluyó que "la terapia de reemplazo hormonal solo puede perjudicar a las supervivientes de cáncer de mama".

Recuerdo que pensé que lo más probable es que me tirarían piedras por presentar mi minúsculo estudio piloto de una comunidad del sur de California tras esta condena anticipada por parte de uno de los portavoces del Instituto Nacional del Cáncer. Sin embargo, no fue eso lo que pasó.

Tras mi presentación, todas las preguntas y comentarios de este gran público internacional de oncólogos e investigadores de primera fueron positivos. Por el contrario, la respuesta del público a la presentación del NCI fue rotundamente negativa. "No me disparen —dijo el representante del NCI —. Yo solo soy el mensajero".

Al año siguiente, en 1998, la FDA me informó que la suspensión clínica que se había impuesto a mi estudio seis años antes —el mismo estudio que yo había continuado, informado cada año y presentado en la reunión anual de ASCO de 1997— se iba a levantar.

Esta respuesta de ASCO y la FDA fue, sin duda, gratificante. Pero lo fue aún más darme cuenta de que mi estudio formaba parte ahora de un fenómeno mucho mayor: la resistencia del estamento médico a tratar a las pacientes con cáncer de mama con trh se estaba diluyendo, al igual que ocurrió con su resistencia a la lumpectomía una década antes. En una exhaustiva revisión de las investigaciones hasta 1994, Melody Cobleigh, una oncóloga médica, y sus colegas del Grupo Cooperativo Oncológico del Este comentaron que la principal preocupación sobre la prescripción de estrógenos para mujeres que han padecido cáncer de mama es que "las células cancerígenas latentes podrían activarse. Es sorprendente que haya poquísima información clínica que corrobore tal preocupación".[15]

Para ese entonces ya estaba acostumbrado a que los oncólogos y epidemiólogos encontraran "sorprendentemente poquísima información clínica" que apoyara la prohibición de la TRH para supervivientes del cáncer de mama. En 2000, Henk Verheul, un oncólogo médico del Centro Oncológico de Ámsterdam, y sus asociados, escribieron que ninguno de los tratamientos actuales contra el cáncer de mama —cirugía, radiación y quimioterapia— se veía afectado negativamente por los estrógenos, incluso aquellos que se administraban en concentraciones mucho más altas que las de las recetas típicas de la TRH. En conclusión, dijeron, los estudios disponibles "no demuestran que, una vez diagnosticado el cáncer de mama, los estrógenos empeoren el pronóstico, aceleren el curso de la enfermedad o interfieran con el tratamiento del cáncer de mama. Por tanto, se puede concluir que la opinión prevalente de que los estrógenos y el tratamiento con estrógenos son perjudiciales para el cáncer de mama debe ser reconsiderada".[16]

En Finlandia, los ginecólogos investigadores Olavi Ylikorkala y Merja Metsä-Heikkilä observaron que, como el número de mujeres supervivientes del cáncer de mama ha ido aumentando de forma constante, los profesionales sanitarios deben enfrentar la cuestión de cómo tratar mejor sus síntomas de la menopausia y mejorar su salud en general. (La investigación personal de Ylikorkala había documentado los beneficios de la TRH para reducir el riesgo de demencia vascular y los ataques cardíacos en las mujeres en la posmenopausia). "La negativa categórica [a recetar la TRH] es una espada de doble filo, porque también les niega a estas mujeres todos los beneficios indiscutibles que brinda la TRH a su salud —dijeron—. Esta negativa, sin embargo, no está fundamentada por los estudios observacionales disponibles hasta ahora sobre este tema, porque la TRH no ha aumentado el riesgo de recidiva del cáncer de mama".[17]

Durante la década de los noventa, con la intención de asegurarme de que los hallazgos de mi estudio no fueran casos aislados, seguí la pista de todos los estudios llevados a cabo en cualquier parte del mundo que compararan a las supervivientes de cáncer de mama que recibían la TRH con grupos de control emparejados. Ninguno de esos estudios se equiparaba a los inmensos ensayos clínicos controlados aleatorizados de miles de mujeres que la FDA esperaba que alguien llevara a cabo algún día. Algunos tenían muestras pequeñas; otros, un poco más amplias. El tiempo durante el cual las mujeres consumían la TRH variaba bastante: algunos seguían a sus pacientes durante unos cuantos meses, otros por dos años, cinco años o más. Pero si estás preparado para otra aburrida letanía de buenas noticias, aquí va:

- Eslovenia: las oncólogas Marjetka Uršič-Vrščaj y Sonja Bebar compararon a 21 mujeres con cáncer de mama que habían sido tratadas con TRH por una media de 28 meses con dos controles por cada paciente. El resultado: no se observó un aumento en la recidiva del cáncer de mama entre las mujeres que recibieron hormonas.[18]
- Australia: se realizaron tres estudios australianos. En uno de ellos, John Eden, catedrático de endocrinología de la Universidad de Nueva Gales del Sur, comparó a 90 supervivientes de cáncer de mama tratadas con TRH por una mediana de 18 meses y seguidas durante una mediana de siete años con 180 grupos de control emparejados. El resultado: una reducción pequeña pero significativa en la recurrencia del cáncer de mama entre las mujeres que recibieron hormonas.[19]
- En otro estudio, la ginecóloga Jennifer Dew comparó a 167 mujeres con antecedentes de cáncer de mama que recibieron TRH con 1 122 mujeres con antecedentes parecidos que no recibieron TRH. El resultado: no se observó un aumento en la recidiva de cáncer de mama entre las mujeres que consumieron hormonas, ni siquiera entre aquellas cuyos tumores eran positivos para receptores de estrógenos. Cuatro años después, actualizó su estudio con una muestra aún mayor. De nuevo, el uso de TRH no se asoció con un aumento del riesgo de recidiva del cáncer de mama.[20]
- En un tercer estudio, la ginecóloga Eva Durna llevó a cabo un estudio observacional retrospectivo con 286 supervivientes de cáncer de mama que recibieron TRH y 686 que no la tomaron

(las mujeres recibieron un seguimiento de una mediana de menos de dos años, pero algunas llevaban consumiendo TRH hasta 26 años). El resultado: tasas significativamente más bajas de recidiva y mortalidad por cáncer de mama en mujeres que utilizaron TRH en comparación con quienes no la consumieron. Dos años después, reportó un segundo estudio con 524 mujeres diagnosticadas con cáncer de mama cuando aún estaban en la premenopausia. De las 277 que entraron en la menopausia tras su diagnóstico y tratamiento, 119 tomaron TRH para controlar los síntomas. Los riesgos de recidiva o de muerte por cáncer de mama no mostraron diferencias entre quienes tomaron TRH y quienes no.[21]

- Francia: el oncólogo Marc Espie hizo un seguimiento de 120 pacientes que recibieron TRH después de su tratamiento contra el cáncer de mama y emparejó a cada una con dos controles comparables durante 2.4 años. El resultado: no se observó un aumento en la recidiva del cáncer de mama entre las mujeres que tomaron hormonas.[22]

- Finlandia: Merja Marttunen y sus colegas estudiaron a 131 supervivientes del cáncer de mama, de las cuales 88 decidieron tomar estrógenos y 43 optaron por no hacerlo. A todas se les hizo un seguimiento durante un promedio de 2.6 años. El resultado: no se observó un aumento en la recidiva del cáncer de mama entre las mujeres que eligieron tomar estrógenos.[23]

- Alemania: Matthias Beckmann y sus colegas de la Universidad Friedrich Alexander en Erlangen realizaron una revisión retrospectiva de los expedientes de 185 pacientes con cáncer de mama, de las cuales 64 tomaron TRH y 121 no. El resultado: incluso después de cinco años, no se observó un aumento en la recidiva en el cáncer de mama entre las mujeres que consumieron hormonas.[24]

En distintos lugares de Estados Unidos, los investigadores llegaron a la misma conclusión:

- Houston, Texas: Rena Vassilopoulou-Sellin, del MD Centro Oncológico Anderson, condujo un estudio prospectivo aleatorizado en el que 39 supervivientes de cáncer de mama fueron tratadas con Premarin y comparadas con 319 pacientes similares que no recibieron hormonas. El resultado: tras cuatro años, no se observó ningún aumento en la recidiva del cáncer de mama entre las mujeres que recibieron TRH.[25]

- Irvine, California: los oncólogos ginecólogos Wendy Brewster y Philip DiSaia emparejaron a 125 pacientes de cáncer de mama que tomaban estrógenos solos o TRH con 362 pacientes de cáncer de mama que no recibieron hormonas. El resultado: no se observó un aumento en la recidiva del cáncer de mama entre las mujeres que tomaron hormonas.[26]

- Troy, Michigan: el oncólogo médico David Decker llevó a cabo un estudio prospectivo con 277 supervivientes de cáncer de mama que recibieron estrógenos durante un promedio de 3.7 años, emparejadas con controles comparables. El resultado: no se observó un aumento en la recidiva del cáncer de mama entre las mujeres que recibieron hormonas.[27]

- Dallas, Texas: George Peters, profesor de cirugía, comparó a 64 supervivientes de cáncer de mama tratadas con estrógenos después de su diagnóstico con 563 supervivientes de cáncer de mama que no recibieron dicho tratamiento. El resultado: tras un seguimiento promedio de 12 años, no se observó un aumento en la recidiva del cáncer de mama entre las mujeres tratadas con hormonas.[28]

- Seattle, Washington: la investigadora del cáncer Ellen O'Meara revisó los expedientes de 2 755 mujeres de entre 35 y 74 años diagnosticadas con cáncer de mama entre 1977 y 1999. De esas mujeres, 174 estaban tomando TRH después del tratamiento. Cada una se emparejó con cuatro mujeres de control identificadas dentro de la misma cohorte y en el mismo periodo, a las cuales se les realizó un seguimiento con una mediana de 3.7 años. "La TRH tras el cáncer de mama no tiene ningún impacto adverso en la recidiva ni en la mortalidad", concluyó.

Al contrario, las consumidoras de TRH presentaron tasas mucho más bajas de recidiva de cáncer de mama, mortalidad por cáncer de mama y mortalidad general en comparación con quienes no la consumieron.[29]

- Milwaukee, Wisconsin: Linda N. Meurer y Sarah Lená realizaron una revisión de nueve estudios observacionales independientes y un ensayo controlado aleatorizado. El resultado: las supervivientes de cáncer de mama que usaron TRH no presentaron mayor riesgo de recidiva en comparación con el grupo de control. En su metaanálisis —que incluyó a un total de 717 mujeres que usaron TRH tras su diagnóstico y 2 545 que no la recibieron— la tasa de mortalidad entre las supervivientes que tomaron estrógenos fue notablemente menor (3%) durante los periodos de estudio que entre aquellas que no los consumieron (11.4 por ciento).[30]

Ahora mismo puede que estés diciendo: "¡Un momento! ¿Qué pasa con todos los estudios que encontraron un mayor riesgo de recidiva?". Pensé que nunca lo preguntarías. No hubo ninguno. Hasta la Iniciativa de Salud de la Mujer, esta vez con un aliado: el estudio HABITS.

La oposición opina

Cuando la WHI anunció sus conclusiones en 2002, la primera consecuencia importante fue que millones de mujeres que habían estado tomando TRH dejaron de hacerlo en el plazo de un año.[31] Pero también se produjeron otros tres acontecimientos casi de inmediato. En primer lugar, la investigación sobre hormonas se detuvo; de los 18 estudios que se iniciaron en la década de los noventa en los que supervivientes de cáncer de mama y otros tipos de cáncer estaban siendo tratadas con TRH, la mayoría se paró en seco. El mío fue el único que siguió reclutando pacientes y recopilando datos.

En segundo lugar, la FDA añadió un recuadro negro de advertencia en la etiqueta de Prempro (la versión de Wyeth de la TRH). Este funesto aviso sigue presente en la actualidad en todos los preparados de estrógenos:

ADVERTENCIA: TRASTORNOS CARDIOVASCULARES,

CÁNCER DE MAMA Y POSIBLE DEMENCIA

Bastante aterrador. La etiqueta también advierte que las pacientes deben tomar la dosis más baja de hormonas durante el menor tiempo posible, una indicación que, como veremos, no está respaldada por pruebas.

Y en tercer lugar, se presentaron miles de demandas casi de inmediato. Un abogado que representaba a Wyeth me dijo que, en el apogeo de los litigios, Wyeth (y Pfizer, que había comprado Wyeth) se enfrentaron a más de diez mil demandas. Unos ocho mil casos en tribunales federales se centralizaron en Arkansas, mediante un procedimiento judicial que agiliza la tramitación de demandas complejas de responsabilidad civil. Los demás estaban desperdigados por tribunales estatales de todo el país. De las docenas de juicios, los resultados fueron dispares: la defensa ganó algunos y los demandantes, otros. El acuerdo más cuantioso a favor de los demandantes fue de 78.74 millones de dólares. "En una presentación de valores de 2012, Pfizer informó que pagó 896 millones de dólares para resolver aproximadamente el 60% de los casos", escribió el abogado. "Fueron los medios de comunicación, y no la ciencia, los que impulsaron los litigios y las decisiones de las mujeres sobre su salud posmenopáusica".[32]

Claro, dirás, por supuesto que un abogado que representa a Wyeth se quejaría de que "son los medios de comunicación, y no la ciencia, los que impulsaron los litigios". Pero muchos oncólogos, ginecólogos e investigadores están de acuerdo con esa afirmación. "Me he sentido algo frustrado desde el informe de la WHI", me escribió mi difunto colega Phil DiSaia, de la UC Irvine. "A los medios de comunicación no les interesan los hechos. Parecen centrarse en el sensacionalismo. El hecho de que la terapia con estrógenos por sí sola no conllevaba ningún aumento de la incidencia del cáncer de mama se incluyó en la página 18 en un pequeño párrafo. En cambio, las estadísticas dudosas sobre la terapia de reemplazo hormonal fueron noticia de primera página".[33]

A DiSaia le desanimaba especialmente el efecto paralizante que la WHI había tenido en su propia investigación. Se había "convencido de que la terapia de reemplazo hormonal no está contraindicada en supervivientes de cáncer de mama y no aumenta la incidencia de recidivas", por lo que intentó poner en marcha un estudio prospectivo y aleatorizado a través del grupo de oncología ginecológica de su facultad de medicina, es decir, el mismo estudio que la FDA había querido que se realizara. "En todas las ocasiones, los oncólogos médicos del grupo votaron en contra debido al WHI —dijo—. En aquel momento, tenían casi dos mil pacientes inscritas y listas para iniciar el estudio".

La WHI no fue la única en propinar un golpe. Llegó un segundo impacto en 2004 con la publicación del estudio HABITS (un extraño acrónimo formado por el nombre del estudio en inglés: Hormonal Replacement Therapy After Breast Cancer— Is It Safe? [Terapia de reemplazo hormonal después del cáncer de mama: ¿es segura?]). De inmediato, los investigadores de la WHI tomaron los resultados como una confirmación de su opinión de que las hormonas eran dañinas en general, y aún más para las mujeres con cáncer de mama. Rowan Chlebowski, a quien ya conociste en el capítulo anterior, escribió en un editorial sobre el estudio HABITS que "quizás no sea la palabra definitiva sobre el uso de la terapia hormonal en mujeres con cáncer de mama, pero es probable que sea la última palabra cuando se considere en el contexto de nuestra comprensión evolutiva de los efectos de la terapia hormonal sobre las enfermedades crónicas en las mujeres".[34] ¿Que no sería la palabra definitiva, pero sí la última palabra? ¿Qué significa eso?

Leí el informe HABITS que anunciaba la terminación del estudio con gran interés. Parecía contradecir todo lo que te he estado contando, y sigue siendo el estudio más citado sobre la TRH en supervivientes de cáncer de mama. El estudio, dirigido por Lars Holmberg en el Centro Oncológico Regional del Hospital Universitario de Uppsala, Suecia, proponía asignar de manera aleatoria a 1 300 supervivientes de cáncer de mama a un grupo con TRH y otro sin TRH, así como hacerles un seguimiento durante cinco años. El criterio de valoración fue la aparición de un nuevo cáncer de mama: una recidiva en la mama original, una nueva lesión en la otra mama o una metástasis a distancia.

El estudio terminó antes de tiempo en 2003, tras solo dos años de seguimiento y con solo 434 mujeres de las 1300 previstas. El motivo de la abrupta interrupción fue la desproporcionada cantidad de mujeres que consumían TRH y desarrollaron otro cáncer de mama: 26 mujeres en el grupo de TRH (20%) y solo 7 en el grupo de no TRH (4%). Dichas cifras (26 frente a 7) parecían alarmantes e importantes.[35] Muy pocos observadores se dieron cuenta de que los grupos no diferían en su incidencia de metástasis ni en el riesgo de muerte durante ese tiempo, y cuando se utilizó Premarin como fuente de estrógenos, tampoco aumentó el riesgo de cáncer de mama.

Los investigadores actualizaron sus resultados en 2008 con el seguimiento de más participantes.[36] Los resultados seguían siendo preocupantes: esta vez, 39 mujeres del grupo con TRH (17.6%) y 17 del grupo sin TRH (7.7%) habían desarrollado nuevos cánceres de mama. Debido principalmente a esta diferencia entre 39 y 17, es decir, 22 mujeres, se está negando la TRH a millones de supervivientes de cáncer de mama de todo el mundo.

¿Debería ser así? Tal vez no. HABITS presentó grandes limitantes: no encontró nuevos cánceres de mama entre las mujeres con ganglios linfáticos comprometidos por células cancerosas (lo cual se cree que aumenta el riesgo de recidiva), no hubo diferencias entre los grupos respecto a la incidencia de metástasis a distancia, no se observaron diferencias en el riesgo de muerte por cáncer de mama y no se encontraron nuevos cánceres en mujeres que solo tomaban estrógenos. Y esta vez, el aumento del riesgo en mujeres tratadas con TRH apareció solo entre aquellas que también tomaban tamoxifeno. Sin embargo, esto resultó muy extraño, porque el tamoxifeno ocasiona un aumento drástico en los niveles de estrógenos circulantes en mujeres premenopáusicas, pero esto no impide sus beneficios terapéuticos. Hasta el investigador principal del estudio HABITS, Lars Holmberg, señaló: "Estamos de acuerdo en que los resultados de un único estudio aleatorizado deberían interpretarse con cautela, sobre todo cuando el estudio se interrumpe antes de tiempo. Informamos sobre los motivos por los que dejamos de reclutar en el ensayo HABITS y no hemos pretendido decir 'la última palabra'".[37]

Más o menos al mismo tiempo que se estaba llevando a cabo el ensayo HABITS, se encontraba en marcha otro estudio sobre supervivientes de cáncer de mama suecas, el estudio Estocolmo. También era un ensayo prospectivo aleatorizado, similar en tamaño a HABITS. Sin embargo, en este estudio, en el que se asignaron al azar a 188 mujeres para recibir TRH y 190 para no recibirla, no se encontraron diferencias en el desarrollo de nuevos cánceres de mama entre las usuarias de la TRH y las no usuarias. Y, al igual que el ensayo HABITS, no se hallaron diferencias en la mortalidad entre los dos grupos. Tras diez años de seguimiento, estos hallazgos seguían sin cambios.[38]

Los críticos y las sociedades de profesionales se pronunciaron sobre el estudio HABITS casi de inmediato. William Creasman, cuya investigación mencioné antes, observó algunos problemas preocupantes: más del 20% de mujeres no fueron incluidas en el análisis porque no habían tenido al menos una visita de seguimiento. La elección del régimen hormonal —Premarin u otras combinaciones de estrógenos y progesterona— se dejó en manos del médico tratante, por lo que no hubo uniformidad en lo que se recetaba. Se pasaron por alto las anomalías entre los grupos aleatorizados; 11 mujeres que debían tomar TRH no lo hicieron y 43 mujeres que no debían tomarla sí lo hicieron. Los factores de riesgo clave en el cáncer de mama, como el estadio del tumor y el estado de los ganglios linfáticos, no fueron considerados al momento de asignar a las mujeres a los grupos con o sin hormonas. Además, no se exigieron mamografías de referencia. ¿Por qué es importante esto? Imagina que eres una superviviente de cáncer de mama que entró al estudio para ver si las hormonas aumentarán o disminuirán tu riesgo de recidiva. Pero los investigadores no te hacen una mamografía primero para ver si hay evidencias de un cáncer local. Esta omisión es crucial, ya que los únicos aumentos en los casos de recidiva observados fueron a nivel local. ¿Eran los factores de riesgo de recidiva los mismos en los dos grupos? No lo sabemos.

Creasman estaba especialmente molesto por el comentario editorial que acompañaba al artículo de HABITS. "Este estudio puede guiar de forma razonable la práctica clínica de mujeres con cáncer de mama", concluía el editorial. Ni de chiste, dijo Creasman, aunque usó el tono comedido de la escritura médica: "Esta conclusión parece prematura y sin mérito". No conocía ningún dato que indicara que la TRH era perjudicial para las supervivientes de cáncer de mama, salvo el estudio HABITS, que presentaba los defectos que había enumerado. "A excepción del estudio HABITS", escribió, "los otros datos no identifican los efectos perjudiciales de la terapia de reemplazo en las pacientes que padecieron cáncer. Negar dicha terapia para síntomas que trastornan la vida no parece ser lo mejor para ellas".[39]

¿A qué "otros datos" se refería Creasman? De los 20 estudios publicados entre 1980 y 2005, el estudio HABITS fue el único que encontró un aumento en los casos de cáncer de mama entre mujeres que tomaban TRH, y solo si también tomaban tamoxifeno. Alfred Mueck, director del departamento de endocrinología y menopausia en el Hospital Universitario de la Mujer en Tübingen, Alemania, y sus colegas coincidieron: había disponibles unos pocos estudios prospectivos aleatorizados y al menos 15 estudios observacionales que investigaban la TRH después del cáncer de mama, y escribieron que "solo el estudio HABITS muestra un aumento en el riesgo de recaída".[40]

La Sociedad de Obstetras y Ginecólogos de Canadá tampoco quedó impresionada por los hallazgos de HABITS. En 2005, sus miembros emitieron una declaración de política que incluía estos dos puntos sumarios: "No se ha demostrado que la TRH tras el tratamiento contra el cáncer de mama tenga un efecto adverso en la recidiva y la mortalidad" y "la TRH es una opción para las mujeres en la posmenopausia que han recibido tratamiento previo para el cáncer de mama".[41] Pero JoAnne Zujewski, directora de Tratamientos para el Cáncer de Mama en la Rama de Investigación Clínica del National Cancer Institute, adoptó una postura contraria. "Combinado con los resultados negativos de la WHI, la mayoría de los médicos estadounidenses y sus pacientes recibieron el mensaje de que la TRH a largo plazo puede ser perjudicial. Las afecciones que intentaban tratar con terapia hormonal ahora cuentan con mejores alternativas, como los bifosfonatos para la prevención de la osteoporosis y la aspirina o las estatinas para la salud cardíaca".[42]

Aceptar datos defectuosos sobre los supuestos daños de la TRH y los supuestos beneficios de sus alternativas —sin debatir los efectos secundarios, los riesgos y la falta de eficacia de esas alternativas— es, en mi opinión, censurable.

¿Dónde estamos hoy? Cuando existen muchos estudios señalando en una dirección y uno solo que señala lo contrario, hay que preguntarse: ¿qué es lo que estaba mal con todos los estudios anteriores, o por qué esta anomalía resultó de este modo?

Mucho después de HABITS, en una revisión de estudios observacionales y aleatorizados sobre supervivientes de cáncer de mama titulada "El uso de la terapia hormonal para los síntomas de la menopausia y la calidad de vida de las supervivientes de cáncer de mama: ¿seguro y ético?", dos ginecólogos respondieron a esa pregunta con un sí sin reservas.[43] En 2022, hice mi propia revisión de los 25 (ahora 26) estudios disponibles en los que se suministraba TRH a supervivientes de cáncer de mama.[44] Puedes ver los resultados en la Tabla 1: seis reportaron una reducción del riesgo de recidiva, cuatro informaron una reducción de la mortalidad por cáncer de mama y el resto no encontró ni un aumento ni un descenso en el riesgo. De los cinco estudios en los que las mujeres fueron asignadas al azar a recibir TRH o no TRH, cuatro informaron que no existía ningún aumento del riesgo de cáncer de mama. Solo uno, el ensayo HABITS, informó un aumento del riesgo.

Tabla 1. Resumen de los 26 estudios sobre supervivientes de cáncer de mama que recibieron THR*

Año de publicación	Núm. con TRH/ Núm. de controles	Resultados
1. 1980	37/95 Prospectivo aleatorizado	Reducción de la recidiva
1a. 1985 (seguimiento)	51/103	Reducción de recidivas Reducción de mortalidad
2. 1988	14	Sin recidivas
3. 1993	35	2 recidivas de 35 Ninguna muerte por cáncer de mama
4. 1995	90/811	Reducción de recidivas
5. 1997	43	1 recidiva de 43 Ninguna muerte por cáncer de mama
6. 1998	167/1305	Sin diferencias
7. 1999	120/240	Sin diferencias
8. 1999	20	Sin recidivas
9. 1999	50/26	Sin diferencias
10. 1999	21/42	Sin diferencias
11. 1999	39/280	Sin diferencias
12. 2000	125/362	Reducción de la mortalidad
13. 2000	51/49 Prospectivo aleatorizado	Sin diferencias
14. 2001	56/551	Sin diferencias

15. 2001	88/43	Sin diferencias
16. 2001	64/121	Sin diferencias
17. 2011	174/698	**Reducción de recidivas Reducción de mortalidad**
18. 2002	56/243 Prospectivo aleatorizado	Sin diferencias
19. 2002	286/836	**Reducción de recidivas Reducción de mortalidad**
20. 2003	277/554	Sin diferencias
21. 2003	230	Sin diferencias
22. 2004 y 2008	174/171 y 221/221 Estudio HABITS y seguimiento: prospectivo aleatorizado	**Aumento del riesgo de tumor local o en la mama opuesta; sin aumento del riesgo de metástasis o muerte**
23. 2005 y 2013	175/184 y 188/190 Estudio Estocolmo y seguimiento: prospectivo aleatorizado	Sin diferencias
24. 2008	117/63	**Reducción de la recidiva**
25. 2008	708/1399	Sin diferencias
26. 2022	133/6371	Sin diferencias (todas las mujeres ER+)

* Para una lista completa de referencias, consulta Bluming AZ, "Hormone replacement therapy after breast cancer: It is time" [Terapia de reemplazo hormonal después del cáncer de mama: llegó la hora]. Cancer J 2022; 28: 183-90, y J Natl Cancer Inst 2022; 114: 1347-54.

A estas alturas no debería sorprenderte que incluso excelentes investigadores, cegados por el paradigma de que "las supervivientes de cáncer de mama no deben tomar estrógenos", estén convencidos de que HABITS es la última palabra. Literalmente, no ven los datos frente a sus ojos.

A lo largo de los años, varios investigadores realizaron sus propias revisiones (metanálisis) de los estudios disponibles. Yo examiné con detenimiento las 20 revisiones existentes publicadas entre 1994 y 2021. En todas ellas, solo HABITS respaldaba la afirmación de un mayor riesgo de cáncer de mama entre las supervivientes. Ninguno de los revisores se mostró escéptico ante las limitaciones de HABITS, y varios, convencidos del daño de la TRH, malinterpretaron y exageraron también los datos de otros estudios.

Por ejemplo, en un metanálisis de 2005, Nananda Col y sus coautores, entre ellos Rowan Chlebowski, comentaron sobre "el fuerte aumento del riesgo [de recidiva del cáncer de mama] observado incluso tras un uso de la terapia hormonal por un corto periodo en ensayos aleatorizados", y afirmaron que "el aumento del riesgo afectaba tanto a las recidivas a distancia como a las locales".[45] Se equivocaron en dos aspectos. En primer lugar, HABITS no encontró ningún aumento en el riesgo de recidivas a distancia. En segundo lugar, ¿un fuerte aumento? Esta afirmación se basó en un estudio de casos y controles realizado por Ellen O'Meara. Ya advertimos de la inequívoca conclusión de O'Meara, pero si te la brincaste antes, aquí va: "la TRH después del cáncer no tuvo ningún impacto adverso en la recidiva ni la mortalidad". O'Meara encontró "menos riesgos de recidiva y mortalidad en mujeres que usaron la TRH tras su diagnóstico de cáncer de mama en comparación con aquellas que no la usaron".[46]

Analicemos un artículo de revisión de 2020 que concluyó que la TRH es "desventajosa y, por tanto, está contraindicada" en supervivientes de cáncer de mama.[47] Tamás Deli y sus coautores informaron de manera errónea que el ensayo de Estocolmo descubrió que las consumidoras de TRH tenían un mayor riesgo de recidiva de cáncer de mama en comparación con las que no lo tomaban. Pero no fue así.

El informe de Estocolmo declaró de manera inequívoca que "después de 10.8 años de seguimiento, no hubo diferencias en nuevos casos de cáncer de mama" y "no hubo riesgo en general de recidiva de cáncer de mama". El equipo de Deli siguió afirmando, también de forma incorrecta, que los estudios HABITS y Estocolmo encontraron un "aumento de la mortalidad" asociado con la cantidad de tiempo que las mujeres recibieron TRH. Error garrafal. El ensayo HABITS concluyó que "no había pruebas convincentes de una mayor mortalidad por cáncer de mama debido a la exposición a tratamiento hormonal", mientras que el ensayo Estocolmo informó que "no hubo un aumento de la mortalidad por cáncer de mama ni por otras causas debido a la TRH".

Del mismo modo, en una revisión de 2022 de cuatro ensayos controlados aleatorizados, Francesca Poggio y su equipo llegaron a la conclusión de que el uso de TRH para mitigar los síntomas "podía estar asociado con un aumento del riesgo de recidiva de la enfermedad en estas pacientes".[48] Para llegar a esta conclusión engañosa, se centraron en los dos estudios que decían haber encontrado recidivas. Uno, por supuesto, era HABITS. El otro no investigó los estrógenos, sino la tibolona, un componente que no está disponible en Estados Unidos y que no ha reportado efecto estrogénico en el tejido mamario o el endometrio.

Así que HABITS no era la palabra definitiva, ni siquiera la última, después de todo. Lejos de dar una respuesta clara, ofreció a los defensores de la WHI, como Rowan Chlebowski y JoAnne Zujewski, la posibilidad de "ver" los peligros de la TRH, y a personas como William Creasman, Phil DiSaia y a mí la oportunidad de "ver" las fallas en esa conclusión.

* * *

Cinco años después de que apareciera el estudio de la Iniciativa de Salud de la Mujer, dos de sus seguidores presentaron sus datos en el Simposio Anual sobre el Cáncer de Mama de San Antonio. Después, debatí con ellos en un programa de radio frente a un público en el estudio. Nuestro debate fue cordial, pero me quedó claro que ambos veían mi postura con desprecio.

—Doctor Bluming —dijo uno de ellos, un bioestadístico de fama internacional—, descubrirá que las estadísticas no lo son todo.

—Quién mejor que usted para saberlo —le respondí—. Usted es estadístico.

En una pausa, apartó la mirada y dijo, en voz alta, para que todo el mundo en la sala pudiera oírlo:

—Yo creo que administrar TRH a mujeres con antecedentes de cáncer de mama es una negligencia profesional.

Al recordar a los cirujanos que en algún momento pensaron que las lumpectomías eran una negligencia, todos los estudios, salvo HABITS, que respaldaban mi postura y la gratitud de todas las mujeres de mi propio estudio, no pude más que ofrecer continuar con el debate.

¿Dónde estamos ahora? Mientras que la mayoría de las nuevas investigaciones se detuvieron después de la WHI, algunos investigadores han seguido reevaluando las pruebas existentes con metanálisis. Pelin Batur, una internista afiliada a la Clínica Cleveland, y sus colegas revisaron 15 estudios que abarcaban a un total de 1 416 supervivientes de cáncer de mama que usaban la terapia de reemplazo hormonal, en comparación con un grupo de control acumulativo de 1 998 pacientes.[49] La mayoría de las mujeres comenzaron con la TRH entre dos y cinco años después de su diagnóstico, y siguieron con ella por una media de tres años. En comparación con quienes no la consumieron, las mujeres que tomaron la TRH tenían un 10% menos de probabilidad de recidiva e incluso una ligera reducción en la tasa de mortalidad de cáncer de mama u otras causas. Si nos basamos en los datos más recientes del Instituto Nacional del Cáncer sobre las tasas de incidencia y supervivencia del cáncer en Estados Unidos, Batur calculó que la tasa de mortalidad por cáncer relacionada con el cáncer de mama invasivo a los 7 años era del 17.9% para las no usuarias y del 4.5% para las mujeres que usaban TRH.

En resumen

Hace años, Melody Cobleigh y el Grupo Cooperativo de Oncología sugirieron nuevas directrices para la práctica de la medicina. El tratamiento de las supervivientes de cáncer de mama con estrógenos había sido obstaculizado, argumentaban, por la máxima médica *Primum non nocere* ("Lo primero es no hacer daño"). "Tal moralización impide la reflexión moral", escribieron. "La tarea de la reflexión moral es evaluar si algo está bien o está mal". Teniendo en cuenta la falta de pruebas que demuestren que los estrógenos son perjudiciales para las supervivientes de cáncer de mama y considerando sus posibles efectos positivos, propusieron una nueva máxima médica: *Primum certior fi, tunc mone* ("Primero comprende, después aconseja").[50]

En 2023, Eric Winer, presidente de la Sociedad Americana de Oncología Clínica, instó a sus colegas médicos a darse cuenta de que ponerse del lado de los pacientes es crucial para la atención clínica y la investigación beneficiosa. "Ahora, más que nunca, necesitamos acercarnos a nuestros pacientes para comprender qué debemos priorizar para mejorar su vida, y necesitamos escuchar sus orientaciones", dijo.[51] Esta ha sido mi filosofía y mi práctica en toda mi carrera, y se extiende a mi familia.

Cuando mi hija Ariel tenía 35 años, se descubrió un tumor en el seno que resultó ser cáncer. Dado que su madre, Martha, fue diagnosticada a los 45 años, también bastante joven, se sometió a pruebas para ver si existía una predisposición genética al cáncer de mama en su caso. Todas las pruebas fueron negativas. A Ariel le extirparon el tumor y recibió radiación de seguimiento. No había podido ser madre incluso antes del diagnóstico y al final se sometió a fecundación *in vitro*, de la cual nació una niña sana.

Después de 12 años, cuando Ariel entró en la perimenopausia, me preguntó si debería comenzar a tomar TRH. Hablamos largo y tendido, y después leyó un primer borrador de este libro.

—Papá, estoy confundida —me dijo—. Hasta ahora, siempre que necesitaba consejos sobre cómo actuar, me orientaste hacia donde tú sentías que era lo correcto. Nunca hubo ningún problema con tus consejos. Entonces, ¿por qué no solo me dices si crees que debería tomar TRH o no?

Le respondí lo que le diría a cualquier lectora de este libro:

—No puedo garantizar que el cáncer no regresará con o sin TRH. Quiero que sigas sana durante lo que espero sea una larga vida por delante, y te he ofrecido las pruebas de los beneficios y los riesgos de la TRH. Tanto tú como yo sabemos que la decisión de no tomar TRH tiene consecuencias (perderías sus muchos beneficios), al igual que las trae la decisión de tomarla.

Pensé en el sabio comentario de Siddhartha Mukherjee: "Es fácil tomar decisiones perfectas con la información perfecta", escribió en *Las leyes de la medicina*. "La medicina te pide que tomes las decisiones perfectas con información imperfecta".[52]

Siguiendo mi consejo, pero con su absoluto conocimiento, Ariel decidió tomar TRH.

4

Asuntos del corazón

Estimado doctor Bluming:

Mi ginecóloga está en contra de los estrógenos, no por el riesgo de cáncer de mama, sino por el aumento del riesgo de cardiopatías. Cree que las estatinas son mucho más seguras que las hormonas y prácticamente me las está imponiendo para reducir mi colesterol, aunque nunca he tenido problemas cardíacos. ¿Tiene razón?

Aunque el cáncer de mama es el cáncer más común que afecta a las mujeres en Estados Unidos, mueren más mujeres por cáncer de pulmón que por cáncer de mama, y ambos palidecen frente a las cardiopatías, que son la principal causa de muerte en las mujeres estadounidenses. En 2021, una de cada cinco muertes de mujeres se debió a cardiopatías —es decir, 310 661 mujeres— en comparación con las 43 600 mujeres que murieron a causa del cáncer de mama ese año. Y recordemos esa increíble estadística del capítulo 2: de las miles de mujeres que desarrollaron algún tipo de cáncer de mama, aproximadamente el 90% queda libre de la enfermedad después de cinco años. En los casos en que el cáncer inicial estaba localizado —lo que ocurre en la mayoría de los casos—, el 98% está libre de la enfermedad tras cinco años.[1] A pesar de estas estadísticas tranquilizadoras, el cáncer de mama genera más ansiedad que las cardiopatías.

Muchas mujeres temen más el cáncer de mama que las cardiopatías porque creen que el primero mata a más mujeres que las segundas y desde una edad más temprana. Sin embargo, esa creencia es errónea: en cada década a partir de los 40 años, mueren más mujeres por cardiopatías que por cáncer de mama. Sorprendente, ¿verdad? Esto ha sido así durante décadas. El Consejo Nacional sobre el Envejecimiento encargó una encuesta a mil mujeres entre 45 y 64 años, y los resultados revelaron que "el 61% mencionó al cáncer, sobre todo el de mama, como la enfermedad que más les preocupaba. En cambio, solo el 9% contestó que la afección que más temían era la enfermedad que más probabilidades tenía de matarlas: la cardiopatía".[2]

A pesar de su inequívoco riesgo para las mujeres, las cardiopatías siguen siendo prácticamente invisibles para ellas. Las mujeres, con frecuencia, nos comentan: "¡Pero conozco a muchísimas que han tenido cáncer de mama y muy pocas con problemas cardíacos!".

Un motivo podría ser, como ahora sabemos, que los síntomas de las cardiopatías, la insuficiencia cardíaca congestiva y los ataques al corazón en las mujeres suelen diferir de los que presentan los hombres. El tan conocido síntoma del infarto, un dolor aplastante en el pecho y el hombro izquierdo, es más común en los hombres que en las mujeres, y los signos principales en las mujeres no suelen estar relacionados con el dolor en el pecho. Entre estos se incluyen malestar en el cuello, la mandíbula, los hombros, la parte superior de la espalda o el estómago, falta de aliento, dolor en uno o ambos brazos, náuseas, sudoración, mareos y fatiga extrema o inusual, síntomas que pueden asociarse a diversos problemas. A diferencia de los hombres, la ateroesclerosis en mujeres puede ser difícil de confirmar. Muchas mujeres que acuden a sus médicos o a urgencias con síntomas de síndrome coronario agudo presentan angiogramas normales, lo que demuestra que no padecen ninguna arteriopatía coronaria obstructiva.[3] De hecho, en 2019, un tercio de las mujeres que fallecieron por un paro cardíaco súbito habían tenido ecocardiogramas normales.[4]

La internista neoyorquina Marianne Legato estableció la Fundación para la Medicina Específica de Género precisamente debido a las pruebas que demuestran que los resultados de los estudios basados en los hombres blancos no siempre se aplicaban a las mujeres u otras etnias, y la cardiopatía era un área en particular en la que los sexos diferían. En su libro de 1991 *The Female Heart,* Legato destacó las ventajas de los estrógenos para reducir el riesgo de cardiopatías. Una década después, en *Women Are Not Small Men,* Nieca Goldberg, directora médica del Centro de Salud de la Mujer de la NYU, también describió las distintas formas en que los sexos experimentan las cardiopatías.[5] Es un mensaje que los cardiólogos están intentando transmitir desde entonces, aunque a menudo se ahoga entre las campañas del lazo rosa sobre el cáncer de mama (la Asociación Estadounidense del Corazón ha promovido con valentía su propia campaña, *Go Red for Women* [De rojo por las mujeres]).

Otra razón por la que las mujeres infravaloran el riesgo de muerte por cardiopatía puede deberse a lo que los psicólogos cognitivos denominan "heurística de la disponibilidad", es decir, la tendencia de las personas a juzgar la probabilidad de un acontecimiento por lo fácil que es pensar en casos de ese tipo y de lo emocionalmente convincentes que son dichos casos. Las catástrofes y los accidentes impactantes evocan una fuerte reacción emocional y, por ende, destacan en nuestra mente, por lo que están más disponibles mentalmente que otros acontecimientos negativos. Por eso la gente sobreestima la frecuencia de muertes por tornados y subestima la frecuencia de muertes por asma, aunque esta última ocurre decenas de veces más a menudo que la primera. También es la razón por la que las mujeres sobreestiman la frecuencia de muertes por cáncer de mama y subestiman las provocadas por cardiopatías.

Hace años, la gente en Europa y América estaba atemorizada por la enfermedad de las vacas locas, que afecta al cerebro y puede contraerse al comer carne de vacas contaminadas. Varios investigadores franceses hicieron un creativo estudio de campo para ver cómo los informes afectaban el miedo público. Siempre que los artículos periodísticos informaban sobre los peligros de la enfermedad de las vacas locas, el consumo de res bajaba al mes siguiente. Pero cuando los artículos informaban sobre los mismos peligros utilizando los nombres técnicos de la enfermedad (enfermedad de Creutzfeldt-Jakob y encefalopatía espongiforme bovina), el consumo de res permanecía igual.[6] La denominación más gráfica hacía que la gente reaccionara emocionalmente y sobrevalorara el peligro. Durante todo el periodo de la supuesta crisis, solo seis personas en Francia fueron diagnosticadas con la enfermedad, pero la imagen de una vaca loca —esa dulce y plácida criatura desbocada— está muy disponible.

Del mismo modo, el cáncer de mama está más disponible mentalmente que la cardiopatía. De hecho, la gente está tan sensibilizada con la política y la recaudación de fondos que rodea al cáncer de mama que cuando una famosa es diagnosticada con esta enfermedad, suele decirlo en público, como lo hicieron Christina Applegate, Kathy Bates, Judy Blume, Diahann Carroll, Sheryl Crow, Julia Louis-Dreyfus, Melissa Etheridge, Edie Falco, Olivia Newton-John, Cynthia Nixon y Tig Notaro. La mayoría de las mujeres han oído hablar de la estadística de 1 de cada 8 sobre la incidencia del cáncer de mama en mujeres a los 85 años, pero la mayoría de la gente desconoce que la incidencia de cáncer de próstata es comparable. Por ejemplo, en 2018, hubo 287 850 casos de cáncer de mama en las mujeres, con 43 250 muertes, y 268 490 casos de cáncer de próstata con 34 500 muertes. Aún así, la gente oye hablar con mucha menor frecuencia sobre los famosos que han padecido dicha enfermedad, como Harry Belafonte, Jerry Brown, Robert De Niro, Rudy Giuliani, Ian McKellen, Michael Milken, Roger Moore, Mandy Patinkin, Colin Powell y Ben Stiller.

Aunque nunca la diagnosticaron de cáncer de mama, Angelina Jolie divulgó que tenía el gen BRCA, una predisposición genética hereditaria de desarrollar cáncer de mama, y decidió someterse a una doble mastectomía. Revelaciones como la de Jolie se ven como actos de valentía para aumentar la conciencia pública, lo cual, por supuesto, lo son y lo hacen, y suscitan una gran simpatía y apoyo. Sin embargo, cuando una famosa anuncia que tiene un problema cardiovascular, no recibe tanto amor y ositos de peluche. Miley Cyrus escribió en sus memorias que tenía un ritmo cardíaco elevado intermitente (taquicardias), que no es mortal, y Rosie O'Donnell escribió en su blog sobre su ataque al corazón, pero son excepciones. Las cardiopatías siguen siendo una de las principales, pero invisibles, causas de muerte. Sospechamos que los afligidos fans de Carrie Fisher y de June Carter Cash casi ni se enteraron de que la primera murió de un paro cardíaco y la segunda por complicaciones en una cirugía de corazón.

Incluso las mujeres con cáncer de mama tienen más probabilidad de morir de una cardiopatía que del propio cáncer. La epidemióloga Jennifer Patnaik y sus colegas estudiaron a una población de 63 566 mujeres diagnosticadas con cáncer de mama a los 66 años o más, y les hicieron un seguimiento por una media de nueve años. La cardiopatía fue responsable de más muertes entre esta gran cantidad de población que el cáncer de mama. Los investigadores llegaron a la conclusión de que "la atención para reducir el riesgo de enfermedades cardiovasculares debería ser una prioridad para los cuidados a largo plazo de las mujeres tras el diagnóstico y tratamiento del cáncer de mama".[7]

Hoy en día, esta recomendación cuenta con amplia aceptación entre los oncólogos. En el Simposio sobre el Cáncer de Mama de San Antonio de 2017, Anne H. Blaes, una oncóloga médica, describió su trabajo con los SERM (moduladores selectivos de los receptores de estrógeno), medicamentos sin quimioterapia que suelen darse a las supervivientes de cáncer de mama en la posmenopausia después de su tratamiento principal. Por lo general, estos fármacos se recetan en casos de mujeres sin pruebas residuales de cáncer de mama y suelen administrarse durante un mínimo de cinco años. Como los SERM pueden llegar a dañar células que recubren las arterias coronarias, Blaes advirtió que podrían hacer más daño que bien, ya que "la mayoría de las mujeres con cáncer de mama tienen un riesgo mayor de morir por una enfermedad cardiovascular que por cáncer de mama".[8] En 2018, la Asociación Estadounidense del Corazón, en su primera declaración científica oficial sobre la enfermedad cardiovascular y el cáncer de mama, estuvo de acuerdo.[9]

¿La TRH daña al corazón? ¿Cómo podríamos saberlo?

Quizás la prueba más evidente de las ventajas de los estrógenos para la salud cardíaca es que la menopausia es el punto divisorio entre el antes y el después. Antes de la menopausia, las mujeres están protegidas contra las enfermedades cardiovasculares, en comparación con los hombres, gracias a sus niveles existentes de estrógenos endógenos. Pero después de la menopausia, las complicaciones cardiovasculares en las mujeres superan a las de los hombres. Aunque las cardiopatías aumentan con la edad en ambos sexos, entre los 40 y los 54 años ocurren de dos a seis veces más en mujeres posmenopáusicas que en mujeres premenopáusicas. Como el riesgo de cardiopatías aumenta de forma tan marcada después de la menopausia,[10] muchos estudios han intentado determinar si este aumento se debe al propio envejecimiento (las tasas aumentan también en los hombres, después de todo) o a la caída de estrógenos. ¿Acaso los estrógenos proporcionan esos beneficios cardiovasculares significativos a las mujeres en la premenopausia? Hay pruebas contundentes que sugieren que sí.

Elizabeth Barrett-Connor, quien hasta su muerte fue la investigadora principal del ensayo PEPI (*Postmenopausal Estrogen/Progestin Interventions*), y la epidemióloga Trudy Bush revisaron los análisis existentes y llegaron a la conclusión de que "la mayoría de los estudios sobre la terapia de reemplazo hormonal en las mujeres posmenopáusicas, aunque no todos, muestran una reducción aproximada del 50% en el riesgo de accidentes coronarios en mujeres que consumen estrógenos orales sin oposición".[11] En su propio estudio con casi 900 mujeres, descubrieron que la combinación de estrógenos y progestágenos resultaba incluso más eficaz que los estrógenos por sí solos para reducir el riesgo de infartos. Francine Grodstein, una de las investigadoras principales del Estudio de la Salud de las Enfermeras, informó que los estrógenos redujo el desarrollo de enfermedades cardiovasculares primarias en casi un 40 por ciento.[12] Además, en dos estudios distintos, las mujeres a las que se les había extirpado los ovarios presentaban un mayor riesgo de arteriopatía coronaria, pero ese riesgo disminuía si recibían tratamiento con estrógenos.[13]

Algunos investigadores científicos cuestionaron la validez de estos estudios, que están entre los estudios observacionales más respetados de la literatura médica, en especial porque son ensayos observacionales y no controlados aleatorizados. Por eso queremos detenernos a explicar sus inquietudes y señalar en qué creemos que se equivocan.

Como ya hemos mencionado, los ensayos clínicos controlados aleatorizados se consideran el método ideal para llevar a cabo una investigación médica; en un ensayo de este tipo, las mujeres son asignadas de manera aleatoria para recibir hormonas (o cualquier otro tratamiento cuya eficacia se esté comprobando) o un placebo, y cuando el estudio es doble ciego, ni ellas ni los investigadores saben quién toma qué. Sin embargo, los estudios observacionales tienen numerosas ventajas frente a los ensayos controlados aleatorizados: son menos costosos, pueden realizarse más rápido, abarcan rango más amplio de pacientes y pueden llevarse a cabo en situaciones en las que los ensayos clínicos controlados aleatorizados serían imposibles o poco éticos. En los estudios observacionales, los participantes no se asignan al azar a un grupo de tratamiento o control; solo son observados durante un tiempo determinado para ver si la intervención ayudó, perjudicó o no tuvo ningún efecto, en comparación con un grupo similar que recibió un placebo o ningún tratamiento. El principal problema de este método radica en que, si las mujeres pueden elegir tomar hormonas en lugar de ser asignadas al azar a un grupo que reciba hormonas o placebo, aquellas que decidan tomarlas pueden diferir en aspectos que influirían en el resultado. Es posible que las mujeres que decidan tomar hormonas sean más saludables y tengan un mayor nivel educativo, y que sean estas características las que expliquen los beneficios observados, no el medicamento en sí.

En la década de los setenta y ochenta, los investigadores que estaban comparando los ensayos clínicos controlados aleatorizados con los estudios observacionales encontraron otro problema: los estudios observacionales más antiguos tendían a inflar los efectos positivos de los tratamientos. Un análisis reveló que más de la mitad de los ensayos observacionales sobre un tratamiento determinado concluyeron que era eficaz, pero solo el 30% de los ensayos controlados aleatorizados de doble ciego lo confirmaron.[14] Es comprensible que muchos investigadores consideraran que los estudios observacionales no deberían emplearse en absoluto para la atención médica basada en evidencias. "Si descubres que [un] estudio no fue aleatorizado —dijeron los autores de un libro publicado en 1997 sobre la medicina basada en evidencias—, sugerimos que dejes de leerlo y pases al siguiente artículo".[15] Si ese fuera el caso, tendrías que dejar de leer este libro ahora mismo, porque desconfiarías de los estudios observacionales que citamos, sobre todo en el capítulo anterior sobre la TRH para las supervivientes de cáncer de mama. Sin embargo, aunque los ensayos clínicos controlados gozan de prestigio, no están exentos de errores. Algunos tienen sus propios sesgos y distorsiones estadísticas —la Iniciativa de Salud de la Mujer es el ejemplo más grande y desafortunado en ese sentido—, y los estudios observacionales bien realizados y los ensayos controlados aleatorizados suelen producir resultados parecidos.[16] La tabla que enumera los 26 estudios en los que las supervivientes de cáncer de mama recibieron la TRH (páginas 126 y 127) ilustra esa convergencia, aunque solo cinco fueron ensayos clínicos controlados aleatorizados.

Según una revisión exhaustiva de este tema realizada por los médicos Kjell Benson y Arthur Hartz, las comparaciones más antiguas entre ambos planteamientos se basaban en estudios realizados en los años sesenta y setenta, y los métodos de investigación han mejorado desde entonces. Benson y Hartz observaron que los estudios observacionales llevados a cabo entre 1985 y 1998 eran "metodológicamente superiores a los estudios anteriores... [e incluían] una elección más sofisticada de conjuntos de datos y mejores métodos estadísticos" que podrían haber eliminado algunos sesgos sistemáticos. Compararon los ensayos clínicos controlados aleatorizados y los estudios observacionales de 19 tratamientos médicos variados y descubrieron que "los efectos del tratamiento en los estudios observacionales y en los ensayos controlados aleatorizados eran similares en la mayoría de las áreas".[17] Y cuando otros investigadores rastrearon las revistas médicas principales para ver qué prácticas médicas habían soportado la prueba del tiempo —comparando los hallazgos de ambos métodos veinte años después de su publicación—, las conclusiones seguían siendo válidas en el 87% de los estudios observacionales no aleatorizados y en el 85% de los ensayos aleatorizados.[18]

Incluso sir Austin Bradford Hill, el distinguido médico estadístico y epidemiólogo del Consejo de Investigación Médica de Gran Bretaña —el hombre que desarrolló y promovió el uso del ensayo controlado aleatorizado en el campo de la medicina— acabó creyendo que todo había llegado demasiado lejos. "Dos décadas después de haber presentado el ensayo controlado aleatorizado", escribió el psiquiatra David Healy, "y tras haber pasado años esperando que el péndulo oscilara desde la experiencia personal de los médicos hacia algún tipo de consideración de las pruebas a gran escala, Austin Bradford Hill sugirió que si dichos ensayos alguna vez se convertían en el único método para evaluar los tratamientos, no solo el péndulo se habría ido demasiado lejos, sino que se habría salido de su eje".[19]

* * *

Echemos ahora un vistazo a las afirmaciones de la WHI sobre los efectos de las hormonas en las cardiopatías. En 2002, el año en que la WHI anunció sus primeros resultados, su investigador principal, el cardiólogo Jacques Rossouw, y sus colegas informaron que las mujeres que tomaban TRH, no así las que solo tomaban estrógenos, tenían un riesgo relativo ligeramente mayor de "complicaciones cardíacas", como angina de pecho, recomendaciones de cirugía de derivación o angioplastia, y muerte por cardiopatía.[20] Sin embargo, cuando Leon Speroff, exdirector del departamento de obstetricia y ginecología de la Facultad de Medicina de la Universidad de Salud y Ciencias de Oregón, volvió a analizar de manera independiente los datos de la WHI, descubrió que el aumento del riesgo de complicaciones cardíacas solo se observaba en mujeres que tenían veinte años o más de haber pasado la menopausia al momento de ingresar al estudio.[21]

En 2007, Rossouw y sus colegas investigadores revisaron sus hallazgos, y esta vez concluyeron que las mujeres que empezaron a tomar TRH dentro de los diez años siguientes al inicio de la menopausia en realidad redujeron su riesgo de enfermedad coronaria, mientras que las que empezaron después lo aumentaron ligeramente.[22] El Estudio de Salud de las Enfermeras llegó a la misma conclusión.[23] Los ensayos clínicos controlados aleatorizados también han demostrado que los estrógenos reducen las cardiopatías. Un metanálisis de 23 ensayos clínicos controlados aleatorizados con un total de 39 049 mujeres encontró una disminución del 30% en la incidencia de infartos de miocardio y muertes cardíacas entre las mujeres jóvenes posmenopáusicas tratadas solo con estrógenos o con TRH.[24] En otro ensayo clínico controlado aleatorizado, un equipo danés asignó al azar a 1 006 mujeres sanas, recién entradas en la posmenopausia, a recibir solo estrógenos (si habían sufrido histerectomías), TRH o nada. A los diez años de seguimiento, las que tomaron cualquiera de las dos formas de hormonas presentaron una reducción del 50% en la incidencia de complicaciones cardíacas agudas, sin ningún aumento asociado en el riesgo de cáncer, trombosis venosa o accidente cerebrovascular.[25]

La razón de los resultados contradictorios de la WHI sobre las hormonas y las cardiopatías es, casi con toda seguridad, que el estudio no se basó, como ellos afirmaron, en una muestra de mujeres sanas de cuarenta y tantos y cincuenta y pocos años que acababan de entrar en la menopausia. Por el contrario, como ya señalamos, la edad media de las mujeres de la muestra no solo era de 63 años, sino que el 70% tenía sobrepeso grave y la mitad eran obesas. Casi el 50% eran fumadoras activas o lo habían sido en el pasado, y más del 35% habían sido tratadas por hipertensión arterial, importantes factores de riesgo de enfermedad cardiovascular. Solo el 10% de las mujeres tenía entre 50 y 54 años, y el 70% entre 60 y 79, un intervalo de edad en el que se esperaría encontrar placas ateroscleróticas formadas. Esto significa que la aterosclerosis probablemente ya estaba presente en la población de la WHI cuando empezó el estudio y aun así las mujeres con estos factores de riesgo bien establecidos para enfermedades cardíacas no fueron excluidas del análisis de los efectos hormonales sobre el corazón.[26]

Los investigadores de la WHI han afirmado en repetidas ocasiones que todas las mujeres que reclutaron estaban sanas y que, de hecho, la buena salud era un requisito para participar. Pero estas afirmaciones son difíciles de conciliar con los historiales médicos de muchas de sus participantes. Dos investigadores ginecobstetras que señalaron que "sólidas pruebas básicas y de observación clínica demuestran un beneficio de la [terapia hormonal] en la menopausia en los sistemas cardiovascular y nervioso central" fueron muy críticos respecto a la "prisa por generalizar" de la WHI al extrapolar los resultados obtenidos en una muestra de mujeres mayores y con riesgo elevado a "todas las mujeres y todos los regímenes de terapia hormonal en la menopausia".[27] En su opinión, tal generalización excesiva estaba claramente injustificada.

A la luz de los estudios que demostraban un efecto beneficioso de las hormonas entre las mujeres sin indicios de cardiopatías, algunos investigadores se preguntaron si las hormonas beneficiarían a mujeres con arterias coronarias ya estrechadas y con pruebas demostradas de cardiopatías. En 1998, un amplio estudio aleatorizado —el estudio HERS *(Heart and Estrogen/Progestin Replacement Study)*— se creó para responder a esa pregunta. Encontró un aumento significativo a nivel estadístico en complicaciones cardíacas en mujeres con antecedentes de arteriopatía coronaria antes de recibir la TRH, pero solo durante el primer año de consumo.[28]

¿Por qué la TRH solo aumenta el riesgo cardiovascular en el primer año de consumo y solo entre las mujeres mayores? Los científicos saben desde hace años que la elasticidad de las arterias coronarias disminuye tras la menopausia, y los estudios realizados en primates (así como en ratas, ratones y conejos) demuestran que los estrógenos mantienen sanos los vasos sanguíneos. Por desgracia, la administración de estrógenos tras un intervalo de algunos años no puede revertir el daño vascular.[29] Estos hallazgos también se han reproducido en humanos;

por ejemplo, en el estudio EPAT *(Estrogen Prevention of Atherosclerosis Trial)* en 2000 y en el estudio ERA *(Estrogen Replacement and Atherosclerosis)* en 2001.[30]

Una de las principales explicaciones del hallazgo sobre el riesgo en el primer año es que, entre las mujeres que no padecen cardiopatías, los estrógenos hacen que los vasos sanguíneos se dilaten (ensanchen), lo que aumenta el riego sanguíneo al músculo cardíaco. Sin embargo, en las mujeres que padecen una cardiopatía subyacente, los estrógenos sí pueden tener efectos nocivos: pueden inducir la inflamación de las placas arteriales existentes y provocar la rotura de una placa estable; también puede promover hemorragias dentro de la placa. En ambas situaciones se pueden obstruir las arterias coronarias críticas. Los estrógenos, con o sin progesterona, también puede provocar la aglutinación de plaquetas, lo que puede obstruir aún más las arterias coronarias. Tras el primer año de terapia hormonal, las mujeres ya no tienen un mayor riesgo de accidentes cardiovasculares, ni siquiera las mujeres con arteriopatía coronaria preexistente. Este análisis explicaría por qué los estudios que reclutaron a mujeres más jóvenes, como el Estudio de la Salud de las Enfermeras, descubrieron que la TRH tiene un efecto protector: en ese grupo, es menos probable que las arterias coronarias estén estrechas o presenten placas.

También explicaría los resultados de un estudio longitudinal con 332 202 mujeres finlandesas. Durante el primer año tras suspender la TRH, las mujeres presentaron un pequeño pero estadísticamente significativo aumento del riesgo de muerte por complicaciones cardíacas. Con el tiempo, el aumento del riesgo entre las que dejaron de tomar la TRH (364 muertes) fue más del doble que el de quienes continuaron con el tratamiento (155 muertes).[31] Este hallazgo no significa que la TRH sea perjudicial; sugiere que, TRH al suspenderla, los beneficios para la salud vascular desaparecen y el riesgo de enfermedad cardíaca se iguala al de quienes nunca la tomaron.

Esta conclusión fue respaldada por un ensayo controlado aleatorizado en el que se dividió a 643 mujeres sanas según el tiempo transcurrido desde la menopausia (menos de seis años o más de 10) y se les asignó de manera aleatoria a recibir la TRH o un placebo. Cada seis meses, durante una media de cinco años, los investigadores midieron el grosor de las arterias carótidas de las participantes —un indicador potencial de problemas cardiovasculares— y evaluaron la existencia y el grado de aterosclerosis mediante tomografías. La TRH fue responsable de una progresión significativamente más lenta de la aterosclerosis en comparación con el placebo, pero solo cuando se inició en los seis años siguientes a la menopausia. No hubo ningún beneficio cuando se inició diez o más años después.[32]

Y así, una década después de que la WHI espantara a las mujeres y las alejara de la TRH, surgió otro coste humano de esa decisión: un aumento de la arteriopatía coronaria y de la muerte por cardiopatía. Ya era hora de corregir el rumbo.

¿Qué ocurre con las alternativas?

La pregunta lógica que se desprende de toda esta investigación es: "¿Qué deben hacer las mujeres?". La mayoría de los médicos considera que no hay motivo para que tomen hormonas con el fin principal de prevenir la aparición de enfermedades cardiovasculares, ya que, según ellos, existen alternativas más accesibles y conocidas para reducir el riesgo de enfermedades del corazón. ¿Cuáles son esas alternativas? ¿Qué tan eficaces son?

"Si vas a usar algo para prevenir la ateroesclerosis, la mejor opción son las estatinas, no las hormonas", dijo Jacques Rossouw, el cardiólogo de la WHI.[33] Las estatinas son el medicamento principal que se emplea para prevenir las muertes por problemas cardíacos relacionados con la ateroesclerosis en Estados Unidos; se encuentran entre los comprimidos más recetados del mundo. Estatinas como Lipitor (que se convirtió en el fármaco más vendido de todos los tiempos en 2018) y Zocor están diseñadas para reducir el colesterol sérico elevado. Sin embargo, el nivel que se consideraba "elevado" comenzó a descender cuando se desarrollaron las estatinas, por lo que se creó un mercado potencial más amplio (al principio, "elevado" se consideraba 240, después 220, y luego cualquier valor por encima de 200, lo que supuso un aumento de 42 millones de pacientes potenciales para los fabricantes de estatinas).[34]

Al principio, hubo tanto entusiasmo con las estatinas que se aconsejó a los médicos que las recetaran para casi cualquier paciente de mediana edad, incluso a aquellos sin síntomas ni antecedentes de cardiopatías. El entusiasmo por sus beneficios acalló las preocupaciones sobre sus efectos secundarios, que no son menores: incluyen alteraciones en las enzimas hepáticas, debilidad muscular, dolor en las articulaciones y diabetes,[35] ninguno de los cuales es un efecto secundario de los estrógenos.

Entonces, para evaluar el valor de las estatinas, una mujer con riesgo de cardiopatía —ya sea por la caída de estrógenos tras la menopausia o por su perfil de riesgo (antecedentes familiares, tabaquismo, obesidad, etc.)— necesita saber dos cosas: ¿es el colesterol alto por sí solo un factor de riesgo importante de cardiopatía? Y si se reduce el colesterol, ¿disminuye ese riesgo? Las respuestas son no y no.

En *The Truth About Statins,* la cardióloga Barbara H. Roberts, directora del Centro de Cardiopatías para la Mujer del Miriam Hospital en Providence, Rhode Island, reportó que las estatinas son menos eficaces en las mujeres que en los hombres, que su mayor beneficio consiste en prevenir un segundo infarto y que son más un asunto de éxito de marketing que de la medicina.[36] Un análisis importante que respalda esa conclusión fue realizado por los médicos Judith Walsh y Michael Pignone, quienes revisaron 13 estudios sobre los efectos de las estatinas en mujeres y hombres con y sin enfermedad cardiovascular. Los estudios que representaban a 11 435 mujeres sin enfermedad cardiovascular mostraron que la reducción de los niveles de colesterol no disminuía las tasas de mortalidad general ni las probabilidades de sufrir un infarto no mortal o una cardiopatía. Los estudios que representaban a 8 272 mujeres que ya tenían una enfermedad cardiovascular mostraron que las estatinas sí reducían el riesgo de sufrir un infarto no mortal y mortal.[37] Mario Petretta y sus colegas obtuvieron los mismos resultados en su metanálisis de ocho ensayos clínicos controlados aleatorizados: las estatinas reducían el riesgo de cardiopatías en hombres, pero no en mujeres (y en ninguno de los dos sexos redujeron el riesgo de morir por un infarto).[38]

Te hablamos de estos estudios porque los resultados, en especial en lo que respecta a las mujeres, son muy importantes y poco conocidos. En un editorial de *JAMA* titulado "Statins for Primary Prevention: The Debate Is Intense, but the Data Are Weak" [Estatinas para la prevención primaria: el debate es intenso, pero los datos son débiles], Rita F. Redberg y Mitchell H. Katz criticaron duramente la recomendación del Grupo de Trabajo de Servicios Preventivos de Estados Unidos, que sugiere que, dado que las estatinas reducen las enfermedades cardiovasculares y la mortalidad, deberían administrarse a "adultos de 40 a 75 años sin antecedentes de enfermedad cardiovascular que tengan uno o más factores de riesgo de enfermedad cardiovascular y un riesgo calculado de enfermedad cardiovascular a diez años igual o superior al 10%". Redberg y Katz no estaban convencidos. Escribieron lo siguiente: "Las pruebas para tratar con estatinas a las personas asintomáticas no parecen merecer una recomendación de grado B, ni siquiera de grado C".[39] Eso sí que es un mercado en expansión.

Pero hay otro motivo para desconfiar de las estatinas: aumentan el riesgo de diabetes. La mayoría de la gente no es consciente de esta posible consecuencia perjudicial o la descarta por ser demasiado inusual como para preocuparse por ella; sin embargo, los metanálisis de los ensayos con estatinas muestran un aumento en el riesgo de nuevos casos de diabetes que exceden los niveles de riesgo considerados aceptablemente "inusuales". Por el contrario, los metanálisis, incluido uno de 107 ensayos clínicos controlados aleatorizados de terapia de reemplazo hormonal, constatan de manera sistemática una disminución del 20 al 30% en el riesgo de diabetes entre las mujeres que reciben TRH.[40] Sin duda, se trata de una información crucial para la salud de las mujeres, ya que la prevención de la diabetes y del síndrome metabólico asociado (un conjunto de afecciones que incluyen presión arterial y azúcar en sangre elevados, exceso de grasa corporal alrededor de la cintura y niveles anormales de lípidos) es importante para reducir el riesgo de enfermedad cardiovascular en las mujeres. De hecho, en las mujeres que no toman TRH, entrar en la menopausia aumenta su riesgo de padecer síndrome metabólico y diabetes.[41]

Por último, y este hallazgo siempre sorprende a la gente, no existe relación entre el nivel de colesterol total y la muerte por cardiopatía, en especial en las mujeres (no estamos hablando de subtipos de colesterol, como el LDL, ni de triglicéridos, cuyos niveles elevados son factores de riesgo. Pero la gente tiende a utilizar el total general como señal de peligro, con 200 como número mágico que hay que bajar). El estudio del corazón de Framingham, que duró décadas, descubrió esto a mediados de los años setenta[42] y desde entonces no se ha modificado ese hallazgo, aunque pocos le prestaron atención. Veinte años más tarde, el cardiólogo e investigador de ciencias de la salud Harlan Krumholz, de la Facultad de Medicina de Yale, y sus colegas reportaron que no existía correlación entre los niveles de colesterol y las enfermedades cardíacas, en especial en mujeres y hombres mayores de 70 años.[43] Pocos prestaron atención a su investigación.

¿Qué tal si solo eliminamos la grasa, esa sustancia que nos hace engordar, obstruye nuestras arterias y causa cardiopatías? En *Good Calories, Bad Calories* y *The Case for Keto,* el periodista de investigación Gary Taubes presentó una historia exhaustiva de cómo el colesterol y la grasa se convirtieron en los principales villanos de la dieta estadounidense.[44] La creencia de que la grasa es el chico malo era obvia, intuitiva, ampliamente difundida, institucionalizada en las directrices médicas. Al final, demostró estar equivocada. No solo es errónea; es muy errónea. La grasa no siempre es la culpable; a menudo es beneficiosa. Piensa en los fascinantes hallazgos de 2017 del proyecto PURE *(Prospective Urban Rural Epidemiology),* que hizo un seguimiento de personas de entre 35 y 70 años en 18 países durante unos siete años.[45] Los investigadores llevaron un registro meticuloso de la dieta de los 135 335 participantes y más adelante evaluaron su mortalidad en general y los accidentes cardiovasculares más importantes (enfermedad cardiovascular mortal, infarto no mortal, accidente cerebrovascular e insuficiencia cardíaca). Y esto fue lo que descubrieron:

- La ingesta de grasa total y de cada tipo de grasa (saturada, monoinsaturada y polinsaturada) se asoció con un menor riesgo de mortalidad general.
- Una mayor ingesta de grasas saturadas se asoció a un menor riesgo de accidente cerebrovascular.
- La grasa total y las grasas saturadas e insaturadas no se asociaron con el riesgo de infarto o muerte por enfermedad cardiovascular.
- Una mayor ingesta de hidratos de carbono se asoció a un mayor riesgo de mortalidad total.

Otro gran metanálisis de estudios con casi 350 000 participantes, a quienes se les hizo un seguimiento de entre 5 y 23 años, demostró que "la ingesta de grasas saturadas no se asoció con un mayor riesgo de cardiopatía coronaria, accidente cerebrovascular o enfermedad cerebrovascular" y que "la consideración de la edad, el sexo y la calidad de los estudios no cambiaba los resultados".[46] ¿Verdad que la ciencia está llena de sorpresas?

En resumen

Cuando se trata de los estrógenos y las cardiopatías, las preguntas básicas son estas: ¿cómo se equilibran los riesgos y los beneficios de las hormonas, y en qué pruebas deben confiar las mujeres y sus médicos para ayudarlas a tomar decisiones?

En primer lugar, como descubrieron Howard Hodis, jefe de la Unidad de Investigación de la Ateroesclerosis de la Universidad del Sur de California, y su colega Wendy J. Mack en su revisión exhaustiva, los resultados de los estudios controlados aleatorizados (incluida la WHI) y los estudios observacionales convergieron: la TRH, cuando mujeres cerca o durante la menopausia y menores de 60 años comienzan a tomar TRH, esta reduce el riesgo de las enfermedades cardiovasculares, infartos y la mortalidad en general. Cuando las mujeres dejan de tomar hormonas, las tasas de mortalidad aumentan y el mayor factor que contribuye a dichas tasas es la enfermedad cardiovascular.[47]

En segundo lugar, los estrógenos pueden tener efectos beneficiosos en el corazón para las mujeres que comienzan a tomar hormonas al principio de la menopausia, porque promueven vasos sanguíneos sanos y pueden ayudar a retrasar la formación de placa. Pero es probable que no tengan un efecto protector en las que comenzaron a usar hormonas a los sesenta y tantos, e incluso podría llegar a ser arriesgado en su caso, al menos durante el primer año, si ya tienen una enfermedad arterial preexistente.

En tercer lugar, las estatinas y la aspirina no ofrecen los beneficios que proporciona la TRH. No se ha demostrado que reduzcan de manera significativa los riesgos de arteriopatía coronaria o de un primer infarto en mujeres, y tampoco existen pruebas de que ninguno de estos fármacos disminuya la mortalidad en general en mujeres.

En cuarto lugar, cuando los investigadores sopesaron los posibles riesgos de la TRH frente a sus beneficios en la salud de las mujeres en la menopausia y en los años posteriores, los beneficios resultaron ser superiores. Como resumieron Hodis y Mack, los riesgos cardiovasculares asociados con la TRH en la menopausia, como los accidentes cardiovasculares y la tromboembolia, son poco frecuentes (menos de 10 casos en cada 10 000 mujeres) y no son exclusivos de la TRH. Son mucho menos frecuentes y más benignos que los riesgos que ocurren con otros medicamentos usados con frecuencia, como las estatinas, la aspirina y los bloqueadores de los canales de calcio (hablaremos de los escasos riesgos de la TRH en el capítulo 8).

Mucho antes del estudio de la WHI, hubo dos análisis que compararon los riesgos y beneficios de la TRH, los cuales arrojaron unas conclusiones sorprendentes. En un cálculo, se asumió que las mujeres de 50 años tomarían estrógenos durante 25 años, hasta los 75. En una cohorte de 10 000 mujeres, las que tomaban estrógenos ganarían casi cuatro años adicionales de vida con calidad en comparación con las mujeres que no los consumían (porque tendrían una probabilidad mucho menor de morir por una cardiopatía, fractura de cadera o diabetes).[48] Otro cálculo concluyó que la TRH debería aumentar la expectativa de vida de casi todas las mujeres en la posmenopausia por tres años o más, dependiendo de sus antecedentes personales y factores de riesgo.[49]

A veces, una investigación retrospectiva da de manera inesperada en el clavo. Investigadores del Centro Médico Cedars-Sinai de Los Ángeles analizaron los escáneres de calcio coronario (una medida indirecta de la acumulación de placa en las arterias) de más de 4 000 mujeres tomados entre 1998 y 2012 (hacemos una pausa para señalar la influencia de la Iniciativa de Salud de la Mujer: más del 60% de estas mujeres tomaban hormonas en 1998 y solo el 23% en 2012). Tras tener en cuenta la edad de las mujeres, las puntuaciones de calcio y los factores de riesgo cardiovascular, descubrieron que las que habían estado tomando TRH tenían menos probabilidades de morir que aquellas que no la usaron. También tenían menos probabilidades de obtener una puntuación de calcio coronario superior a 399 (indicativo de ateroesclerosis grave y alto riesgo de infarto) y más probabilidades de obtener la puntuación de calcio coronario más baja posible: cero (indicativa de una baja probabilidad de infarto).[50]

¿De tres a cuatro años más de vida saludable con un riesgo mucho menor de cardiopatía? Eso es suficiente evidencia para nosotros.

5

Malas caídas

La suegra de Avrum, Charlotte, estaba parada, sola, en la entrada de granito frente al edificio de oficinas donde trabaja Av. Sin previo aviso, la cadera izquierda cedió y se cayó al suelo. No perdió el conocimiento ni sintió mucho dolor, pero no pudo volver a levantarse. Charlotte tenía 78 años en ese momento y descubrió que había sufrido una fractura en el cuello del fémur. No tenía antecedentes de lesiones de cadera; era como si su fémur simplemente se hubiera cansado de soportar su peso. Era una mujer sana y nadie, ni siquiera Av, habían predicho una vulnerabilidad a las fracturas. Al contrario, llevaba años tomando vitaminas y calcio, y había sido campeona de balonmano cuando era más joven.

"Osteoporosis", que significa 'hueso poroso' describe las cavidades que aparecen en los huesos cuando comienzan a degenerarse poco a poco por la edad. Los huesos debilitados por estas cavidades tienen una menor capacidad de soportar el peso de una persona y, si se vuelven demasiado delgados y quebradizos, pueden fracturarse con facilidad; de hecho, a veces simplemente basta con agacharse o toser. El aumento de la fragilidad de los huesos es parte normal del envejecimiento, como las cataratas, las canas y que te cueste más acordarte del nombre de esa persona que nunca ibas a olvidar. Pero la osteoporosis es una magnitud distinta de pérdida ósea, es como la diferencia entre lo que te cuesta recordar ese nombre dentro de un rango de tiempo normal y la demencia senil.

El desarrollo de la osteoporosis en edades avanzadas afecta a hombres y mujeres de cualquier etnia, pero los riesgos son mayores entre las mujeres blancas y asiáticas, las mujeres muy delgadas y las que entran a la menopausia en edades tempranas. Las mujeres de más de 50 años tienen una tasa cuatro veces mayor de osteoporosis que los hombres, y sus fracturas ocurren de cinco a diez años antes que las de los hombres.[1] A medida que la gente vive más, las fracturas de cadera ocasionadas por la osteoporosis se están volviendo más frecuentes. Las estimaciones para 2023 son de 10 millones de casos al año en todo el mundo, y más del 70% de ellos ocurren en mujeres.[2] Por supuesto, la osteoporosis no es la única causa de las fracturas de cadera. El riesgo en las mujeres se duplica si su madre tuvo una fractura de cadera antes de los 80 años; otros factores, como la mala visión y los problemas de equilibrio, aumentan el riesgo de caídas en las personas mayores, lo que a su vez aumenta el riesgo de fracturas.[3]

Los huesos son tejidos vivos. Como nuestro corazón y los músculos, no son iguales que la semana pasada o el año pasado. Los huesos están en un estado constante de equilibrio entre las células que los forman y las que los descomponen. Durante la vida de una persona, ese equilibrio entre crecimiento y pérdida cambia. Hasta los 25, se forma más hueso del que se pierde. De los 25 a los 30, las mujeres alcanzan su masa ósea máxima, que permanece estable durante la siguiente década. A partir de los 40, la formación ósea disminuye lentamente, y después de los 50, la pérdida ósea es mayor que la formación; la osteoporosis es el resultado acumulado.

Las zonas del esqueleto humano donde el adelgazamiento de los huesos causa más problemas son la columna vertebral y las caderas. La columna está formada por 24 vértebras individuales que se extienden desde el cuello hasta la parte baja de la espalda y nueve vértebras fusionadas en el sacro y el coxis. Cada vértebra individual está separada de su vecina superior e inferior por un disco esponjoso que ayuda a absorber los golpes y agresiones de la vida cotidiana y amortigua el hueso vertebral. Sin embargo, con el paso de los años, las vértebras desarrollan pequeñas microfracturas como consecuencia de pequeñas lesiones repetidas y de las tensiones habituales de la vida, y se comprimen poco a poco, lo que ocasiona que nos encojamos a medida que envejecemos. Cuando las caras anteriores de las vértebras del cuello o de la parte superior de la columna se desgastan más deprisa que las posteriores, las vértebras se inclinan hacia delante, lo que crea la mal llamada "joroba de viejita" en la base del cuello y la parte superior de la espalda, un signo de osteoporosis avanzada. Hay ejercicios que pueden corregir la mala postura (a menudo causada por el encorvamiento hacia delante que aparece en muchas personas por las horas que pasamos frente a la computadora), pero no pueden arreglar la anatomía de un hueso degenerado.

Un problema mucho más grave que las fracturas de las vértebras son las fracturas de cadera, que se producen por un debilitamiento gradual de los huesos más grandes del cuerpo, los fémures, en especial los cuellos de los fémures, que tienen la enorme tarea de soportar el peso de la mitad superior del cuerpo. Las fracturas de cadera pueden causar un dolor inmenso y una discapacidad duradera. Muchos de nosotros podemos contar tristes historias sobre un ser querido mayor y saludable que estaba bien hasta que sufrió una caída inesperada, se rompió la cadera o la pelvis, y luego cayó en un deterioro mental y físico.

Y lo que es aún más preocupante, las fracturas de cadera aumentan el riesgo de muerte en las personas mayores. Las estimaciones más comunes indican que entre el 20 y el 25% de los pacientes con fracturas de cadera, sobre todo si tienen entre 70 y 80 años, morirán en el plazo de un año, y muchos más sufrirán graves limitaciones en su funcionalidad.[4] En un importante estudio dirigido por endocrinólogos daneses, se compararon casi 170 000 pacientes con fracturas de cadera —prácticamente todos los pacientes de Dinamarca que se rompieron una cadera entre 1977 y 2001— con un grupo de control, y se les dio seguimiento durante hasta veinte años desde la fecha de la lesión. La tasa de mortalidad fue el doble en los casos de fractura que en el grupo de control, sobre todo durante el primer año, pero continuó durante los cinco años siguientes. ¿Quizás ese mayor riesgo de muerte se deba a que una persona mayor que se cae y se rompe la cadera padece otras enfermedades relacionadas con la edad? No.

Aunque los pacientes con fractura tenían más probabilidades de padecer otros problemas médicos, esos problemas no influyeron en su mayor riesgo de muerte; la razón principal de esta mayor tasa fueron las complicaciones derivadas de la fractura. Tras una fractura de cadera, las mujeres perdieron una media de 3.75 años de vida. Resulta impactante el cálculo de los investigadores: si las mujeres tenían 50 años o menos en el momento de la fractura, perderían el 27% de los años que les quedaban por vivir; y si tenían más de 80, perderían el 38 por ciento.[5]

Dos estudios internacionales a gran escala hicieron eco de estos resultados sobre la mortalidad. En Francia, unos investigadores siguieron a 7512 mujeres en la posmenopausia durante una media de cuatro años. Las mujeres que sufrieron una primera fractura de cadera durante ese tiempo tuvieron cuatro veces más probabilidades de morir que las que no la sufrieron; y, de nuevo, este aumento en la mortalidad fue más pronunciado durante los primeros seis meses posteriores a la fractura.[6] En Suecia, unos investigadores siguieron a 1013 pacientes con fractura de cadera y 2026 controles emparejados durante 22 años, un seguimiento impresionante. El 21% de las pacientes murieron en el plazo de un año tras la fractura de cadera, frente al 6% de los controles. El riesgo de muerte fue más del doble durante al menos diez años después del evento y se mantuvo al menos un 50% más alto a lo largo de los 22 años del periodo de observación.[7]

Es comprensible, pues, que la prevalencia de las fracturas de cadera y sus consecuencias sobre el funcionamiento y el bienestar constituyan un importante problema de salud pública. Aunque las tasas de fracturas de cadera han disminuido un poco desde 1995 (por razones desconocidas), las cifras absolutas han aumentado junto con el envejecimiento de la población. Las mujeres temen morir de cáncer de mama, pero ese riesgo y el riesgo vitalicio de morir por complicaciones de una fractura de cadera (principalmente enfermedades circulatorias y demencia) son aproximadamente los mismos.[8]

Densidad ósea frente a resiliencia ósea: una distinción esencial

La estructura del hueso es parecida a la de un edificio alto. Las vigas que sostienen el edificio pueden compararse con las fibras de colágeno dentro del hueso que, además de brindar apoyo estructural, proporcionan elasticidad o resistencia a la tracción, lo que permite que el hueso soporte estrés para doblarse sin romperse. Este armazón interno flexible del hueso se denomina osteoide. El calcio se deposita dentro y sobre el osteoide, lo que crea la cubierta exterior del hueso, como la cara externa del edificio. El calcio en esa cubierta externa proporciona un fuerte escudo para el osteoide más blando y ayuda al potencial de carga del hueso, pero no a la capacidad de este de doblarse sin romperse.[9] Por lo tanto, un aumento en el calcio y otros minerales incrementa la rigidez y la fuerza de apoyo del hueso, pero disminuye su flexibilidad. A medida que la mujer envejece, las gruesas y elásticas fibras de colágeno del interior del hueso se vuelven más finas y quebradizas. La resistencia a la tracción del hueso, que es una medida de la fuerza necesaria para doblarlo hasta el punto en que se rompa, disminuye, y las fracturas óseas se producen con más facilidad.

El primer médico que abogó por el uso de estrógenos para prevenir la osteoporosis fue Fuller Albright en 1940.[10] Albright fue un endocrinólogo distinguido que se especializó en el metabolismo óseo; hasta el día de hoy, la Sociedad Estadounidense de Investigación Ósea y Mineral otorga el Premio Fuller Albright en reconocimiento a los logros sobresalientes en este campo. En 1946, Albright distinguió con precisión la osteoporosis, una enfermedad causada por la falta de elasticidad en la matriz del hueso, de la osteomalacia (conocida como raquitismo en los niños), causada por la deficiencia de minerales en los huesos. Con la osteomalacia, los huesos carecen de la fuerza que el calcio proporciona durante las dos primeras décadas de vida de una persona y se doblan al exponerse al estrés (la postura arqueada de los niños que crecen en zonas empobrecidas y carecen tanto de vitamina D como de calcio es característica de esta enfermedad).

Albright descubrió que de sus 42 pacientes menores de 65 años que padecían osteoporosis en la columna vertebral y la cadera, 40 eran mujeres posmenopáusicas y solo dos eran hombres. En consecuencia, denominó a la afección "osteoporosis posmenopáusica" para distinguirla de lo que consideraba una pérdida ósea normal debida al envejecimiento. Pero con el paso de las décadas, cuando las mujeres empezaron a vivir muchos años después de la menopausia y hasta los 80 y 90 años, la enfermedad que observó en sus pacientes mujeres menores de 65 años empezó a afectar a muchos millones más.

Sin embargo, con el tiempo, algunos médicos empezaron a confundir la osteoporosis y la osteomalacia, y la posterior mezcla de ambas afecciones llevó a la creencia generalizada, pero incorrecta, de que si las mujeres tomaban suficiente calcio y vitamina D, podrían evitar la osteoporosis. Es fácil ver cómo este error caló en la cultura. Incluso el sitio web de la Biblioteca Nacional de Medicina aconseja a las mujeres que tomen calcio y vitaminas para evitar el riesgo de fracturas óseas osteoporóticas.

Aunque el calcio es crucial para el desarrollo de huesos fuertes en niños y adolescentes, una vez formados los huesos, el calcio adicional ni previene ni trata la pérdida ósea. Albright había advertido que, dado que la osteoporosis posmenopáusica no era causada por ningún proceso relacionado con el metabolismo del calcio u otros minerales, una ingesta elevada de estos minerales, con o sin vitamina D, no tendría ningún beneficio. Su observación fue correcta entonces, y sigue siéndolo. Cirujanos ortopédicos en China realizaron un metanálisis de 33 ensayos aleatorizados con 51 145 personas. Evaluaron la incidencia de fracturas en las personas que tomaban suplementos en comparación con aquellas que tomaban un placebo o no recibían tratamiento. Tomar calcio por sí solo, vitamina D por sí sola o calcio más vitamina D no se asoció a un menor riesgo de fracturas. La WHI confirmó estos resultados en 2013 y de nuevo en 2024.[11]

La razón por la que los suplementos de calcio no reducen el riesgo de fracturas de cadera es que no afectan a la arquitectura interna del hueso.[12] Los suplementos de calcio afectan la densidad, pero no la resiliencia —la capacidad de los huesos para doblarse sin romperse— y es esto último lo que importa en este caso. Por eso la WHI descubrió que los suplementos de calcio y vitamina D producían una pequeña mejora en la densidad de los huesos de la cadera. Pero como la densidad no equivale a resiliencia, los suplementos no redujeron significativamente la incidencia de fractura de cadera.[13] En cuanto a la siempre popular vitamina D, es mejor que ahorres tu dinero. Un estudio de 2022 sobre la administración de suplementos de vitamina D a 13 085 mujeres de 55 años o más no reportó una reducción del riesgo de fracturas en comparación con el placebo.[14] ¿Cómo se hizo tan popular? ¿Por qué los medios de comunicación y muchos médicos siguen aconsejando a las mujeres que la tomen para la "osteopenia" y la salud ósea en general? El *New York Times* ofreció una razón en su reportaje de 2018 "Vitamin D, the Sunshine Supplement, Has Shadowy Money Behind It" [La vitamina D, el suplemento solar, esconde dinero turbio].[15]

Tanto los estrógenos como la progesterona estimulan la formación ósea e inhiben la pérdida de hueso, y ninguna terapia estudiada ha demostrado ser más efectiva que los estrógenos en la prevención de la osteoporosis y las fracturas en la columna y la cadera. Desde los años setenta hasta los noventa, los estrógenos fueron la piedra angular de la prevención y el tratamiento de la osteoporosis, ya sea solos o en combinación con la progesterona.[16] Una conferencia de consenso es una reunión de expertos convocada para evaluar el mejor enfoque médico para un problema concreto, y dos de esas reuniones, una celebrada en los NIH y otra patrocinada por la Fundación Europea para la Osteoporosis y Enfermedades Óseas, informaron que los estrógenos ralentizaban o incluso detenían la pérdida ósea y era el único tratamiento bien establecido que reducía la frecuencia de las fracturas osteoporóticas en mujeres en la posmenopausia.[17] Los estudios del Centro de Investigación Oncológica Fred Hutchinson y el estudio Framingham descubrieron que las mujeres en la posmenopausia que tomaban estrógenos tenían una reducción del 35 al 50% en la probabilidad de sufrir una fractura.[18] En la década de los noventa, tres importantes estudios desarrollados en Suecia con miles de mujeres también descubrieron que entre las que tomaban estrógenos o TRH, el riesgo de sufrir una primera fractura de cadera se reducía de manera significativa.[19] Los propios investigadores de la WHI reconocieron este beneficio de los estrógenos y reportaron una reducción del 33 % en las fracturas de cadera entre las mujeres que tomaban terapia hormonal.[20]

Serge Rozenberg, jefe de la unidad de menopausia y osteoporosis del Hospital Universitario de la Universidad Libre de Bruselas, y sus colegas confirmaron que la TRH reduce el riesgo de osteoporosis y de fracturas. Es especialmente beneficiosa para las mujeres que alcanzan la menopausia a una edad temprana, a los 40 años, porque la TRH también reduce el riesgo de enfermedades cardiovasculares, que aumenta en ausencia de tratamiento[21] (las mujeres pueden entrar en la menopausia antes de los 50 debido a una cirugía, quimioterapia, radioterapia, una anomalía genética o por razones desconocidas).

Sin embargo, para que los estrógenos reduzcan el riesgo de fracturas que se producen entre diez y treinta años después de la menopausia, las mujeres posmenopáusicas deben tomar TRH durante al menos diez años, y es posible que durante el resto de su vida. En una amplia revisión clínica de la evidencia, Nananda Col y sus colegas observaron que, dado que el 86 % de las fracturas de cadera se producen en mujeres mayores de 65 años, las mujeres que toman hormonas solo en sus cincuentas, por lo general para aliviar los síntomas de la menopausia, no obtendrían grandes beneficios en cuanto a la protección de sus huesos décadas más tarde. Dijeron que unos pocos años de tomar hormonas tendrían poco efecto sobre el riesgo de fractura cuando la mujer se acercara a la edad en que ese riesgo alcanza su punto máximo.[22] Tenían razón; el efecto protector de la terapia hormonal sobre los huesos se desvanece cuando esta se interrumpe, y la pérdida ósea se reanuda a un ritmo acelerado.[23] Cuando las mujeres dejan de tomar estrógenos, el riesgo de fractura de cadera aumenta rápidamente, y en seis años es el mismo que habría tenido si nunca hubieran tomado hormonas.

En una revisión de 11 estudios sobre estrógenos y fractura de cadera realizados desde 1990, la epidemióloga Deborah Grady y sus colegas descubrieron que todos, excepto uno, reportaron una reducción en el riesgo de fractura de cadera entre las mujeres que tomaban estrógenos en comparación con las que no los usaban. De nuevo, cuanto más tiempo llevaban las mujeres tomando estrógenos (diez años o más), menor era su riesgo de fractura de cadera.[24] Y, de nuevo, ese efecto beneficioso, incluso entre las mujeres que habían estado tomando estrógenos durante una década, disminuía rápidamente cuando dejaban de tomarlos. Las mujeres de 65 a 74 años que habían tomado estrógenos en el pasado tenían un 63% de reducción en el riesgo de fractura de cadera, pero si dejaban de tomar hormonas, al cumplir los 75 tenían solo un 18% de reducción en el riesgo. Un año después de la publicación de este estudio, Grady y su colega Bruce Ettinger, un especialista en osteoporosis y endocrinólogo, concluyeron: "Para que la protección sea máxima, es probable que el tratamiento con estrógenos deba iniciarse en el momento de la menopausia y no interrumpirse nunca".[25]

La razón principal por la que las hormonas fueron desbancadas como método elegido para prevenir o retrasar la osteoporosis fue, como era de esperar, el temor inspirado por la WHI de que la TRH causaba cáncer de mama. Incluso hoy en día, el sitio web de la Clínica Mayo afirma que "la reducción de los niveles de estrógenos en las mujeres en torno a la menopausia es uno de los factores de riesgo más importantes para desarrollar osteoporosis […]. Los estrógenos, especialmente cuando se empiezan a tomar poco después de la menopausia, pueden ayudar a mantener la densidad ósea". Luego, por desgracia, añade: "Sin embargo, la terapia con estrógenos puede aumentar el riesgo de cáncer de mama y de coágulos sanguíneos, lo que pueden causar accidentes cerebrovasculares".[26] Como ya vimos, esa precaución está en gran medida injustificada. Sin embargo, ¿no existen alternativas a las hormonas que prevengan la pérdida ósea grave en la vejez y reduzcan la probabilidad de fracturas de cadera y sus riesgos asociados?

¿Qué alternativas existen?

Muchos activistas de la salud e historiadores de la medicina creen que la osteoporosis no es un problema tan grave como se ha hecho creer. Al fin y al cabo, la inmensa mayoría de las mujeres, incluso a los 80 años, no sufrirán fracturas de cadera, aunque es probable que tengan micro-fracturas en la columna vertebral relacionadas con la edad. Pero, según argumentan, perder unos centímetros de estatura no justifica que una mujer tome hormonas toda su vida después de la menopausia. En *Aging Bones: A Short History of Osteoporosis,* el historiador médico Gerald N. Grob expuso cómo, según su punto de vista, el "envejecimiento nor-mal de los huesos se transformó en un diagnóstico médico que acabó incluyendo a todas la población de edad avanzada".[27] Según Grob, esta transformación fue impulsado "por una coalición de fuerzas cultura-les, médicas y farmacéuticas que trasladaron la osteoporosis desde los márgenes de la investigación sanitaria a principios del siglo xx hasta el centro de una agenda nacional estadounidense bien financiada en el siglo xxi". Como resultado, se comenzó a recomendar que todas las mujeres mayores de 65 años y todos los hombres mayores de 70 se sometieran a pruebas de densidad mineral ósea. Grob demostró que, durante las décadas de los cincuenta y sesenta, a medida que aumen-taba la esperanza de vida y más personas alcanzaban los 65 años o más, comenzaron a enfrentar nuevos problemas de salud, derivados de esos años adicionales. Al mismo tiempo, este grupo emergente empezaba a ser reconocido como una población con perspectivas propias, entre ellas un rechazo activo a la idea de que la vejez debía asociarse con en-fermedad y deterioro. En consecuencia, escribió Grob, "la prevención del declive relacionado con la edad se convirtió en el centro de aten-ción tanto de investigadores como de médicos".

Grob no se oponía a que las personas mayores vivieran con mejor salud; lo que le preocupaba era que la sociedad etiquetara los cam-bios normales que se producen con la edad, como la menopausia y la pérdida ósea, como "enfermedades" diagnosticables. Argumen-taba que la osteoporosis y su tratamiento estaban "moldeados por

ilusiones sobre la conquista de la enfermedad y el envejecimiento".
Estas ilusiones, a su vez, contribuyen a dar forma a nuestro sistema
sanitario. Aunque las pruebas de densidad ósea y los tratamientos de
la osteoporosis se prescriben hoy en día de forma rutinaria, la agresiva
intervención farmacéutica ha producido resultados que, en el mejor
de los casos, no son concluyentes".

Estamos de acuerdo con Grob en su valoración sobre la fabricación cultural de nuevas enfermedades que, al parecer, justifican el
uso de medicamentos que, por casualidad, la industria farmacéutica
ya ha desarrollado. Nosotros también compartimos la crítica a la ob-
sesión estadounidense por la juventud y a las ilusiones en torno a la
conquista de la vejez. Pero la búsqueda de tratamientos para ayudar
a las millones de personas que corren el riesgo de sufrir o morir de
manera prematura, precisamente porque viven más de lo que en otro
tiempo se hubiera soñado que fuera posible, es un asunto totalmente
distinto. El alzhéimer y otras formas de demencia también afligen a
quienes alcanzan edades avanzadas; ¿no deberíamos hacer todo lo
posible por comprender las causas de estos trastornos para prevenir-
los o tratarlos?

Por su parte, muchas mujeres se sienten incómodas con la idea
de tomar cualquier medicamento durante toda su vida después de la
menopausia. Incluso Ettinger y Grady, quienes hallaron que la mejora
en la resistencia ósea que proporcionan los estrógenos podría reducir en
dos tercios el riesgo de fractura, señalaron que "tener que tomar estrógenos durante el resto de la vida reduce el atractivo de esta estrategia
preventiva". Algunos autores sugieren que solo las mujeres con un
riesgo muy alto de fracturas óseas deberían considerar la TRH. Todas
las demás deberían buscar primero otras alternativas: hacer ejercicio,
tomar flúor, tomar calcio o recurrir a medicamentos diseñados para
prevenir la osteoporosis, como los bifosfonatos. Ojalá fuera tan fácil.

El ejercicio —la alternativa a las hormonas más recomendada para
fortalecer los huesos— aporta beneficios indudables para la salud
general. El entrenamiento con pesas, en particular, resulta muy útil
para las mujeres a medida que envejecen. Algunos investigadores han

sugerido que la fuerza ósea máxima puede alcanzarse con una combinación de ejercicio y calcio durante los años previos a la menopausia, cuando los niveles de estrógeno aún son adecuados, y que alcanzar esa fuerza ósea máxima podría evitar o retrasar una futura osteoporosis. Los ejercicios que mantienen la fuerza muscular, la resistencia y el equilibrio ayudan a reducir el riesgo de caídas, la principal causa de fractura de cadera, aunque no mejoran la flexibilidad ósea en las mujeres posmenopáusicas que no toman TRH.[28]

Como el flúor protege la capa externa de nuestros dientes, algunos investigadores lo han probado como tratamiento para mujeres con osteoporosis, mediante dosis elevadas destinadas a evitar un mayor deterioro de los huesos. El flúor genera aumentos espectaculares de la densidad ósea, pero no mejora la resistencia a la tracción de los huesos, probablemente porque los hace menos flexibles.[29]

Entonces, ¿qué alternativas podrían mejorar la flexibilidad de los huesos? La densidad ósea puede medirse, pero la fragilidad ósea —es decir, la respuesta de los huesos a la tensión de tracción— no. La mejor forma de probar la resistencia ósea a la tracción sería sujetar el hueso en un tornillo de banco y determinar cuánta flexión podría tolerar antes de romperse. Está claro que no es un método práctico. Por lo tanto, los médicos utilizan una prueba de densidad mineral ósea (DMO) como sustituto para medir esa resistencia. No obstante, a menudo pasan por alto que esta prueba es una medida inexacta del riesgo de fractura[30] (la exactitud de la DMO puede mejorar al añadir una puntuación ósea trabecular, un indicador indirecto de la microarquitectura ósea). En la actualidad, la prueba más utilizada es la absorciometría de rayos X de doble energía (DXA), que utiliza rayos X para medir las cantidades de calcio y otros minerales en el hueso. Pero, una vez más, lo que mide es densidad, no capacidad de resistencia.

Las pruebas de DMO contaban con el apoyo de la industria farmacéutica, y Gerry Grob, junto con otros bioeticistas, historiadores de la medicina y defensores de los consumidores, advirtió que, una vez que las pruebas fueran de uso generalizado, abrirían la puerta a nuevos medicamentos contra la osteoporosis. Después de todo, antes de que una empresa pueda vender un medicamento, debe existir una afección o enfermedad que ese fármaco trate. Por tanto, debe tener una forma de identificar esa enfermedad. Y si logra definirla de manera amplia, podrá contar con un mercado aún mayor de personas a quienes dirigir su nuevo producto, como vimos con las nuevas definiciones del colesterol alto y las estatinas. Pero, ¿en qué punto de la pérdida ósea —que, al fin y al cabo, le ocurre a todo el mundo— se convierte en una enfermedad? ¿Cuánta pérdida ya es demasiada?

La consiguiente campaña publicitaria, destinada a simplificar la decisión de recetar medicamentos, empezó con una respuesta arbitraria: en la escala de pérdida ósea, una persona cuya puntuación en la prueba de densidad mineral ósea esté 2.5 desviaciones estándar por debajo de la de una persona sana de 30 años recibirá el diagnóstico (artificial) de osteoporosis. (Una desviación estándar es una medida estadística que indica la distancia de un valor respecto a la media). A principios de la década de los noventa, este criterio numérico fue aprobado por la Organización Mundial de la Salud, y con ese imprimátur oficial, los investigadores y profesionales de la salud contaron con una cifra tangible a la que aferrarse.[31] Ese umbral diagnóstico de -2.5, escribieron Bruce Ettinger y sus colegas, era solo un punto de referencia para estimar la prevalencia de la osteoporosis en diversos países. "No se pretendía que fuera el único criterio clínico para determinar el tratamiento farmacológico. Los umbrales de intervención difieren de los umbrales de diagnóstico", escribieron.[32]

Pero espera... si -2.5 es malo, ¿no es -2.0 o -1.5 casi malo? ¿Y si tu puntuación es inferior a la de una persona normal de 30 años, pero no oficialmente osteoporótica? Eso no puede ser bueno para ti, ¿verdad? Y así surgió un nuevo diagnóstico para llenar ese vacío: el término "osteopenia". Se definió como un resultado de la prueba de DMO entre -1.0 y -2.5 desviaciones estándar por debajo del de una persona sana de 30 años. Se asumió que la osteopenia era un precursor inevitable de la osteoporosis, del mismo modo que un cachorro es un "preperro". La Organización Mundial de la Salud subrayó que esta categoría diagnóstica no debía utilizarse en la práctica clínica, ya que la osteopenia no tiene relevancia clínica y ni siquiera predice el riesgo de fractura osteoporótica. Los médicos canadienses y especialistas en política sanitaria Angela Cheung y Allan Detsky informaron que los antecedentes de caídas son un mejor predictor de fracturas que los resultados de la densidad mineral ósea, los cuales no guardan una buena correlación con el riesgo de fractura de cadera.[33]

"El término 'osteopenia' no tiene 'ningún significado médico' — dijo Steven Cummings, epidemiólogo responsable de múltiples estudios a gran escala, a un periodista—. He visto pacientes que acuden asustados por la idea de que pronto quedarán discapacitados porque tienen esta 'enfermedad' llamada osteopenia, cuando en realidad son normales para su edad".[34] Nortin M. Hadler, profesor emérito de medicina y microbiología/inmunología de la Universidad de Carolina del Norte y autor de varios libros sobre el exceso de tratamientos médicos, fue aún más directo: "La osteopenia es un ejemplo de una construcción social de la nueva era —afirmó, y añadió que fue inventada y sostenida por los vendedores, las empresas farmacéuticas y otros actores con intereses comerciales".[35]

Las advertencias llegaron demasiado tarde; había demasiado dinero en juego. Los ginecólogos empezaron a comprar costosas máquinas de DXA para utilizarlas con sus pacientes. El médico de Carol le dijo que tenía osteopenia, pero luego tuvo la delicadeza de sonreír y decir: "Aunque eso no significa nada".

Las prescripciones de bifosfonatos, que se presentaban como una alternativa a la TRH para evitar la pérdida ósea, se dispararon, y ahora se utilizan para tratar tanto la osteopenia —una condición sin verdadero sustento clínico— como la osteoporosis, una enfermedad real. Desde la Iniciativa de Salud de la Mujer, el tratamiento preventivo de la osteoporosis está dominado por los bifosfonatos no hormonales, como Fosamax, Aredia, Actonel, Zometa, Reclast y Boniva.[36] Estos medicamentos existen en presentaciones orales e intravenosas, y pueden administrarse a diario, cada semana, cada mes o incluso una vez al año. Los bifosfonatos no hacen nada por la afección inexistente de la osteopenia, pero pueden evitar la osteoporosis en mujeres con alto riesgo y estabilizar la pérdida ósea en mujeres que ya la padecen. Sin embargo, una vez que se ha desarrollado la osteoporosis, es muy poco probable que los fármacos puedan revertir la enfermedad.

Los efectos secundarios de los bifosfonatos pueden ser desagradables y algunos son mucho peores que los de las hormonas. Los más comunes son molestias abdominales, dolor muscular o articular, insomnio, fiebre y síntomas parecidos a la gripe. Dos efectos secundarios muy raros pero devastadores son el daño renal y la osteonecrosis de la mandíbula, un padecimiento que se atribuye a la reducción del flujo sanguíneo hacia el hueso de esa zona. No es de extrañar que entre las pacientes con osteoporosis, incluidas las que han sufrido fracturas, el 70% deje la medicación en el plazo de un año.[37]

Peor aún, cuando se consumen durante periodos prolongados, los bifosfonatos se han asociado a un mayor riesgo de fracturas atípicas de cadera. A diferencia de las fracturas de cadera causadas por la osteoporosis, que suelen producirse en la prolongación superior angulada (el cuello) del fémur, las fracturas atípicas de fémur suelen desarrollarse por debajo del cuello femoral, en la parte superior del eje. Tomar bifosfonatos a largo plazo puede mermar la capacidad de los huesos para reparar las microfisuras, lo que conduce a una mayor fragilidad esquelética.[38] En 2017, la Iniciativa de Salud de la Mujer anunció que, en mujeres mayores con alto riesgo de fractura, el uso de bifosfonatos durante un periodo de 10 a 13 años se asociaba con un riesgo más alto de fracturas clínicas en comparación con un uso limitado a solo dos años.[39]

Todas estas pruebas llevaron al epidemiólogo Robert Langer, crítico de la WHI, a argumentar que el estrógeno era una mejor estrategia preventiva: "A diferencia de los bifosfonatos, que se han asociado con una mineralización ósea excesiva, los estrógenos favorecen una arquitectura ósea normal. No hay duda de que constituyen una estrategia preventiva eficaz y apropiada a nivel metabólico contra las fracturas osteoporóticas, y de que la osteoporosis es una enfermedad crónica con un tremendo impacto en las mujeres posmenopáusicas".[40]

La industria farmacéutica no se ha quedado de brazos cruzados descansando sobre sus bifosfonatos, de eso puedes estar seguro. Varias compañías se han sumado a la carrera por encontrar otras formas de prevenir o tratar la osteoporosis. Veamos algunas alternativas:

El raloxifeno (Evista), un SERM (modulador selectivo de los receptores de estrógenos), se receta a algunas sobrevivientes de cáncer de mama posmenopáusicas con receptores de estrógenos positivos para disminuir el riesgo de recidiva. El raloxifeno, que se ha utilizado desde hace muchos años para tratar la osteoporosis, disminuye el riesgo de fracturas vertebrales, pero no reduce el riesgo de fracturas de cadera.[41] Alrededor de una cuarta parte de las mujeres que lo toman reportan bochornos, y entre un 10 y un 20% experimentan síntomas parecidos a la gripe, sinusitis, dolores articulares y espasmos musculares.

La calcitonina, una hormona producida por la glándula tiroides, ayuda a regular los niveles de calcio y fosfato en la sangre. Suele administrarse por vía nasal o mediante inyecciones. Puede contribuir a reducir la pérdida ósea, aunque no existen pruebas sustanciales de que reduzca el riesgo de fracturas.[42]

La teriparatida (Forteo), una forma de hormona paratiroidea generada a partir de ADN recombinante, estimula el crecimiento óseo y reduce el riesgo de fracturas de cadera en pacientes con osteoporosis ya diagnosticada.[43] Sin embargo, sus efectos protectores disminuyen tras dos años de tratamiento continuo. La abaloparatida, un primo químico del Forteo, reduce el riesgo de fracturas vertebrales, aunque su eficacia en la prevención de fracturas de cadera aún no está clara.[44]

El denosumab (Prolia o Xgeva), aprobado para el tratamiento de la osteoporosis y para disminuir las fracturas causadas por metástasis de cáncer en el hueso, tiene una tasa de éxito similar a la de los bifosfonatos en la reducción del riesgo de fracturas vertebrales y de cadera. Debe tomarse de manera indefinida, algo que pocas pacientes están dispuestas a hacer. Casi la mitad de las mujeres que toman este fármaco declaran efectos secundarios de fatiga y debilidad; alrededor del 20% declaran tener dificultad para respirar, tos y dolor muscular y articular. Se ha notificado un descenso peligroso de los niveles de calcio en un pequeño porcentaje de pacientes con cáncer tratadas con este fármaco.[45]

De todos estos intentos por desarrollar el mejor fármaco, la historia del romosozumab es quizá la más instructiva. Este medicamento, desarrollado por Celltech y comercializado por Amgen, se une a la esclerostina, una proteína que estimula la resorción (pérdida) ósea, e inhibe su acción. En 2017 se generó gran entusiasmo cuando el *New England Journal of Medicine* publicó un estudio sobre el romosozumab en casi 4 100 mujeres posmenopáusicas con osteoporosis. El editorial que acompañaba al artículo se titulaba "Romosozumab — Promising or Practice Changing?" [Romosozumab: ¿prometedor o cambio de práctica?]. Las participantes fueron asignadas de manera aleatoria para recibir el nuevo fármaco o Fosamax durante 12 meses, seguido de otro año de Fosamax para todas. Los investigadores comprobaron cuántas mujeres habían desarrollado nuevas fracturas a los veinticuatro meses. Los resultados parecían "cambiar la práctica". Al cabo de dos años, el grupo que recibió primero romosozumab y luego Fosamax tuvo casi la mitad del riesgo de fracturas vertebrales nuevas (6.2%) en comparación con el grupo que solo recibió Fosamax (11.9%). También presentó un menor riesgo de fractura de cadera.[46]

La investigación fue financiada por Amgen. Ese mismo año, la FDA rechazó la solicitud de aprobación del fármaco, ya que también se asoció con un mayor riesgo de "acontecimientos cardiovasculares adversos graves". Como lo reportó un artículo: "Los problemas de seguridad podrían limitar la etiqueta del romosozumab y, con ello, mermar sus ambiciones de convertirse en un medicamento superventas. 'En última instancia, con una etiqueta adaptada a la población adecuada según la relación riesgo/beneficio y con base en las conversaciones con Amgen, seguimos considerando que el fármaco podría convertirse en una franquicia de más de 500 millones de dólares', escribió Michael Yee, el analista de Jefferies, en una nota a los inversores.[47]

¿Te quedaste con lo de "superventas"? Desde entonces, la empresa farmacéutica se ha reagrupado y ha conseguido que la FDA apruebe el fármaco para mujeres en la posmenopausia con osteoporosis y riesgo de fractura ósea. Un documento de revisión de 2022 señaló que "la falta de ensayos y datos a largo plazo justifica un seguimiento continuo de las pacientes que toman romosozumab" para evaluar los "posibles efectos adversos".[48] O lo que es lo mismo: "Conseguimos aprobar el fármaco rápidamente y veremos si hay riesgos que no hayamos advertido con las pruebas a corto plazo". Sigue habiendo otros problemas con el medicamento: su elevado costo, la necesidad de citas mensuales para recibir la inyección y la osteonecrosis de la mandíbula. Y, ah, sí, al cabo de un año, sus efectos disminuyen y la densidad mineral ósea vuelve a su valor basal.

En resumen

Somos conscientes de la ironía que implica criticar a las grandes farmacéuticas por apresurar la salida al mercado de nuevos medicamentos, exagerar sus beneficios y minimizar sus riesgos, mientras defendemos el uso de terapias hormonales fabricadas por esas mismas compañías. No nos satisface que Wyeth, titular de la patente de Premarin desde hace sesenta años, haya luchado en los tribunales para impedir que se comercialicen fórmulas genéricas. Como Wyeth controla este medicamento, que es el estrógeno más recetado, ha podido aumentar su precio. Deploramos esta práctica, ya provenga de Wyeth o de cualquier otra empresa farmacéutica. Pero las prácticas de marketing cuestionables no tienen por qué negar los beneficios de un medicamento, y el historial de seguridad y eficacia de Premarin se remonta a lo largo de décadas.

Como oncólogo y hematólogo que ejerce la medicina desde hace cincuenta años, Avrum sabe a la perfección que ningún médico puede leer y evaluar todos los artículos que se publican en la literatura médica, y que algunas investigaciones pueden contradecir las conclusiones a las que llegue. En el caso de los beneficios de la TRH para la salud ósea, sus conclusiones son el resultado de décadas de evaluación de los resultados de la investigación, su experiencia clínica acumulada, sus debates con colegas respetados y las constantes aportaciones de sus compañeros y pacientes. Dados los conocimientos actuales, considera que estas conclusiones están justificadas:

- La osteoporosis y las subsiguientes fracturas óseas, junto con la discapacidad y el riesgo de muerte asociados, representan un problema cada vez mayor para la creciente población de mujeres que viven hasta los 70, 80 y 90 años.
- Hoy en día, los estrógenos son la intervención más eficaz y con menos efectos secundarios desagradables o graves para prevenir o disminuir el desarrollo de la osteoporosis. Se ha demostrado en numerosas ocasiones que reducen entre un 30 y un 50% el riesgo de la complicación más incapacitante de la enfermedad: la fractura de cadera. En cifras absolutas, esta reducción es considerable.
- El ejercicio puede mejorar la fuerza ósea y la resistencia a las fracturas en las mujeres premenopáusicas, pero no mejora la fuerza ósea ni la resistencia a las fracturas en las mujeres posmenopáusicas que no toman TRH.
- Los suplementos de calcio y vitamina D, que millones de mujeres toman con la esperanza de evitar la pérdida de densidad ósea, no son eficaces para prevenir la osteoporosis posmenopáusica ni las fracturas porque no afectan la resiliencia ósea.
- Los medicamentos no hormonales para la osteoporosis que se recetan con más frecuencia, los bifosfonatos, se asocian con molestias gastrointestinales, fatiga e insomnio, además de un mayor riesgo de fracturas de fémur atípicas si se toman durante mucho tiempo y, en raros casos, con problemas renales u osteonecrosis de la mandíbula.

Puede que la prevención de la osteoporosis no sea la principal y mejor razón para que las mujeres recurran a la TRH. Gerry Grob y otros críticos de la medicalización tienen razón, después de todo, al señalar que la mayoría de las mujeres no desarrollará esta enfermedad ni morirá a causa de ella. Sin embargo, la investigación nos persuade de que las mujeres con alto riesgo de osteoporosis debería seguir tomando hormonas de manera indefinida una vez que haya pasado la menopausia. Y para quienes eligen la TRH por los muchos otros beneficios que aporta, tener unos huesos más fuertes y resistentes parece, sin duda, un efecto secundario muy bienvenido.

6

Perder la cabeza y usar la mente

Estimado doctor Bluming:

Cuando salió el estudio danés en julio de 2023, dejé de usar la TRH de inmediato. El estudio me asustó muchísimo. Cuando dejé de tomar la TRH, mis síntomas regresaron multiplicados por 10. Me gustaría volver a usar el gel, pero no estoy segura de qué hacer. He leído que la TRH es beneficiosa para la salud cognitiva y cerebral, y me había sentido bien usándola antes de este estudio. ¿Qué debería hacer? ¿Qué tan confiable es ese estudio?

La persona que escribió esta carta no estaba sola. El "estudio danés" generó una ansiedad inmediata sobre una posible conexión entre la TRH y el deterioro cognitivo. Eso no es ni de lejos lo que en realidad descubrió el estudio, como te mostraremos al final de este capítulo. Pero no hay duda de que la preocupación por la demencia es el punto de mira de mucha gente. Recordamos un titular especialmente inquietante en letras enormes en la portada de la sección dominical del *New York Times* el 19 de noviembre de 2017: "¿El alzhéimer viene por ti?", seguido de la frase: "Un simple análisis de sangre podría dar pronto noticias alarmantes sobre su salud cognitiva". Mira qué bien.

El artículo nos llamó mucho la atención. Decía que entre una cuarta parte y la mitad de la población mostrará signos de alzhéimer a los 85 años, un riesgo aún mayor entre las personas portadoras de una o dos copias de la variante genética APOE4 (apolipoproteína E4). El artículo planteaba la posibilidad de un futuro análisis de sangre más fácil y menos costoso que la secuenciación genética, una prueba capaz de detectar el prealzhéimer en personas de entre 40 y 50 años, incluso sin síntomas evidentes. Pagan Kennedy, la periodista, entrevistó a científicos investigadores que estaban estudiando las causas del alzhéimer, así como a personas que sabían que tenían la variante del gen y se habían unido a grupos de apoyo en busca de opciones de dietas y estilos de vida con la esperanza de prevenir o al menos ralentizar la progresión de la enfermedad. Un neurólogo, David Holtzman, había estado estudiando el gen APOE durante 25 años sin comprobar si él mismo tenía la variante APOE4. Cuando Kennedy le preguntó por qué no lo había hecho, él respondió que no tenía caso, porque no existe ningún fármaco ni programa de estilo de vida que garantice la protección del cerebro.

El alzhéimer es una de las muchas afecciones que recaen bajo el término genérico "demencia". Justo detrás del miedo de las mujeres al cáncer de mama está el miedo a "perderse": perder la memoria, la claridad mental, las palabras (un miedo que comparten los hombres, claro está). Todo el mundo se vuelve olvidadizo: "¿Dónde están las llaves? ¿Para qué he entrado a la casa? ¿Estaba buscando algo?". La ralentización cognitiva es normal conforme envejecemos; claro que nos acordaremos del nombre de ese actor que actuaba en esa película que nos gustaba tanto… un momento, ¿cuál era?, pero nos costará más de lo que nos gustaría. Una ralentización cognitiva leve es a la vez exasperante y divertida, pero para quienes están entre los sesenta y los setenta años, la posibilidad de la demencia es aterradora: "Si no puedo recordar ahora dónde puse las llaves de mi carro, ¿quiere decir que algún día no recordaré para qué sirven las llaves del carro?". Mucha gente teme eso, pero son cosas totalmente distintas. Un signo de demencia es la pérdida de memoria que perturba la vida cotidiana: olvidarse de información y fechas importantes aprendidas hace poco, preguntar la misma información una y otra vez, depender de los miembros de la familia para que recuerden hechos que esa persona solía manejar con facilidad. Pero simplemente olvidar nombres o citas por un rato y acabar recordándolo son cambios normales que suceden con la edad.

En 1900, solo el 5% de las mujeres estadounidenses llegaba a los 50 años; hoy, su esperanza de vida media ha alcanzado los 80 años. Para las mujeres de 45 años en la actualidad, el riesgo estimado de desarrollar demencia por alzhéimer a lo largo de su vida es de una entre cinco; para los hombres es de uno entre diez. Una de las razones del mayor riesgo en mujeres es su mayor longevidad, ya que las tasas de demencia por alzhéimer aumentan drásticamente con la edad; pero incluso después de controlar ese factor, las mujeres siguen teniendo más probabilidades que los hombres de desarrollarla. Casi dos terceras partes de todas las personas con alzhéimer son mujeres, y una mujer de 60 años tiene el doble de probabilidad de desarrollar esta enfermedad que cáncer de mama. Como la población en general sigue envejeciendo y cada vez más personas superan los 80 años, la cantidad de muertes por alzhéimer cada año casi se ha duplicado, incluso mientras disminuyen las muertes debidas a otras enfermedades, sobre todo por cáncer de mama, cáncer de próstata, accidente cerebrovascular y cardiopatías. En Estados Unidos, una persona desarrolla alzhéimer cada 66 segundos, y en 2050, a menos que se produzcan descubrimientos científicos, habrá un nuevo caso cada 33 segundos: 13 millones de personas.[1]

Como los enfermos de alzhéimer suelen sobrevivir entre cuatro y ocho años tras la aparición de la enfermedad (algunos viven hasta veinte años más, lo que refleja, como dice la Asociación de Alzhéimer, su curso "lento, insidioso e incierto"), el costo de su atención para las familias y la sociedad es inmenso, tanto en términos financieros como emocionales. Con unos seis millones y medio de estadounidenses que viven actualmente con alzhéimer, el costo total de su asistencia sanitaria, incluidos los cuidados a largo plazo y los servicios paliativos, alcanzó los 345 000 millones de dólares en 2023 (esto supone unos 130 000 millones de dólares más que el costo de la asistencia a personas con todos los tipos de cáncer juntos).

Teniendo en cuenta el sufrimiento que causa el alzhéimer, la miseria que inflige a las familias y la carga económica que impone, no es de extrañar que los esfuerzos por prevenirlo, controlarlo y tratarlo sean una prioridad. Los científicos están investigando todo tipo de posibles causas, como la genética, la exposición a toxinas ambientales y a la contaminación, los problemas cardiovasculares y la inflamación crónica. Y, sin embargo, no se sabe casi nada con seguridad. Dado que la única forma de diagnosticarla con precisión es mediante una evaluación microscópica del cerebro tras el fallecimiento, el diagnóstico en personas vivas no es definitivo. El alzhéimer podría ser, en realidad, una familia de enfermedades en lugar de una sola.

Hasta la fecha, ningún fármaco ha conseguido prevenir o ralentizar el desarrollo de la demencia. Sin embargo, hay pruebas de que un preventivo, al menos para las mujeres, está delante de nuestras narices: los estrógenos. Décadas de investigación han demostrado su papel en la preservación de la capacidad cognitiva en la posmenopausia y en la reducción del riesgo de alzhéimer.[2] Pero, como de costumbre, la WHI opinó lo contrario. En 2003, el Estudio de la Memoria de la WHI (WHIMS) reportó que los estrógenos más la progestina casi duplicaban el riesgo relativo de demencia en mujeres de 65 años o más. Según los investigadores, este hallazgo respaldaba su advertencia de que los riesgos de la TRH superaban cualquier posible beneficio.[3] Otra vez igual. ¿Duplicaba el riesgo? Bueno, admitieron los investigadores, "el riesgo absoluto es relativamente pequeño". El incremento fue del 1% (21 de 2303) de las mujeres que tomaron placebo al 1.8% (40 de 2229) de las mujeres que tomaron TRH.

Eso fue suficiente. De un plumazo se rechazó todo el conocimiento acumulado que refutaba esa conclusión en favor de un pequeño hallazgo estadístico de importancia cuestionable, y se negó a millones de mujeres el beneficio potencial de la TRH para evitar el deterioro cognitivo que tan a menudo acompaña al envejecimiento.

Aun así, casi el doble es casi el doble, así que examinemos con cuidado la base de la afirmación de la WHI. Al principio, los investigadores tenían un objetivo admirable: seleccionarían a 8 300 mujeres, todas mayores de 65 años, de la muestra original de la WHI, mucho más amplia, para que formaran parte de su estudio sobre la memoria (así pues, estas mujeres no eran representativas de la mayoría de las mujeres de la población general; la mayoría de las mujeres que deciden tomar hormonas suelen comenzar a hacerlo al entrar en la menopausia). Seguirían a estas mujeres durante cinco años para ver quiénes desarrollaban trastornos cognitivos y si las hormonas aumentaban ese riesgo. El gran tamaño del grupo —más de 8 000— les permitiría extraer conclusiones estadísticamente fiables.

Sin embargo, esta ambición se vio frustrada, porque cuando la WHI puso fin antes de tiempo a la parte del ensayo relativa a la TRH, con esas alegaciones de aumento del riesgo de cáncer de mama, solo contaba con 4 532 mujeres inscritas. De ese número, solo 61 habían desarrollado demencia en cuatro años. Sin inmutarse por los pocos casos que podrían poner en duda sus cálculos, los investigadores justificaron el bajo número como "acorde tanto con la edad de la cohorte como con la expectativa de que las mujeres más sanas y competentes desde el punto de vista cognitivo y conductual tenían más probabilidades de haberse inscrito en este ensayo clínico complejo y riguroso".[4] No es una explicación satisfactoria por varios motivos, empezando por el hecho de que la mayoría de las mujeres de su muestra no estaban en absoluto más sanas (recordarás que el 70% tenía sobrepeso u obesidad, la mitad eran fumadoras y muchas padecían hipertensión). Sea cual sea la razón del bajo número de mujeres que desarrollaron demencia durante el estudio, significa que cualquier diferencia entre el grupo de TRH y el grupo de placebo —ese 1% frente al 1.8%— podría ser estadísticamente significativa y, al mismo tiempo, poco convincente o clínicamente irrelevante. Los investigadores afirmaron haber identificado un elemento de gran importancia que, tras una inspección más minuciosa, resultó ser insignificante. He aquí una de nuestras frases favoritas: "En el WHIMS —empezaron los autores, y luego hicieron una pausa en medio de la frase para darse una palmadita en la espalda autocomplaciente—, el primer estudio multicéntrico, doble ciego, controlado con placebo y a largo plazo de [estrógeno solo y TRH] en mujeres posmenopáusicas, ambas formas de terapia hormonal se asociaron con una mayor incidencia de demencia en comparación con el placebo". Eso suena mal, pero la frase continuaba: "aunque la asociación no alcanzó significación estadística en el ensayo más pequeño, pero más largo, de solo estrógenos".[5] Contradiciéndose en una sola frase, nos dijeron que había una "mayor incidencia", pero que no importaba, porque no era significativa para quienes consumían estrógenos. ¿Y qué ocurría con las mujeres que tomaban estrógenos combinados con progestina? Ahora pregonaban que el riesgo relativo casi se duplicaba, al tiempo que admitían que el riesgo absoluto era muy bajo. Pero luego dijeron que el aumento del riesgo apareció durante el primer año TRH de tratamiento con TRH, lo que sugiere que muchas participantes ya presentaban cierto grado de deterioro cognitivo al ingresar al estudio. Esto significa que los investigadores eran plenamente conscientes de que su población analizada quizás no era tan sana como habían presumido.

Intentar dilucidar las conclusiones de la WHI sobre los estrógenos y la función cognitiva es como jugar al topo: golpeas uno de sus riesgos exagerados en la cabeza y aparece otro en otra parte. A veces los investigadores hablaban de "demencia", otras veces de "deterioro cognitivo leve" y, en ocasiones, con grandilocuencia, de "función cognitiva global". En más de una ocasión, retorcieron los datos para obtener el resultado deseado. En 2004, cuando los investigadores informaron que las mujeres que tomaban solo estrógenos no presentaban un mayor riesgo de demencia, decidieron combinarlas con aquellas que tomaban estrógenos y progestina (es decir, agruparon los datos de ambos grupos), lo que les permitió reportar un ligero aumento del riesgo de demencia en ambos casos.[6] ¿Cómo puede ser así si las mujeres que tomaban solo estrógenos no mostraban un mayor riesgo?

En cuanto a ese ligero aumento del riesgo de demencia en las mujeres que toman TRH: lo más condenable de la afirmación de la WHI es que, en ese primer informe de 2003, no hubo una mayor incidencia de deterioro cognitivo leve entre los grupos de TRH y placebo. Esto plantea un problema: dado que el "deterioro cognitivo leve" precede a la aparición de la demencia en toda regla, ¿cómo podría la TRH causar la enfermedad más grave pero no su precursora menos grave? Recordarás que la WHI intentó el mismo truco con su ilógica afirmación de que la TRH aumenta el riesgo de muerte por cáncer de pulmón, pero no de cáncer de pulmón real. Del mismo modo, si la TRH fuera realmente nociva para el cerebro, lo lógico sería que primero se manifestaran problemas cognitivos leves: la alerta del canario en una mina mental.

Al año siguiente, 2004, los investigadores debieron de oír ese gorjeo. Esta vez decidieron examinar la "función cognitiva global" de las mujeres. Informaron que tanto los estrógenos por sí solos como la TRH se asociaban con deterioro cognitivo, pero solo entre las mujeres que ya presentaban deterioro cognitivo al inicio del estudio. Cuando se excluyó del análisis a las mujeres con un deterioro cognitivo leve desde el principio, los resultados dejaron de ser estadísticamente significativos. "Ningún otro factor parece influir de manera notable en los efectos del tratamiento con [TRH] o la terapia hormonal combinada", escribieron. "Entre las mujeres cuyas puntuaciones superaban 95 [capacidad cognitiva normal], la disminución media era pequeña y no era estadísticamente diferente de cero".[7]

Traducción: ¡Las mujeres cuya salud cognitiva era buena y tomaban TRH no resultaron afectadas a nivel cognitivo!

Al cabo de un año, muchos de los críticos de la WHI ya se habían movilizado. El ginecólogo obstetra Leon Speroff, cuyo enfado por los tejemanejes estadísticos de la WHI ya describimos, observó que "en el brazo de estrógeno-progestina anulado del WHI, el único aumento de demencia se produjo en el grupo de mujeres que tenían 75 años o más cuando iniciaron el tratamiento".[8] De algún modo, ese hallazgo se perdió en los comunicados de prensa de la WHI sobre los riesgos de demencia en mujeres con TRH.

Los neurocientíficos James Simpkins y Meharvan Singh, junto con un equipo de neurobiólogos, endocrinólogos y científicos clínicos especializados en investigación sobre estrógenos (entre los que se encontraban Roberta Brinton, Pauline Maki y Barbara Sherwin), escribieron un documento de posición crítico con las alegaciones de la WHI. Comentaron que los resultados contradecían cientos de estudios llevados a cabo durante una década, muchos de ellos citados por los propios investigadores de la WHI, que sugerían que los estrógenos podían proteger las células cerebrales del daño y mejorar la cognición en personas y animales. Afirmaron que el hallazgo del estudio de la memoria de la WHI se había exagerado mucho: ese pequeño aumento del riesgo de demencia no podía extenderse a todas las formas de TRH, ni siquiera a las mujeres más jóvenes con más probabilidades de empezar a tomar TRH.[9]

Una vez más, parece que los investigadores de la WHI hacían todo lo posible por interpretar sus escurridizos hallazgos de la forma más negativa posible. Lo lograban manipulando cifras, redefiniendo los resultados (de deterioro leve a demencia y luego a "función cognitiva global") y afirmando que la TRH causaba trastornos cognitivos en todas las mujeres, sin distinguir a las mayores ni a aquellas que ya presentaban déficits. Esto resulta muy extraño, porque empezaron su primer artículo con una letanía de estudios que demostraban los efectos protectores del estrógeno en el cerebro, como su capacidad de reducir la pérdida de neuronas, mejorar el flujo sanguíneo en el cerebro y modular la expresión del gen APOE.[10] Al final, los investigadores de la WHI acabaron admitiendo que su estudio no había sido diseñado para determinar si las mujeres que comenzaban a tomar estrógenos en el momento de la menopausia tendrían un menor riesgo de deterioro cognitivo o alzhéimer una o dos décadas después.[11] La WHI proponía que "puede existir un periodo crítico durante el cual la terapia hormonal debe iniciarse para proteger el funcionamiento cognitivo".[12] Como veremos, sin duda existe.

Por desgracia, la preocupación de que la TRH aumenta el riesgo de demencia ha sobrevivido entre numerosos médicos, incluso entre aquellos que hoy ya reconocen las limitaciones de muchos de los demás hallazgos sobrecogedores de la WHI. Una de las antiguas pacientes de Av, a la que llamaremos Sarah, le escribió lo siguiente: "Mi doctor no me quería recetar TRH. Ahora dice que no causa cáncer de mama, pero me dijo que la WHI afirma que aumenta el riesgo de demencia, y quiere protegerme de eso". ¿Protegerla? ¿Acaso este médico no habló con ella? Si lo hubiera hecho, se habría enterado de que Sarah llevaba muchos años consumiendo hormonas, y que, a sus 78 años, seguía dirigiendo su propio negocio muy demandante.

¿Contribuyó el estrógeno al buen funcionamiento mental de Sarah, o simplemente tiene buenos genes, buenos entrenamientos y buenos hábitos? Los científicos cuentan con tres vías para investigar esta cuestión: examinan los cambios anatómicos y neurológicos del cerebro que se producen con el deterioro cognitivo y en los que podrían influir los estrógenos; investigan en animales; o realizan estudios en humanos que examinan los efectos de los estrógenos en el pensamiento y las capacidades de las mujeres en la vida real.

Lecciones de los laboratorios

Durante el último tercio del siglo XX, a los estudiantes de medicina se les enseñaba que los seres humanos nacían con un número finito de neuronas cerebrales (células nerviosas), que el enorme número de células gliales que las rodeaban no hacían más que ofrecerles un apoyo indefinido, que las neuronas no se dividían ni se regeneraban, y que todo el mundo perdía de forma irreversible un número incontable de ellas cada día. Ahora sabemos que todas estas afirmaciones son erróneas. Las neuronas cerebrales pueden dividirse y regenerarse, y la función cerebral no solo depende de forma crucial de las neuronas, sino también de las células gliales.* *Glia* viene del griego y significa

---

* Los científicos solían pensar que el cerebro humano contenía unos cien mil millones de neuronas y diez veces más de gliales. Sin embargo, gracias a los avances recientes, los investigadores pueden contar células individuales, y sitúan cifras mucho más bajas; un cerebro adulto contiene unos 171 mil millones de células, divididas casi por igual entre neuronas y gliales.

"pegamento", pero estas células hacen mucho más que pegar las neuronas entre sí. Les proporcionan nutrientes, las aíslan, favorecen su crecimiento, protegen el cerebro de agentes tóxicos y eliminan restos celulares cuando las neuronas mueren. Incluso pueden evolucionar y convertirse en nuevas neuronas. Sin el tejido glial, las neuronas funcionarían de forma mucho menos eficiente. Con el tiempo, el tejido glial ayuda a determinar qué conexiones neuronales se fortalecen o se debilitan, lo que sugiere que desempeñan un papel vital en el aprendizaje y la memoria.

Uno de los avances más asombrosos en la neurociencia ha sido el descubrimiento de la "neuroplasticidad" del cerebro humano: la capacidad de las neuronas para formar nuevas conexiones a lo largo de la vida, incluso para compensar lesiones o enfermedades. Los estudios de laboratorio sugieren que los estrógenos pueden mejorar la neuroplasticidad porque modifican la estructura de las células nerviosas del cerebro y alteran la forma en que se comunican entre sí. Las aplicaciones en la vida real de esta investigación siguen siendo inciertas, pero queremos describir aquí algunas de las abundantes pruebas de que los estrógenos, administrados al inicio de la menopausia, pueden prevenir, o al menos retrasar, la aparición de la demencia, incluida la asociada con el alzhéimer.[13] Los niveles de estrógenos caen drásticamente en las mujeres después de la menopausia. Si estas hormonas protegen tanto a las neuronas como al tejido glial, y esa caída está relacionada con la mayor incidencia de alzhéimer en mujeres, nos corresponde prestar atención.

Los investigadores han identificado numerosas aberraciones anatómicas en los cerebros de los pacientes con alzhéimer, sobre todo patologías en áreas específicas vinculadas con la memoria: la corteza prefrontal (clave para la memoria a corto plazo, la planificación y otras funciones mentales superiores), el hipocampo y las áreas relacionadas responsables del aprendizaje y la recuperación de la información almacenada, y la amígdala (que participa en la formación, recuperación y consolidación de los recuerdos emocionales). Una persona puede tener anomalías graves en estas áreas y, aun así, seguir caminando, hablando y saboreando la comida sin recordar el nombre de la persona sentada al otro lado de la mesa. Estos hallazgos patológicos incluyen lo siguiente:

- La muerte de células nerviosas y una reducción en su densidad.
- El adelgazamiento y la atrofia de las dendritas y los axones, que se extienden hacia fuera del cuerpo de una célula nerviosa, como los brazos de un pulpo, y que transmiten las señales que permiten a las células nerviosas comunicarse entre sí.
- Una disminución en el número de sinapsis (las conexiones entre neuronas).
- La formación de ovillos neurofibrilares, uno de los principales marcadores del alzhéimer: se trata de agrupaciones de fibras entrelazadas dentro de las neuronas, las cuales están compuestas principalmente por una proteína llamada tau, que interviene en el transporte de nutrientes de una parte de la neurona a otra.
- Las placas amiloides, otro marcador del alzhéimer (grupos de fragmentos proteínicos desintegrados que se acumulan entre las células nerviosas).
- Una disminución de las reservas dentro de la neurona de acetilcolina. Esta sustancia química permite la transmisión de mensajes entre neuronas en regiones clave del cerebro relacionadas con la memoria, como el hipocampo, y en otras áreas vinculadas a la emoción. En los pacientes con alzhéimer, los niveles de este neurotransmisor pueden reducirse hasta en un 90 por ciento.
- Disfunción de las células gliales.

Los investigadores siguen sin ponerse de acuerdo sobre si estas aberraciones causan directamente el alzhéimer o si son consecuencia de la enfermedad. En cualquier caso, administrar estrógenos a mujeres que ya padecen la enfermedad no parece tener efecto. Sin embargo, existen bastantes pruebas de que los estrógenos podrían desempeñar un papel importante en la prevención de la demencia, ya que influyen en todos estos aspectos de la anatomía cerebral, tanto de forma directa como indirecta. Estimula el crecimiento de neuronas y sinapsis, y aumenta la plasticidad, esa notable capacidad del cerebro para adaptarse y cambiar.[14]

Resulta que los receptores de estrógenos se localizan por todo el cerebro, en especial en el hipocampo y otras zonas implicadas en el aprendizaje y la memoria.[15] Neurocientíficos como Elizabeth Gould, que trabaja en el Instituto de Neurociencia de Princeton, han demostrado que los estrógenos afectan de diversas maneras a los mecanismos cerebrales implicados en la memoria, el envejecimiento y las enfermedades degenerativas.[16] En uno de los primeros estudios, Gould y sus colegas extirparon los ovarios a ratas hembras adultas, lo que provocó una caída abrupta de los niveles de estrógeno circulante y una disminución de la cantidad de dendritas en las neuronas del hipocampo. Cuando administraron estrógenos, con o sin progesterona, tras extirparles los ovarios, esta disminución no se produjo.[17] Del mismo modo, al tratar con estrógenos a las ratas hembra, aumentó el número de sinapsis en el hipocampo, aprendieron a recorrer laberintos con mayor rapidez (y recordaban dónde estaba la comida), y sus neuronas, sobre todo las implicadas en la memoria, mostraron más probabilidades de sobrevivir frente al envejecimiento normal o a la exposición a toxinas. El tratamiento con estrógenos prolongó su esperanza de vida, mejoró su memoria de reconocimiento espacial y redujo la acumulación de amiloide en las neuronas.[18] Roberta Diaz Brinton, otra neurocientífica destacada en este campo, es directora del Centro de Innovación en Ciencias Cerebrales de la Universidad de Arizona, donde estudia el envejecimiento del cerebro femenino y, en particular, cómo prevenir o retrasar el alzhéimer. En estudios que comparaban células tratadas con estrógenos con células no expuestas a estrógenos, descubrió un crecimiento significativamente mayor de dendritas y axones entre las células tratadas con estrógenos, así como una mejora en las conexiones entre las células cerebrales.[19]

Los estrógenos ofrecen aun más beneficios para el cerebro:

- Los estrógenos aumentan los niveles de una enzima necesaria para sintetizar la acetilcolina.[20]
- Los estrógenos estimulan el crecimiento de células nerviosas, regeneran los axones y disminuyen la muerte de células nerviosas asociada con el alzhéimer.[21]
- Los estrógenos previenen la acumulación excesiva de calcio dentro de las células nerviosas.[22]
- Los estrógenos hacen que las células cerebrales sean más receptivas y sensibles a los efectos del factor de crecimiento nervioso, una proteína responsable del desarrollo de nuevas neuronas y la salud de las maduras[23] (interrumpimos esta lista para contar una historia memorable: el factor de crecimiento nervioso fue descubierto en los años cincuenta por la pionera neurobióloga italiana Rita Levi-Montalcini, una superviviente del Holocausto que llevó a cabo su investigación original debajo de su cama, mientras se escondían de los nazis. Ella y su colega Stanley Cohen ganaron el premio Nobel por su labor. Levi-Montalcini murió en 2012 a los 103 años).
- Los estrógenos reducen la producción de beta amiloide, la sustancia que se acumula en las placas amiloides.[24]
- Los estrógenos evitan la formación de la proteína tau.[25]
- Los estrógenos mejoran la acción de las células gliales[26] y su capacidad de regular las respuestas inflamatorias tras una lesión cerebral.[27]
- Los estrógenos mejoran el flujo de sangre en el cerebro. En mujeres con niveles de estrógenos extremadamente bajos debido a alguna enfermedad o cirugía, sus patrones de flujo sanguíneo son similares a los de pacientes con alzhéimer leve o moderado. En un estudio, la administración de estrógenos revirtió estos cambios perjudiciales en el flujo sanguíneo y restauró un patrón normal en apenas seis semanas.[28]

- Los estrógenos favorecen la captación de glucosa y su metabolismo en el cerebro. Cuando las mujeres entran en la menopausia y disminuyen sus niveles de estrógenos, también disminuyen los niveles de glucosa en el cerebro. ¿Por qué importa esto? Aunque el cerebro solo ocupa el 2% del peso corporal, consume alrededor del 20% de la glucosa del organismo, su fuente principal de energía.[29]

Las neuropsicólogas Susan Resnick, Pauline Maki y sus colegas del Instituto Nacional del Envejecimiento utilizaron imágenes por PET para rastrear el flujo sanguíneo en los cerebros de 32 mujeres —15 tomaban estrógenos y 17 no— mientras realizaban pruebas de memoria verbal y visual (las PET son costosas y requieren mucho tiempo, por lo que los investigadores tienen que basarse en muestras pequeñas para probar sus primeras hipótesis sobre los fundamentos biológicos de la cognición). Las consumidoras de estrógenos mostraron un aumento del flujo sanguíneo en el hipocampo y otras regiones cerebrales implicadas en la memoria.[30] Estas pruebas, que sugieren un efecto biológico de los estrógenos en el cerebro, refuerzan las pruebas conductuales derivadas del rendimiento de las mujeres en las pruebas de memoria. Como dijo Maki a un entrevistador: "El hecho de que hayamos encontrado efectos en el hipocampo refuerza su carácter convincente".[31] Los hallazgos sobre el flujo sanguíneo sugieren una vía, aunque no la única, por la que los estrógenos protegen contra la pérdida de memoria.

En resumen, los estudios en animales y en el cerebro humano respaldan la conclusión de que la memoria, la función de los neurotransmisores, la plasticidad cerebral, el flujo sanguíneo, el metabolismo de la glucosa y la protección neuronal mejoran con el uso de los estrógenos. Buenas noticias, pero ¿estos beneficios se mantienen cuando las mujeres toman estrógenos durante más tiempo que el que permiten los estudios de laboratorio a corto plazo?

Lecciones de la vida real

En 1952, en uno de los primeros estudios controlados sobre los efectos de los estrógenos en el funcionamiento cognitivo de las mujeres, Bettye McDonald Caldwell y Robert I. Watson sometieron a prueba a 28 mujeres, con una media de edad de 75 años, que vivían en una residencia de ancianos. Las sometieron a dos pruebas bien establecidas para medir la capacidad verbal y otras capacidades cognitivas —la escala de inteligencia de Wechsler-Bellevue y la escala de memoria de Wechsler—, y luego las asignaron al azar para recibir una inyección semanal de estrógeno o un placebo durante un año. Al término de ese periodo, repitieron las pruebas. Los resultados fueron impresionantes: las mujeres que recibieron estrógenos durante ese año mostraron un aumento marcado en su coeficiente intelectual verbal en las pruebas de inteligencia y memoria, mientras que las que recibieron el placebo experimentaron un descenso en ambas mediciones. Un año más tarde, tras interrumpir los estrógenos, las puntuaciones de todas estas mujeres volvieron a sus niveles iniciales, lo que sugiere que los beneficios de los estrógenos sobre la memoria se mantenían solo mientras se administraba la hormona.[32]

En 1973, Herman Kantor y su equipo realizaron otro estudio con mujeres de 75 años que vivían en una residencia de ancianos. Asignaron al azar a 25 de ellas para que tomaran Premarin y a otras 25 un placebo, todos los días, durante tres años. Cada tres meses, evaluaban su desempeño en la Escala de Adaptación Hospitalaria, que mide el comportamiento en tres categorías: comunicación y relaciones, capacidad de autocuidado y actividades laborales. Las puntuaciones de las mujeres que tomaron Premarin fueron aumentando de forma constante durante 18 meses y siguieron estables por el resto del estudio. En contraste, las puntuaciones del grupo con placebo fueron disminuyendo con el tiempo.[33] Estos estudios controlados proporcionaron las primeras pruebas convincentes de que los estrógenos mejoran o mantienen las capacidades verbales, la memoria verbal y aspectos del funcionamiento social y físico en la vida cotidiana de las mujeres, más allá del laboratorio.

En las décadas siguientes, se acumularon pruebas procedentes de estudios más amplios y de otros tipos, empezando por un estudio pionero de 1988 de la psicóloga Barbara Sherwin, de la universidad McGill.[34] Durante varias décadas, Sherwin estudió los efectos de los estrógenos sobre el funcionamiento cognitivo de las mujeres, y tres de sus primeros estudios marcaron un precedente importante. En el primero, trabajó con mujeres que habían sido operadas para extirparles los ovarios y el útero, por lo que sus niveles de estrógeno se redujeron de forma drástica. Asignó al azar a algunas para recibir estrógenos y al resto un placebo, y desde el inicio detectó una gran diferencia. "Las mujeres que recibieron un placebo después de su cirugía se quejaban de que no podían recordar cosas, de que necesitaba hacer listas, algo que no les había hecho falta antes. También tuvieron puntuaciones bajas en las pruebas de memoria verbal", le dijo a un periodista de McGill.[35]

Una de las pruebas consistía en leer un párrafo estándar y luego recordarlo, como una medida de la memoria a corto plazo. Después de una o dos horas haciendo otras actividades, intentaban recordarlo de nuevo, esta vez para evaluar la memoria a largo plazo. A las mujeres que recibieron estrógenos después de la cirugía les fue mejor en las pruebas de memoria verbal y en otras funciones cognitivas que a las del grupo placebo.

Unos años más tarde, Sherwin y su colega Stuart Phillips realizaron un estudio con mujeres sanas a las que se les había practicado una histerectomía con extirpación de ovarios por una enfermedad benigna. Las participantes realizaron una batería de pruebas de memoria antes de la operación y, de nuevo, dos meses después, tras recibir inyecciones de estrógenos o placebo. Las que recibieron estrógenos mantuvieron su nivel cognitivo previo o incluso mejoraron en una de las pruebas; las del grupo placebo obtuvieron peores resultados en la mayoría de las pruebas verbales.[36]

Y en un tercer estudio, Sherwin y Togas Tulandi, un investigador científico y jefe del departamento de obstetricia y ginecología de McGill, trabajaron con 19 mujeres en la premenopausia que estaban siendo tratadas por miomas uterinos benignos (en la investigación médica, las muestras grandes son ideales, pero no siempre se pueden conseguir, así que hay que aprender lo que se pueda con lo que hay. Al fin y al cabo, no puedes ir a tu banco local de miomas uterinos benignos y sacar a mil mujeres). Las participantes tomaron Lupron, un medicamento que bloquea la liberación de estrógenos de los ovarios, cada cuatro semanas durante 12 semanas. Después, se les asignó de manera aleatoria una inyección semanal de estrógenos o de placebo durante otras ocho semanas. Cuando tomaron Lupron, sus puntuaciones en las pruebas de memoria verbal disminuyeron respecto al inicio, pero dicho déficit de memoria se revirtió en el grupo que recibió estrógenos después. Según los investigadores, estos hallazgos "sugieren firmemente que los estrógenos sirven para mantener la memoria verbal en las mujeres". Las terapias de reposición de estrógenos como complemento podrían ser clave para mantener la memoria tanto en mujeres tratadas con medicamentos supresores de estrógenos como en aquellas que ya han pasado por la menopausia.[37]

Y luego están los muchos estudios que dieron seguimiento a mujeres durante periodos más largos para observar cómo les iba con y sin estrógenos. El estudio del condado de Cache (Utah) siguió durante 12 años a 2 114 mujeres con una edad promedio de 75 años, todas sin demencia al inicio de la investigación. Sus capacidades cognitivas se evaluaron cada cierto tiempo. Cuanto más tiempo habían tomado estrógenos (solos o con TRH), mejor era su estado cognitivo, y las que comenzaron a tomar hormonas en un periodo de cinco años tras la menopausia obtuvieron puntuaciones más altas que aquellas que lo iniciaron más tarde.[38] En otro estudio, realizado con 8 877 mujeres de una comunidad de retiro a las que se les dio seguimiento durante hasta 14 años, las consumidoras de estrógenos tuvieron un 45% menos de riesgo de desarrollar alzhéimer.[39]

Ming-Xin Tang, un bioestadístico del Centro de Investigación sobre la Enfermedad de Alzhéimer de la Universidad de Columbia, y sus colegas dieron seguimiento a 1 124 mujeres mayores (con una edad promedio de 74 años), que no padecían alzhéimer al inicio del estudio. Todas formaban parte de un estudio longitudinal sobre envejecimiento y salud en una comunidad de Nueva York. Los investigadores controlaron las variables de etnicidad, edad, nivel educativo y mutaciones del gen APOE4. Aunque se trataba de un estudio observacional —es decir, que las mujeres no fueron asignadas de manera aleatoria a tomar estrógenos o placebo—, los resultados fueron bastante sugerentes: entre quienes tomaban estrógenos, el riesgo de desarrollar alzhéimer se redujo considerablemente por más del 60%; solo el 5.8% de las mujeres de ese grupo (9 de 156) desarrolló la enfermedad, en comparación con el 16.3% del otro grupo (158 de las 968). Además, la edad de aparición del alzhéimer fue mucho mayor en las mujeres que tomaron estrógenos que en las que no.[40]

Estos resultados se replicaron en distintos lugares del mundo. Un estudio italiano con 2 816 mujeres descubrió que las consumidoras de estrógenos tenían un 70% menos de riesgo de padecer alzhéimer.[41] Y el estudio danés a gran escala PERF (sigla de "factores de riesgo epidemiológicos prospectivos") descubrió que a quienes se les asignó al azar la TRH durante dos o tres años tenían un 64% menos de riesgo de deterioro cognitivo de cinco a 15 años después, en comparación con quienes recibieron un placebo o nunca tomaron hormonas.[42]

En estos estudios, y en muchos otros, los porcentajes de disminución del riesgo de demencia y alzhéimer varían bastante: entre el 24 al 70%. Pero todos apuntan en la misma dirección general: que los estrógenos ayudan. En 2000 y 2001, poco antes de la primera publicación de la Iniciativa de Salud de la Mujer, y en 2011, tres grandes metanálisis de estudios existentes concluyeron que, en general, la terapia de reemplazo hormonal se asociaba con una disminución del 34% en el riesgo de demencia y de casi el 40% en el riesgo de alzhéimer.[43]

¿Los estrógenos aumentan el riesgo de accidente cerebrovascular?

Otra forma de deterioro cognitivo que asusta muchísimo es la derivada de sufrir un accidente cerebrovascular; la disminución del riego sanguíneo al cerebro provoca la pérdida de tejido cerebral funcional.

Desde hace décadas se sabe que las mujeres en la premenopausia tienen menos riesgo de sufrir un accidente cerebrovascular que los hombres de la misma edad, pero que, después de la menopausia, el riesgo anual de esa lesión en las mujeres aumenta de manera exponencial. La protección también se reduce entre las mujeres que pierden los estrógenos antes de la menopausia.

Hemos observado que los buenos estudios observacionales suelen arrojar los mismos resultados que los ensayos controlados aleatorizados, aunque no siempre. Nuestro objetivo para cualquier preocupación médica dada es identificar la imagen general que surge de una variedad de planteamientos, así que vamos a ver cuál es esa imagen para el riesgo de accidente cerebrovascular para las mujeres en la posmenopausia que están tomando TRH.

Los primeros estudios observacionales arrojaron resultados dispares. En algunos, la TRH disminuyó el riesgo de accidente cerebrovascular;[44] en otros, TRH no tuvo ningún efecto en absoluto;[45] y en otros más, TRH incluso aumentó el riesgo.[46] Un factor que podría haber influido en dichos resultados es si las mujeres ya tenían alguna enfermedad cardiovascular al momento de comenzar el tratamiento hormonal. Por suerte, dos ensayos controlados aleatorizados ayudaron a responder dicha pregunta. En el primero, 2 763 mujeres con diagnóstico previo de cardiopatía, y con una edad media de 67 años al inicio, recibieron un seguimiento por un promedio de cuatro años. Las que recibieron TRH no sufrieron ningún aumento en el riesgo de accidente cerebrovascular.[47] En el segundo estudio, se observó durante casi tres años a 664 mujeres con antecedentes de accidente cerebrovascular y una media de edad de 71 años. Las que recibieron solo estrógenos y las que recibieron placebo mostraron el mismo riesgo de accidente cerebrovascular.[48]

Y entonces, en 2004, Garnet Anderson y el resto del pequeño comité directivo de la WHI anunciaron que el brazo del estudio que solo tomaba estrógenos se iba a detener porque su uso aumentaba el riesgo de accidente cerebrovascular no mortal en 12 de cada 10 000 mujeres al año.[49] Eso ya lo habían reportado en 2002, pero, por alguna razón, no se preocuparon por ello en ese entonces; esperaron dos años para volver a lanzar la alarma y poner en marcha otra ráfaga de titulares del tipo "¡Vamos a detener el estudio!". Investigadores independientes no tardaron en cuestionar con firmeza esa decisión. Kate Maclaran y John Stevenson, del National Heart and Lung Institute del Imperial College London,[50] señalaron que las preocupaciones del comité directivo sobre los riesgos de accidente cerebrovascular no surgieron por recomendación del propio consejo de seguridad y supervisión de datos de la WHI, sino del mismo grupo interno que ya antes había hecho sonar la (falsa) alarma sobre las hormonas y el cáncer de mama.

De hecho, el grupo de la WHI *no había encontrado ningún aumento en accidentes cerebrovasculares graves que provocaran incapacidad o muerte.* En su lugar, utilizaron una definición extremadamente amplia de accidente cerebrovascular, que incluía "déficits neurológicos sutiles" transitorios que desaparecían en uno o dos días sin dejar secuelas. Algunos epidemiólogos argumentaron que este pequeño aumento aparente fue introducido artificialmente por un "sesgo de detección"; es decir, las mujeres que tomaban TRH, después del revuelo de 2002, estaban mucho más alerta a cualquier síntoma neurológico, por mínimo que fuera TRH. Por ejemplo, si te dijéramos que un pequeño grano en la frente podría indicar una infección por un parásito peligroso, estarías superatento a los pequeños granos. Un equipo de médicos en Grecia volvió a analizar los hallazgos de la WHI sobre el supuesto riesgo de accidente cerebrovascular, ajustado por el sesgo de detección y las manipulaciones estadísticas que habían aparecido para avisar del peligro. El supuesto aumento en el riesgo de accidente cerebrovascular desapareció. Su artículo, que se publicó en *Annals of the New York Academy of Sciences,* se tituló "Las trampas de la Iniciativa de Salud de la Mujer". Lejos de respaldar la decisión de la WHI de frenar el estudio, estos investigadores concluyeron que "el uso de la TRH durante cinco años no debería considerarse perjudicial para la aparición de cáncer de mama, enfermedades cardiovasculares, accidentes cerebrovasculares ni embolias pulmonares". Añadieron que el tratamiento hormonal debería estar personalizado para cada paciente y, por precaución, las mujeres con antecedentes de cáncer de mama, diagnóstico de enfermedad coronaria o predisposición a trombosis venosa profunda deberían recibir un seguimiento más estricto para vigilar posibles complicaciones.[51]

Asimismo, Stanley Birge, un especialista en medicina geriátrica, lamentó la postura de algunas sociedades médicas que "persisten en desaconsejar el uso de la terapia hormonal para la prevención de enfermedades cardiovasculares y osteoporosis" con el argumento de que las hormonas aumentan el riesgo de accidente cerebrovascular. Señaló que esa recomendación fue desacertada, porque se basó en una mala interpretación de los datos de la WHI. Lo más probable es que el aumento inicial del riesgo entre las mujeres se debiera a que muchas de ellas tenían más de 60 años, sobrepeso, hipertensión y antecedentes de tabaquismo, lo que sugería ya cierto grado de enfermedad aterosclerótica. Birge concluyó que, en mujeres con ese perfil, la terapia hormonal podría implicar un riesgo ligeramente elevado durante los dos o tres primeros años. Sin embargo, añadió, "no había riesgo de resultados adversos cinco años después o más tras iniciar la terapia hormonal y [en] mujeres más jóvenes sin enfermedad [vascular preexistente]".[52]

Una nota más: un análisis Cochrane de 2015 no halló un mayor riesgo de accidente cerebrovascular entre las mujeres que empezaron a tomar hormonas antes de los 60 años.[53] Los informes de esta organización son considerados entre los hallazgos de investigación más reputados de la literatura médica, ya que se centran en ofrecer evaluaciones imparciales e independientes sobre distintos temas clínicos (Archie Cochrane fue un médico británico que colaboró con Austin Bradford Hill, y en 1972 escribió un influyente libro sobre la importancia de las evidencias en la medicina). En una base de datos de ensayos clínicos controlados aleatorizados de mujeres que recibieron terapia hormonal o placebo y un seguimiento de al menos seis meses —un total de 19 ensayos con más de 40 000 mujeres—, las que habían comenzado con la terapia hormonal menos de diez años después de la menopausia morían menos por causas cardiovasculares y tenían tasas más bajas de cardiopatía coronaria que las mujeres en el grupo de placebo o sin tratamiento. Los científicos de Cochrane llegaron a la conclusión de que "no había pruebas sólidas del efecto sobre el riesgo de accidente cerebrovascular en este grupo".

Sin embargo, el informe Cochrane publicó un hallazgo que explica por qué muchos médicos siguen preocupados por el riesgo de accidente cerebrovascular en todas las mujeres que toman TRH: "un mayor riesgo de accidente cerebrovascular entre las mujeres que empezaron a tomar hormonas más de diez años después de la menopausia". ¿Cómo llegó ahí ese "mayor riesgo"? Un informe Cochrane es tan bueno como los datos en los que se basa, y este hallazgo estuvo muy influido por el mayor ensayo clínico controlado aleatorizado de la literatura, la Iniciativa de Salud de la Mujer.

Conciliar las pruebas: la ventana óptima

Actualmente, la mayoría de los principales científicos que estudian los estrógenos y la función cerebral han matizado el asunto. Al igual que ocurre con los riesgos y beneficios de los estrógenos para la salud cardiovascular, ya no se preguntan si los estrógenos ayudan, sino a quién y en qué momento lo hacen.

Ya mencionamos a una de esas investigadoras, Roberta Diaz Brinton, quien resumió de este modo su parecer: en su mayoría, las mujeres que comenzaron con estrógenos o TRH en el momento de la menopausia redujeron su riesgo de padecer diversas formas de demencia, incluido el alzhéimer.

Sin embargo, los estudios en mujeres que reciben estrógenos como tratamiento —después de haber desarrollado algún grado de demencia— muestran resultados dispares. En una cohorte de 5 500 pacientes seguidas por Kaiser Permanente, las mujeres que iniciaron la terapia hormonal alrededor de la menopausia tuvieron un 26 % menos de riesgo de la demencia posterior. En cambio, las que comenzaron con hormonas muchos años después de la menopausia tuvieron un 48 % más de riesgo.[54] Brinton llegó a la conclusión de que "a medida que el continuo de la salud neurológica progresa de saludable a no saludable, también lo hacen los beneficios de los estrógenos o la terapia hormonal. Si las neuronas están sanas cuando se las expone a los estrógenos, su respuesta será beneficiosa tanto para la función neurológica como para la supervivencia".[55] Pero si esas neuronas no están sanas cuando una mujer inicia el tratamiento con estrógenos, o si comienza la TRH diez años o más después de la menopausia, es posible que, con el tiempo, los estrógenos empeoren su afección.

Barbara Sherwin también llegó a la conclusión de que las pruebas provenientes de la neurociencia básica, los estudios con animales y las investigaciones en humanos constituían un sólido argumento para una "ventana de oportunidad fundamental". El reemplazo de estrógenos en mujeres mayores previene el deterioro de ciertos aspectos de la cognición vinculados al envejecimiento normal, escribió, y los estrógenos "evitan o retrasan la aparición del alzhéimer en mujeres en riesgo por motivos genéticos o ambientales".[56] Sin embargo, añadió que no hay pruebas de que los estrógenos puedan ralentizar o aliviar la enfermedad una vez que se ha diagnosticado. Sherwin sostuvo que las mujeres que inician el tratamiento hormonal al comienzo de la menopausia —y que, por tanto, "amplían considerablemente" los años de exposición cerebral a los estrógenos— tienen más posibilidades de enfrentar menos deterioro cognitivo en la vejez. Sin embargo, una vez que dejaban de tomar estrógenos, no estaba claro si sus beneficios protectores se mantenían hasta una edad muy avanzada; no se habían realizado suficientes estudios de calidad que duraran treinta años después de la menopausia como para saberlo con seguridad, ni era probable que llegara a hacerse un ensayo clínico controlado aleatorizado de tal envergadura. Sherwin confiaba en que los estudios con animales y las "formas creativas de formular esta pregunta en seres humanos brindaran algunas respuestas en el futuro".[57]

Pauline Maki también propuso la hipótesis de la ventana de oportunidad para conciliar las afirmaciones de la WHI con los numerosos estudios que las contradicen. Observó que los estudios que mostraban una mejora en la función cognitiva evaluaban a mujeres que habían recibido estrógenos al inicio de la menopausia, mientras que aquellos en los que no se observó ninguna mejora, como el de la Iniciativa de Salud de la Mujer, incluían a mujeres que empezaron a tomar TRH muchos años después de la menopausia. Las mujeres que empezaron a tomar TRH entre los 50 y los 60 años obtuvieron los mayores beneficios; en el caso de las mujeres que comenzaron a los 60 años, las hormonas no aumentaron ni disminuyeron el riesgo de padecer alzhéimer. Un estudio cuyo nombre es difícil de olvidar* —el estudio REMEMBER (*Research into Memory, Brain Function and Estrogen Replacement*, investigación sobre la memoria, la función cerebral y el reemplazo con estrógenos)— también demostró que el momento en que se inicia la terapia hormonal en mujeres mayores de 60 años es importante para determinar si los estrógenos ayudarían a sus capacidades cognitivas posteriores.[58]

¿Qué ocurre con las alternativas?

A la mayoría de los estadounidenses no les gusta la idea de que no existan fármacos capaces de ralentizar, por no decir curar, el alzhéimer u otras demencias. Esta incomodidad los hace vulnerables a los atractivos simplistas de productos sin respaldo y promesas huecas. En 2017, la Comisión Federal de Comercio (FTC) presentó una queja contra los fabricantes de un suplemento superventas llamado Prevagen. Según la denuncia, la compañía lo anunciaba de forma falsa como un impulsor de la memoria que entraba "al cerebro" y mejoraba la cognición. Prevagen, supuestamente fabricado a partir de una proteína de la medusa, fue objeto de una intensa campaña publicitaria en CNN, Fox News y muchas otras cadenas, en gran parte gracias a su éxito comercial. "Los publicistas de Prevagen se aprovecharon del temor de los consumidores mayores que padecían pérdida de memoria

---

* (N. de la T.). El acrónimo REMEMBER también funciona como un juego de palabras, ya que en inglés significa, 'recordar'.

relacionada con la edad —afirmó el director de la oficina de protección al consumidor de la CNN—. Pero olvidaron un detalle crucial estos publicistas: sus afirmaciones deben estar respaldadas por pruebas científicas reales".[59]

No existen. En 2020, los fabricantes de Prevagen llegaron a un acuerdo con la CNN en el marco de una demanda colectiva que los obligaba a incluir una cláusula de exención de responsabilidad. En ella se afirmaba que la eficacia del fármaco estaba "basada en un estudio clínico de subgrupos de individuos cognitivamente normales o con un deterioro leve". No lo compre. La exención de responsabilidad o el fármaco.[60]

Los numerosos medicamentos que se recetan en gran medida para prevenir o ralentizar el avance del alzhéimer permiten a pacientes, médicos y familiares creer que se está haciendo algo. Por desgracia, ese "algo" no suele ser mejor que nada y puede agotar con rapidez los recursos de una familia. Aun así, las farmacéuticas insisten. La FDA aprobó el donepezilo (Aricept), la mirtazapina (Remeron), la tacrina (Cognex, que se dejó de fabricar en Estados Unidos por su relación con daños hepáticos), la galantamina (Razadyne, antes conocido como Reminyl), la rivastigmina (Exelon), la memantina (Ebixa o Namenda) y Namzaric, que combina donepezilo y memantina. Ninguno de ellos tiene ningún efecto sobre la progresión de la enfermedad. En 2018, *JAMA* publicó los desafortunados resultados de tres ensayos clínicos aleatorizados internacionales sobre otro medicamento más: la idalopirdina. El resumen fue claro: otro "fracaso terapéutico".[61]

Los fármacos más recientes para tratar el alzhéimer —aducanumab (Aduhelm), lecanemab (Leqembi) y gantenerumab— son anticuerpos dirigidos contra los depósitos de amiloide en el cerebro. Por desgracia, como hemos dicho antes, aún no sabemos si el amiloide es una causa, un factor o solo una manifestación de la enfermedad. Para complicar más las cosas, el 14% de los pacientes con alzhéimer y más del 30% de quienes padecen deterioro cognitivo leve obtienen resultados negativos en las pruebas de detección de amiloide.

En cualquier caso, los tres fármacos han dado hasta ahora resultados decepcionantes.[62]

En 2023, un comité del Congreso criticó con dureza a la FDA y a la empresa farmacéutica Biogen por aprobar Aduhelm debido a su falta de eficacia demostrada y a su coste escandaloso (más de 56 000 dólares al año). Al final, Medicare se negó a cubrir Aduhelm y, en 2024, Biogen dejó de probarlo y comercializarlo. La compañía informó que tenía previsto renunciar a sus derechos de propiedad, aunque aclaró que no lo hacía "por ninguna preocupación sobre la seguridad o eficacia del medicamento". Qué tranquilizador.

Hasta la fecha, Leqembi ha demostrado escasos beneficios clínicos en la vida real de las personas con demencia, y está asociado a numerosos efectos secundarios graves, como hemorragias cerebrales (al menos cuesta "solo" 26 500 dólares). Los ensayos con gantenerumab no han conseguido frenar el deterioro cognitivo en personas con alzhéimer en fase inicial. Un editorial sobre su fracaso señalaba que "los resultados de los ensayos con anticuerpos hasta la fecha o bien refuerzan la confianza en este enfoque terapéutico y su significado clínico, o bien apoyan la opinión de que los efectos son pequeños, poco fiables y apenas distinguibles de la ausencia de efecto".[63] Suponemos que los resultados "refuerzan la confianza" del fabricante del fármaco. Todos los demás deberían tomar nota de esos resultados pequeños, poco fiables y apenas detectables.

Por desgracia, el sexismo en la investigación ha estado —y sigue estando— muy presente en los estudios sobre estos medicamentos. Aunque el alzhéimer es dos veces más común en mujeres que en hombres, los ensayos clínicos se han llevado a cabo principalmente con hombres. Incluso cuando hay hombres y mujeres en el estudio, los resultados no se evalúan por separado.[64]

Si no es la medicación, entonces, ¿qué puede ayudar?

Los escritores famosos aconsejan todo tipo de intervenciones benignas: seguir una dieta rica en antioxidantes, reducir el estrés, realizar actividades mentales estimulantes (como resolver crucigramas) y hacer ejercicio con regularidad. En el sitio web de la Clínica

Mayo encontrarás más de estos optimistas consejos multiuso: "Se ha descubierto que el ejercicio regular y un programa de caminatas previenen el deterioro cognitivo". Al parecer, ese asesor no habló con otro médico de la página web que respondió a la pregunta "¿Existe alguna estrategia de prevención del alzhéimer de eficacia probada?" con un "todavía no".[65] Aunque reconocía que "se necesita más investigación" antes de que cualquier consejo pudiera considerarse una estrategia probada, añadía las recomendaciones habituales de llevar un estilo de vida saludable: haz una actividad física regular, de preferencia aeróbica; sigue una dieta mediterránea saludable, rica en verduras y aceite de oliva; mantén activo el cerebro (sí, más crucigramas); no fumes; controla la tensión arterial y el colesterol. Utiliza tus habilidades de pensamiento ("úsalo o piérdelo" es un refrán popular, aunque los gerontólogos suelen añadir con pesimismo: "si lo perdiste, no puedes usarlo").

No nos oponemos a las dietas saludables, al aceite de oliva ni al ejercicio, mental o físico. Pero, como intervenciones que realmente puedan tener un efecto beneficioso para retrasar o evitar el deterioro cognitivo y la demencia en los últimos años de vida de una mujer, comparadas con los estrógenos, no hacen mucho.

Hoy en día, se exhorta a la gente a considerar el cerebro como un músculo más, que puede ejercitarse para evitar que se vuelva flácido y regordete. Los ejercicios de memoria son las pesas mentales de la actualidad; por ello, existen numerosos programas en línea diseñados para ayudar a fortalecer la memoria de trabajo, uno de los sistemas mentales responsables de almacenar y manipular la información. El entrenamiento de la memoria de trabajo se originó en 1999, cuando el neurocientífico cognitivo Torkel Klingberg creó un programa informático diseñado para ayudar a los niños con TDAH a concentrarse. En 2001 lanzó su empresa, Cogmed, y los estudios iniciales con niños con problemas de déficit de atención fueron prometedores. Ese éxito inicial, por supuesto, hizo albergar la esperanza de que también pudiera ayudar a personas con otras deficiencias en la memoria de trabajo (desde dificultades leves de aprendizaje hasta accidentes cerebrovasculares y otras formas de daño cerebral) a mejorar su razonamiento, sus fallos cotidianos de atención y su capacidad de recordar.

Estamos tristes por no tener noticias más alegres. Un importante metanálisis de 87 estudios sobre el entrenamiento de la memoria de trabajo[66] —todos ellos diseñados para comprobar si el entrenamiento de la memoria de trabajo ayudaba a recordar a corto plazo y si se transfería a otras medidas de la capacidad mental— demostraron que, normalmente, justo después del entrenamiento, la gente mejoraba en las mediciones de transferencia cercana, es decir, hacer lo que acababan de aprender a hacer. Si practicas los rompecabezas, te vuelves mejor armando rompecabezas. Por desgracia, para las mediciones de la transferencia lejana (capacidad no verbal, capacidad verbal, decodificación de palabras, comprensión lectora y aritmética), los investigadores descubrieron que "no existían pruebas convincentes de ninguna mejora fiable cuando se comparaba el entrenamiento de la memoria de trabajo con una condición de control tratada [...] Los programas de entrenamiento de la memoria de trabajo parecen producir efectos de entrenamiento específicos a corto plazo que no se generalizan con las mediciones de las habilidades cognitivas del 'mundo real'". ¡Demonios!

En el Instituto de tecnología de Georgia, el científico especializado en la memoria Randall W. Engel y su laboratorio descubrieron lo mismo. En su propia revisión metanalítica, llegaron a la conclusión de que "no hay pruebas sólidas de que el entrenamiento de la memoria de trabajo mejore las puntuaciones de las pruebas de inteligencia u otras mediciones de las habilidades cognitivas del 'mundo real'".[67] Thomas Redick, otro psicólogo cognitivo en su laboratorio, revisó con más detenimiento cinco estudios que afirmaban haber demostrado los beneficios del entrenamiento de la memoria de trabajo; cuando los beneficios se daban justo después de la intervención, desaparecían en pocos meses.[68] Estos hallazgos se extendieron y confirmaron en un metanálisis de 2016 de estudios de "programas de entrenamiento cerebral" que se centraban específicamente en si el uso de tareas o juegos cognitivos mejoraba el rendimiento en otras tareas.[69] Lamentablemente, no fue así.

De acuerdo, entonces olvídate del entrenamiento mental; ¿pero y el entrenamiento cerebral? La estimulación transcraneal por corriente continua (tDCS) —una técnica no invasiva que aplica corriente eléctrica a zonas del cerebro— es cada vez más popular para tratar diversos problemas y trastornos, desde reducir la depresión hasta mejorar las capacidades cognitivas. Pero aplicar la tDCS al cerebro de personas mayores mientras estaban inmersas en un entrenamiento de la memoria de trabajo no les sirvió de mucho. Investigadores del Instituto Karolinska de Estocolmo inscribieron a 123 adultos sanos de entre 65 y 75 años en un programa de entrenamiento de cuatro semanas. Todos hicieron una batería de pruebas cognitivas al principio del estudio y de nuevo al final. Algunos participantes recibieron 25 minutos de tDCS en una zona del córtex prefrontal que desempeña un papel central en la memoria de trabajo; a otros se les hizo creer que recibían 25 minutos de corriente cuando en realidad esta solo estuvo activa durante 30 segundos. El primer grupo no experimentó ninguna mejora en sus capacidades cognitivas con respecto a sus compañeros que recibieron el tratamiento simulado. Cuando los investigadores combinaron los datos de este estudio con los de otros seis estudios, tampoco observaron indicios de beneficios adicionales del entrenamiento de la memoria de trabajo combinado con la tDCS.

Los investigadores concluyen que la esperanza de que la tDCS sea una forma segura y eficaz de mejorar la función cognitiva "sedujo tanto a la comunidad investigadora como a los medios de comunicación. Un número creciente de personas del público en general, presumiblemente inspiradas por ese optimismo desinhibido, utilizan ahora la tDCS para rendir más en el trabajo o en los juegos en línea, y las comunidades en línea ofrecen asesoramiento sobre la compra, fabricación y uso de dispositivos de tDCS. Como era de esperar, se está desarrollando rápidamente una explotación comercial para satisfacer esta nueva demanda pública de mejora cognitiva mediante tDCS, a menudo sin un solo ensayo en humanos que respalde las afirmaciones de los vendedores o fabricantes".[70]

Si los ejercicios mentales no ayudan a la memoria ni a otras capacidades cognitivas, ¿qué ocurre con el ejercicio físico, que mucha gente cree que es una forma eficaz de prevenir la demencia? Fíjate en el tono vacilante del consejo de la Clínica Mayo: "Son necesarias más investigaciones para saber en qué grado mejora la memoria o disminuye la progresión del deterioro cognitivo el hecho de añadir actividad física. No obstante, el ejercicio regular es importante para mantenerse en forma física y mentalmente". Traducción: el ejercicio es bueno, y parece lógico que disminuya la progresión del deterioro cognitivo y haga otras cosas buenas por tu cerebro, pero aún no sabemos cuánto ejercicio o de qué tipo es útil. Aun así, no dejes de hacerlo.

Estamos de acuerdo, y por eso hemos buscado en la literatura pruebas de que el ejercicio puede evitar que nuestro cerebro se deteriore más de lo que ya lo ha hecho. Hay literalmente cientos de estudios que afirman que el ejercicio ayuda a prevenir el deterioro cognitivo, pero incluso los diez mejores se desmoronan bajo una inspección minuciosa. Algunos autores citan afirmaciones de otros, no sus propias investigaciones originales. Otros se basan en los recuerdos de los participantes sobre la cantidad de ejercicio que creen haber hecho (o que recuerdan haber hecho) años antes, pero la autoevaluación es poco fiable. Algunos utilizan medidas de ejercicio que varían ampliamente tanto en frecuencia (desde una hora a la semana hasta una hora o más al día) como en grado de intensidad (desde levantarse de la silla hasta correr o caminar con gran intensidad). A veces, el ejercicio se confunde con otros factores de riesgo, en particular la obesidad, la diabetes, el bajo nivel educativo y la depresión. Y si el ejercicio es difícil de medir con exactitud en estos estudios, también lo es el deterioro cognitivo, cuyas evaluaciones van de leve a grave. Estas complejidades, sin embargo, no detienen a los redactores de escribir lo que llamamos "titulares hipotéticos", como este del periódico británico *Telegraph*, que pretendía resumir un nuevo estudio: "Una hora de ejercicio a la semana 'puede reducir a la mitad el riesgo de demencia'". ¡Ojalá!

Pero como los estudios con animales demuestran que el ejercicio sí tiene beneficios neurológicos y vasculares en el cerebro, el esfuerzo por vincular esos cambios a las capacidades cognitivas continúa. En un metanálisis de 47 estudios longitudinales que analizaban los efectos de la actividad física en el deterioro cognitivo y la demencia, las personas con mayores niveles de actividad física presentaban menor riesgo de deterioro cognitivo que las sedentarias. ¿Cuál era ese menor riesgo? Apenas un 18% (que no hay que despreciar... ¡párate de esa silla!). Lo malo es que cuanto mejor es el estudio, más débil es el hallazgo.[71] Otro metanálisis de 32 ensayos evaluó la eficacia de la actividad física para ralentizar el deterioro cognitivo y retrasar la aparición de discapacidades cognitivas y demencia en adultos sanos. "Las pruebas fueron insuficientes para sacar conclusiones sobre la eficacia del entrenamiento aeróbico, el entrenamiento de resistencia o el *tai chi* a la hora de mejorar la cognición", concluyeron con tristeza los investigadores. Algunas intervenciones eran útiles, pero "las pruebas relativas a los efectos sobre la prevención de la demencia fueron insuficientes para todas las intervenciones de actividad física".[72]

En resumen

Cuando Barbara Sherwin lanzó lo que sería su trabajo de décadas sobre la menopausia, las hormonas y la memoria, temió que los medios de comunicación convirtieran sus hallazgos en simples consejos o, peor aún, los usaran para fomentar la visión misógina de que las mujeres pierden capacidades cognitivas después de la menopausia. Aun así, como le comentó a una periodista de su universidad local de McGill, su objetivo siempre fue ayudar a las mujeres a vivir de la forma más agradable y productiva posible. Por eso, tiene poca paciencia con quienes desprecian la TRH por considerarla "antinatural". "Lo que no es natural es vivir hasta los 80", dijo. Las mujeres viven entre un tercio y la mitad de su vida después de la menopausia, y el hecho de que los estrógenos ayuden a la cognición y prevengan el alzhéimer es una información crucial. Pero añadió que "mejorar la calidad de vida no es lo mismo que librarse del fenómeno del envejecimiento".[73]

En resumen, existen buenos motivos para creer que los estrógenos ayudan a mantener las capacidades cognitivas, además de prevenir enfermedades cardiovasculares y accidentes cerebrovasculares. Repasémoslas:

- Los estrógenos estimulan el crecimiento de las células nerviosas, regeneran los axones y disminuyen la muerte neuronal asociada con el alzhéimer.
- Los estrógenos reducen los niveles de vasoconstrictores —sustancias que estrechan las arterias— y aumentan los de vasodilatadores —que las expanden—; además, mejoran el flujo sanguíneo cerebral e inhiben sustancias inflamatorias relacionadas con las primeras etapas de la ateroesclerosis.
- Los estrógenos mejoran la capacidad de las neuronas para sobrevivir a una serie de agresiones fisiológicas, como enfermedades y lesiones cerebrales.

Ahora bien, ¿y qué pasa con la Iniciativa de Salud de la Mujer y sus antecedentes de espantar a mujeres?

- La WHI no encontró ningún aumento en el riesgo de demencia o discapacidad cognitiva en mujeres que solo tomaban estrógenos. Por el contrario, cuando el tratamiento se iniciaba entre los 45 y 54 años, el riesgo disminuía de forma significativa.
- El riesgo de demencia mostró un ligero aumento entre mujeres que tomaron la TRH, pero solo si tenían discapacidades cognitivas previas o comenzaron con las hormonas mucho tiempo después de la menopausia.
- La WHI no descubrió que los estrógenos aumentaran el riesgo de accidente cerebrovascular en mujeres jóvenes entrando en la menopausia con buena salud vascular. Hubo un aumento del riesgo en mujeres de más de 60 años, con sobrepeso,

hipertensión, tabaquismo o signos previos de enfermedad ateroesclerótica.

- La WHI, como de costumbre, hizo mucho escándalo sobre los daños de la TRH (¡demencia! ¡accidente cerebrovascular!) y enterró sus beneficios. Pero los propios datos de la WHI mostraron algo muy distinto: las mujeres que ya habían tomado hormonas antes de ingresar al estudio —es decir, más cerca de la menopausia— presentaron menos probabilidad de desarrollar cualquier tipo de demencia, incluido el alzhéimer, durante el ensayo clínico. Presentaron una reducción del riesgo del 50% en comparación con quienes no las habían consumido.[74]

Conclusión: Al igual que ocurre con los beneficios de los estrógenos para el corazón y los huesos, parece existir una ventana de oportunidad para que los estrógenos tengan un beneficio cognitivo duradero: la década posterior al inicio de la menopausia. Si se comienza con los estrógenos después de, más o menos, los 65 años o muchos años después del inicio de la menopausia, pueden no ser eficaces e, incluso, riesgosos.

Esta conclusión fue respaldada por el mayor metanálisis hasta la fecha sobre hormonas y demencia, publicado en 2023 en *Frontiers in Aging Neuroscience*. Los 15 autores, entre los que se encuentran Roberta Diaz Brinton y Lisa Mosconi (destacadas científicas cuyo trabajo ya mencionamos en este capítulo), revisaron seis ensayos clínicos controlados aleatorizados (unas 21 000 mujeres tratadas con hormonas y un número comparable con placebo) y 45 estudios observacionales (con 768 866 mujeres tratadas con hormonas y 5.5 millones de controles).[75] Sus conclusiones fueron prudentes y bien fundamentadas, ya que intervienen demasiados factores al tratar de determinar si las hormonas que una mujer empieza a tomar a principios de los cincuenta influyen en su riesgo de desarrollar demencia veinte o treinta años después. Ese es el motivo por el que algunos estudios encontraron un beneficio, otros un pequeño riesgo y otros ni riesgos ni beneficios.

Entonces, ¿qué deben hacer las mujeres? El resultado más claro de su revisión fue el siguiente: los resultados del ensayo clínico controlado aleatorizado mostraron un pequeño aumento en el riesgo de demencia en mujeres posmenopáusicas que empezaron a tomar TRH combinada después de los 65 años. Sabes cuál fue el estudio responsable en gran medida de esa conclusión, ¿verdad? (pista: su acrónimo es WHI). Ya estamos otra vez: "El uso tardío [de la terapia hormonal] se asoció con un mayor riesgo, aunque no significativo".

Un momento, dirás: ¿y qué me dicen de ese aterrador estudio danés, el que acaparó titulares en todo el mundo y afirmaba haber encontrado una conexión entre la TRH y el declive cognitivo?[76] ¿Recuerdas lo que siempre decimos sobre los titulares alarmistas? Pues esa "conexión" no es lo que demostró el estudio. Los autores recogieron datos de recetas de hormonas en la menopausia de 5589 mujeres de entre 50 y 60 años que habían desarrollado demencia entre 2000 y 2018. También recogieron datos parecidos de 55890 mujeres del mismo rango de edad que no habían desarrollado demencia durante ese periodo. No se trató de un estudio en el que se asignara de manera aleatoria a las mujeres a un grupo con hormonas o a otro sin ellas para luego hacerles un seguimiento: los investigadores se limitaron a peinar los datos retrospectivos que recogieron en busca de posibles correlaciones. ¿Y qué encontraron?

- Ningún aumento del riesgo de demencia entre mujeres que solo tomaban estrógenos.
- Ningún aumento de demencia entre mujeres que solo tomaban progesterona.
- Un ligero, pero estadísticamente significativo, aumento de demencia entre quienes tomaban la combinación de estrógenos y progesterona. ¿En cuánto diferían esos grupos? Una diferencia insignificante: el 31.9% de las pacientes con demencia habían tomado TRH, mientras que el 28.9% de las pacientes de control que no desarrollaron demencia habían tomado esta misma combinación en el pasado.

Los dos grupos tomaron hormonas durante casi el mismo tiempo: 3.8 años en grupo con demencia y 3.6 años en el grupo de control (¿en serio? ¿Un par de meses de más tomando hormonas es suficiente para aumentar el riesgo de demencia?). Además, los investigadores no determinaron si estas mujeres tenían antecedentes familiares de demencia, a pesar de que ese factor podría haber influido mucho en los resultados.

El "estudio" era tan deficiente que uno de los principales investigadores de la WHI, coautor de un editorial que lo criticaba, observó que el riesgo de demencia con menos de un año de tratamiento hormonal no era biológicamente plausible.[77] Los investigadores ni siquiera citaron el estudio PERF, realizado por sus propios compañeros daneses (consulta la página 190), que mostró que las mujeres asignadas al azar a tomar TRH durante dos o tres años tenían un 64% menos de riesgo de deterioro cognitivo entre 5 y 15 años después, en comparación con TRH quienes nunca la tomaron.[78]

* * *

Entre los muchos mensajes que ha recibido Avrum durante todos estos años, un correo electrónico de una antigua paciente, frustrada y enojada, a la que llamaremos Linda, resume la lucha de incontables mujeres en la actualidad. Hace casi 25 años, tuvo un cáncer de mama invasivo que era mayor a dos centímetros; sus ganglios linfáticos dieron negativo en cáncer y la trataron con una lumpectomía, radiación y quimioterapia. Desde entonces tomaba Premarin y progesterona, sin que hubiera señales de recidiva en todos esos años. Cuando se mudó fuera del estado, le escribió a Av: "Sigo tomando la TRH y me gustaría que me enviara una copia de su pertinente investigación al respecto, porque tengo que rogar a los médicos para que me la aprueben o receten. Una vez dejé de tomarla, pero tras dos o tres semanas envejecí muchísimo y no podía recordar nada. Estaba en una reunión y, de pronto, me di cuenta de que había hecho la misma pregunta por tercera vez. ¡Imagine qué vergüenza pasé! Nunca más la volví a dejar [la TRH]".

Cuando le preguntaron a Albert Einstein cuál creía que era su mayor talento científico, respondió que era su capacidad para observar una gran cantidad de experimentos, seleccionar los que eran correctos, ignorar el resto y armar una teoría a partir de los correctos. No hace falta ser un genio como Einstein para llegar a la conclusión de que habría que ignorar el estudio danés y las consabidas alarmas exageradas de la WHI. Avrum envió a Linda la información de este capítulo, y esperamos que haya podido convencer a su médico... del mismo modo que nos convenció a nosotros.

7

La progesterona y las pastillas anticonceptivas

Estimado doctor Bluming:

Sé que, en mi caso particular, el dilema ya no es si tomar estrógenos o no, sino más bien qué hacer con la progesterona, que parece haberse convertido en el nuevo villano. Incluso he llegado a plantearme extirparme el útero para no tener que tomarla ni someterme a todos sus inconvenientes, aunque eso me parece totalmente radical.

¡Sí, lo es, sin duda! A lo largo de los años, siempre que Avrum ha escrito o dado conferencias sobre los beneficios de la TRH y los conceptos erróneos sobre los estrógenos, a menudo le hacen dos preguntas del tipo "¿y qué pasa con...?":

¿Y qué pasa con la progesterona? ¿Y qué pasa con las pastillas anticonceptivas?

Una mujer mayor le escribió: "Mi hija toma anticonceptivos, pero recuerdo los primeros años, cuando las dosis de estrógenos eran muy altas, y desde entonces siempre me han dado mala espina. ¿Debería preocuparme? ¿La pastilla no aumentará su riesgo de padecer cáncer de mama?".

Para responder estas dudas, veamos las pruebas.

¿Y qué pasa con la progesterona?

La progesterona fue aislada y purificada a principios de los años treinta por científicos de varios países, quienes acordaron llamarla así porque es la hormona que favorece el embarazo (pro-gestación). La progesterona estimula la proliferación de las células del revestimiento uterino y las prepara para la posible llegada de un óvulo fecundado. El nivel de progesterona circulante aumenta durante la segunda mitad del ciclo menstrual, pero vuelve a su nivel de reposo si no se produce la fecundación. Si se produce, el nivel de progesterona sigue aumentando y estimula a las células endometriales para que proporcionen un entorno nutritivo al feto.

Hoy en día, la palabra "progesterona" se utiliza a menudo de forma engañosa a una variedad de preparados relacionados pero diferentes. En Estados Unidos, la forma natural más común es la progesterona micronizada, que se vende como Prometrium. En cambio, las progestinas son compuestos sintéticos que imitan la actividad de la progesterona. La progestina más recetada es el acetato de medroxiprogesterona (MPA, vendido como Provera). Prempro —una terapia hormonal combinada que contiene estrógenos y MPA— fue el preparado utilizado en el estudio de la Iniciativa de Salud de la Mujer TRH.

Podemos responder de entrada a la primera pregunta de Av: conserva tu útero y toma progesterona. Pero tiene razón al observar que la progesterona "parece haberse convertido en la nueva villana". El estudio de la WHI de 2002 reportó que los estrógenos por sí solos no aumentaban el riesgo de cáncer de mama; de hecho, como ya vimos, en los años siguientes —durante el seguimiento— se asoció su uso con una disminución del riesgo.[1] Como lo resumió un investigador: "El único resultado estadísticamente significativo para todas las participantes (de 50 a 79 años) en el ensayo de solo estrógenos de la WHI, tras un seguimiento acumulado de 13 años, fue una reducción del cáncer de mama invasivo con CEE [Premarin]".[2]

Y así, para seguir argumentando en contra de la TRH, los investigadores de la WHI y sus partidarios adujeron que lo perjudicial era la adición de progesterona.[3] Sin embargo, una vez más, la evidencia cuenta otra historia. Las mujeres con déficit de progesterona —ya sea por no ovular o por cualquier otro motivo— tienen un riesgo mayor de desarrollar cáncer de mama. En un estudio con más de mil mujeres en la premenopausia con déficit de progesterona, el riesgo resultó cinco veces mayor.[4] Además, al igual que los estrógenos, la progesterona se utiliza a menudo como tratamiento para el cáncer de mama:

- Un estudio prospectivo y aleatorizado de mujeres en la posmenopausia con cáncer de mama avanzado descubrió que el 44% de las que recibieron MPA experimentaron una remisión parcial o completa, en comparación con el 35% de las tratadas con tamoxifeno. De hecho, el MPA fue incluso más eficaz que este en el tratamiento de metástasis óseas y en mujeres mayores de 70 años. Una revisión posterior de todos los ensayos clínicos aleatorizados que comparaban el tamoxifeno con las progestinas para el cáncer de mama metastásico en mujeres posmenopáusicas confirmó estos resultados.[5]
- En un ensayo controlado y aleatorizado con mil mujeres a punto de ser operadas por cáncer de mama, un cirujano oncólogo de Mumbai (India) inyectó a la mitad de ellas una dosis única de progesterona entre 5 y 14 días antes de la operación. Cinco años después, esta inyección había mejorado de forma significativa el pronóstico libre de enfermedad en las mujeres con afectación ganglionar positiva, en comparación con aquellas que no recibieron progesterona[6] (las mujeres sin afectación en los ganglios linfáticos ya tenían de por sí un pronóstico favorable).
- En un estudio de 4 575 mujeres de entre 35 y 64 años que habían sobrevivido a un cáncer de mama invasivo, las que tomaron anticonceptivos a base solo de progestina durante cuatro años no presentaron un mayor riesgo de recidiva en comparación con el grupo de control.[7]

La progesterona puede mejorar las tasas de supervivencia del cáncer de mama. Científicos australianos descubrieron que los receptores que median la actividad del estrógeno y la progesterona interactúan con el ADN para controlar el crecimiento de una mayoría de cánceres de mama. Su descubrimiento puede ser un buen presagio para el desarrollo de los tratamientos dirigidos. Por su parte, un equipo del Instituto de Investigación del Cáncer de la Universidad de Cambridge, en el Reino Unido, informó que la progesterona natural puede estimular el receptor de progesterona en células de cáncer de mama, lo que inhibe su proliferación.[8]

Así, tal vez el problema no sean tanto las formas naturales y más puras de progesterona como las progestinas, las versiones sintéticas que se utilizaron en la Iniciativa de Salud de la Mujer. ¿Adivinas quién promovió esa idea? Pues sí. Los datos que relacionan la combinación de estrógenos y progestágenos con un mayor riesgo de cáncer de mama proceden en gran medida de la WHI, cuyos propios resultados —como vimos en los capítulos 2 y 3— fueron apenas estadísticamente significativos e incoherentes en todos sus informes de seguimiento.

De hecho, algunos investigadores han argumentado que la WHI no halló un verdadero aumento del riesgo, sino uno estadísticamente insignificante.[9] Richard Santen, endocrinólogo y profesor de medicina de la Universidad de Virginia, y sus colegas relativizan el asunto. Ellos no creen que la TRH debería tomarse por más de unos cuantos años debido a sus supuestos riesgos de cáncer de mama, pero reconocen que el riesgo es bajo. Escribieron lo siguiente: "Con base en el peor análisis […] las mujeres que lleven diez [años] tomando TRH tienen un 96% de posibilidades de seguir libres de cáncer de mama, frente al 98% de las que no toman la TRH".[10] Aún no se sabe por qué las progestinas deberían tener un riesgo ligeramente mayor que la progesterona. Algunas progestinas estimulan los receptores andrógenos (presentes tanto en mujeres como en hombres, aunque en distintas proporciones). Los niveles altos de testosterona libre (y andrógenos) se identificaron como un factor de riesgo para el cáncer de mama, tanto antes como después de la menopausia.[11]

Investigadores italianos extirparon los ovarios de monas adultas y después las asignaron de manera aleatoria para recibir estrógenos combinados con progestina o un placebo. Las monas que recibieron progestina desarrollaron una mayor proliferación de la capa única de células epiteliales que recubren los conductos mamarios. En cambio, cuando se les administró progesterona micronizada (natural) en lugar de progestina, no se observó ese aumento en la proliferación celular.[12] Una vez más, el mecanismo biológico preciso que subyace a este resultado no está del todo claro, pero una posible razón es que la progesterona micronizada no estimula los receptores de andrógenos como sí lo hacen las progestinas. En 2005, una extensa revisión bibliográfica realizada por otro grupo italiano concluyó que el uso de progesterona micronizada oral eliminaba cualquier aumento del riesgo de cáncer de mama asociado a la TRH.[13]

¡No tires tu Provera aún! Lo que parece desprenderse de estos estudios es que las mujeres que deseen tomar TRH deberían, para sentirse más seguras, tomar progesterona en su forma oral micronizada. Aun así, estamos hablando de diferencias extremadamente pequeñas en los riesgos entre la progesterona y la progestina: no más de un 2% de diferencia. A algunas mujeres, incluida Martha, la esposa de Av, les va mejor en cuanto a efectos secundarios con Provera (la progestina) que con la progesterona micronizada, y no deberían preocuparse en exceso. Y recuerda que, aunque la TRH con progestina puede aumentar el riesgo de cáncer de mama en un porcentaje ínfimo, te hemos bombardeado con pruebas de que las mujeres que toman TRH viven más y tienen una menor tasa de mortalidad por cáncer de mama en comparación con las que no TRH la usan.

Hay otra consideración importante a tener en cuenta sobre los beneficios de la TRH: reduce de forma significativa el riesgo de cáncer de colon, el tercer cáncer más frecuente en Estados Unidos. En 2023, se estimaron más de 150 000 nuevos casos cada año y una tasa de mortalidad de aproximadamente un tercio.[14] Sin embargo, la tasa de cáncer de colon es sistemáticamente inferior en las mujeres, sobre todo en aquellas en la premenopausia que producen sus propios estrógenos, lo que sugiere que estos protegen contra el crecimiento de células cancerosas en el colon.[15] Después de la menopausia, las mujeres que toman TRH tienen un menor riesgo de desarrollar cáncer de colon y, si llegan a padecerlo, una menor tasa de mortalidad que aquellas que no toman hormonas.[16] Aunque no todos los estudios coinciden,[17] la mayoría respalda estos resultados. Incluso la Iniciativa de Salud de la Mujer lo hizo. En un análisis de todas las mujeres inscritas en la WHI, el uso de cualquier forma de TRH redujo el riesgo de cáncer de colon en un 30 por ciento. En un estudio similar, tanto los estrógenos solos como la combinación con progestina (en cualquier forma, parche o pastilla) se asociaron a una "fuerte reducción" del riesgo de cáncer de colon.[18]

¿Y qué pasa con las pastillas anticonceptivas?

El primer anticonceptivo oral, Enovid, fue aprobado en 1960, aunque en ese entonces era ilegal que las mujeres no casadas lo emplearan (de hecho, no podían acceder a ningún tipo de método anticonceptivo) en 26 estados. Cinco años después, en su histórica sentencia de *Griswold contra Connecticut,* el Tribunal Supremo dictaminó que era inconstitucional que el gobierno prohibiera que las parejas casadas usaran métodos anticonceptivos. El tribunal no se atrevió a legalizar los anticonceptivos para todas las mujeres estadounidenses hasta 1972, en *Eisenstadt contra Baird.*

El estrógeno más utilizado en las pastillas anticonceptivas es el etinilestradiol. En los primeros años, cuando la pastilla contenía dosis relativamente altas de estrógeno (Enovid tenía hasta 10 miligramos de etinilestradiol), un número pequeño pero preocupante de mujeres desarrolló coágulos sanguíneos en las venas, por lo general en las piernas. A veces, fragmentos de esos coágulos se desprendían y viajaban a los pulmones, lo que provocaba embolias pulmonares y, en algunos casos, la muerte.[19] Esta complicación letal, claramente inaceptable, causó una gran conmoción nacional al afectar a mujeres jóvenes y, por lo demás, sanas. Como resultado, se redujo mucho la dosis de hormonas de estas pastillas, y ahora las embolias son casos muy poco frecuentes.[20]

En los anticonceptivos orales actuales, el etinilestradiol se presenta en distintas dosis. Algunas son más altas que la dosis usada en la TRH, y otras más bajas. Las formulaciones de dosis baja —con apenas 0.01 miligramos de etinilestradiol— suelen recetarse sobre todo a mujeres en la perimenopausia que requieren anticonceptivos, pero también presentan menstruaciones irregulares o abundantes, o síntomas hormonales que afectan su calidad de vida. Estos preparados proporcionan los estrógenos adecuados para aliviar los bochornos y otros síntomas vasomotores[21] (los componentes de progesterona incluidos en las pastillas anticonceptivas y la TRH suelen ser similares).

En cualquiera de estas dosis, los anticonceptivos orales se encuentran entre los métodos anticonceptivos más eficaces, con tasas de fracaso inferiores al 1% cuando se utilizan de manera correcta. También contamos con más de sesenta años de investigación sobre su seguridad, y para las mujeres a las que les preocupan los estrógenos y el cáncer de mama, los resultados son muy alentadores, incluso para las supervivientes de esta enfermedad:

- Durante la década de los ochenta, una serie de estudios a gran escala del estudio CASH (Cancer and Steroid Hormone), del Centro de control de enfermedades (CDC), no lograron encontrar ninguna asociación significativa entre el uso de anticonceptivos orales y el cáncer de mama, ni siquiera cuando se usaban a edad temprana, antes del primer embarazo, en el momento del diagnóstico o en mujeres con antecedentes familiares de cáncer de mama.[22]
- En 2002, el CDC evaluó a 4574 mujeres con cáncer de mama y a 4682 controles. Más del 75% estaban consumiendo o habían consumido anticonceptivos orales. No se encontró un mayor riesgo de cáncer de mama asociado con el tiempo de uso ni con la edad en que empezaron a tomar la pastilla (ni siquiera en las menores de 20 años).[23]

- En 2007, un gran estudio de cohorte británico con 46 000 mujeres —la mitad de las cuales tomó anticonceptivos orales— hizo seguimiento de todas ellas durante una media de 24 años y no encontró diferencias en la incidencia del cáncer de mama entre las consumidoras y las que nunca habían tomado anticonceptivos.[24]

- En 2008, el estudio WECARE (Women's Environment, Cancer, and Radiation Epidemiology) comparó a 708 mujeres que habían tenido cáncer en ambas mamas con 1 395 mujeres que solo habían tenido cáncer en una mama. No se observó un mayor riesgo de desarrollar cáncer en la mama contraria entre quienes usaban anticonceptivos orales. La duración del uso y la edad de inicio tampoco marcaron una diferencia. Un estudio de seguimiento en mujeres con cáncer de mama primario que también eran portadoras de la mutación BRCA1 o BRCA2 tampoco encontró ninguna relación entre el uso de anticonceptivos orales y el riesgo de cáncer en la mama opuesta.[25]

- En 2010, el Estudio de la Salud de las Enfermeras informó que, entre 1 344 pacientes con cáncer de mama, solo en 57 se detectó un ligero aumento del riesgo. Pero ese incremento solo se vio entre las que tomaban una progestina conocida por estimular los receptores de andrógenos. Debido a las cifras tan bajas, los autores concluyeron que "el uso de anticonceptivos orales actuales no es una de las causas principales de cáncer de mama".[26]

- En 2013, un metanálisis de 13 estudios prospectivos —con 11 722 casos de cáncer de mama entre 850 000 mujeres— no encontró ninguna asociación significativa entre el uso pasado o actual de anticonceptivos orales y el cáncer de mama.[27]

- Como ocurre con otros hallazgos sobre los estrógenos, la tasa de supervivencia entre pacientes con cáncer de mama tiende a ser mayor en aquellas que tomaban anticonceptivos orales al momento del diagnóstico, en comparación con quienes no tomaban estrógenos.[28]

Déjanos contarte una noticia que te va a dejar con la boca abierta. Cada año se diagnostican en Estados Unidos unos 20000 casos de cáncer de ovario, una cifra muy inferior a los aproximadamente 240000 nuevos diagnósticos de cáncer de mama. El cáncer de ovario es mucho más difícil de tratar y curar; todavía no existe una prueba de cribado eficaz para detectarlo, y en 2023 su tasa de mortalidad (67%) seguía siendo muy superior a la del cáncer de mama recién diagnosticado.[29] Sin embargo, las pruebas disponibles sugieren que los anticonceptivos orales disminuyen el riesgo de cáncer de ovario entre un 40 y un 80 por ciento.[30] En un estudio, el epidemiólogo Martin Vessey y su colega Rosemary Painter, del Departamento de Salud Pública de la Universidad de Oxford, analizaron a más de 17 000 mujeres reclutadas en clínicas de planificación familiar entre 1968 y 1974, a quienes se les dio un seguimiento hasta 2004. Las mujeres que habían tomado anticonceptivos orales tenían un 40% menos de probabilidades de desarrollar cáncer de ovario que aquellas que nunca los habían usado. Además, las que los tomaron durante más de diez años redujeron su riesgo general hasta en un 80%, y este beneficio persistió durante casi veinte años después de dejar el anticonceptivo oral.[31]

Los estudios epidemiológicos, ya sean de poblaciones pequeñas o grandes, nunca obtendrán un cien por ciento de concordancia en los resultados. Por eso, debemos buscar la imagen más amplia que se forma al juntar todas las piezas del mosaico de evidencia, incluso cuando algunas no encajan del todo. En el caso de las pastillas anticonceptivas y el cáncer de mama, como suele ocurrir, hay piezas que no encajan: algunas muestran un pequeño pero significativo aumento del riesgo entre las mujeres que toman anticonceptivos orales, y ese hallazgo también debe tomarse en cuenta.

En 1996, el Grupo de Colaboración sobre los Factores Hormonales que Influyen en el Cáncer de Mama (Collaborative Group on Hormonal Factors in Breast Cancer) llevó a cabo un metanálisis de 54 estudios epidemiológicos de todo el mundo sobre el uso de anticonceptivos orales y el cáncer de mama invasivo.[32] En total, se analizaron los datos de 53 297 mujeres con cáncer de mama y 100 239 sin la enfermedad. Las mujeres que tomaban anticonceptivos orales presentaban un riesgo un poco mayor de desarrollar cáncer de mama invasivo, riesgo que se mantuvo durante diez años tras dejar de tomar la pastilla. Sin embargo, el aumento era mínimo". ¿De qué tamaño? Tan pequeño que, en una revisión posterior, los propios autores lo descartaron. Como las tasas de cáncer de mama entre las mujeres lo bastante jóvenes como para tomar anticonceptivos eran tan bajas, dijeron esta vez, y como las cifras absolutas de mujeres de la muestra que desarrollaron cáncer de mama eran, en consecuencia, muy peque-ñas, cualquier aumento aparente del riesgo de cáncer de mama debido a las pastillas anticonceptivas era trivial.[33]

Sin embargo, como la noche sigue al día y los pingüinos a los pe-ces, las historias de miedo siempre estarán con nosotros. Dan miedo. Llaman nuestra atención. Atraen lectores. Venden. Así que no nos sorprendió que, en 2017, una amiga nos llamó para preguntarnos por un artículo del *New York Times* que le preocupaba. El titular era muy drástico: "Las pastillas anticonceptivas siguen estando ligadas al cán-cer de mama, según un estudio", y la entradilla no se quedaba atrás: "Las mujeres que usan pastillas anticonceptivas y DIU que liberan hor-monas se enfrentan a un mayor riesgo que las que usan métodos sin hormonas, según informaron científicos daneses".[34] El artículo ha-cía referencia a un estudio nacional de cohorte, publicado en el *New England Journal of Medicine,* que incluyó a 1.8 millones de mujeres danesas entre los 15 y los 49, seguidas durante una década. Los in-vestigadores observaron un aumento en los casos de cáncer de mama entre las consumidoras actuales y recientes de anticonceptivos orales, así como en quienes usaban DIU que liberaba progestina.[35]

La periodista del *New York Times*, Roni Caryn Rabin, se dio cuenta de inmediato de que el "riesgo absoluto era pequeño". De he-cho, en una editorial adjunta en el *NEJM* titulada "Los anticonceptivos orales y el pequeño aumento del riesgo de cáncer de mama", David J. Hunter, un profesor de epidemiología y medicina de la Universidad de Oxford, hizo énfasis en lo reducido del riesgo: "Un aumento de aproximadamente un nuevo caso de cáncer de mama por cada 7 690 consumidoras actuales y recientes de anticonceptivos hormonales". Situó los resultados en el contexto de investigaciones anteriores, incluidos los estudios que hallaron un mayor riesgo, como el del Grupo de Colaboración sobre los Factores Hormonales que Influyen en el Cáncer de Mama, y los que no lo hicieron, como los informes de los Centros de Control de Enfermedades. Llegó a la misma conclusión que el grupo de colaboración, es decir, que las implicaciones clínicas de este estudio "deben situarse en el contexto de las bajas tasas de incidencia del cáncer de mama entre mujeres más jóvenes", y señaló que la mayoría de los nuevos casos de cáncer de mama se daban entre mujeres mayores de 40 años que seguían tomando la pastilla anticonceptiva. Además, escribió que lo más importante era que "el riesgo de cáncer de mama tiene que equilibrarse con los beneficios del uso de los anticonceptivos orales", y que estos beneficios superaban con creces los riesgos: era un anticonceptivo eficaz, ayudaba a mujeres con periodos menstruales dolorosos o con un sangrado excesivo y se asociaba a una reducción sustancial del riesgo de cánceres de ovario, endometrio y colorrectal en etapas posteriores de la vida.[36]

Como para subrayar el punto, la reportera insertó un enlace justo en medio de su artículo a una nota titulada "Birth Control Pills Protect Against Cancer, Too." [Las pastillas anticonceptivas también protegen contra el cáncer].

De hecho, lo hacen, como lo demuestra un análisis prospectivo de más de 196 536 mujeres a quienes se dio seguimiento entre 1995 y 2011. Los investigadores hallaron una reducción del 40% en la incidencia de cáncer de ovario entre las mujeres que habían tomado anticonceptivos orales durante al menos diez años, así como una reducción similar en la incidencia de cáncer de endometrio. No encontraron ninguna asociación entre los anticonceptivos orales y la probabilidad de desarrollar cáncer de mama.[37]

Y, sin embargo, algunos investigadores siguen empeñados en ahuyentar a las mujeres de los estrógenos. Una y otra vez, inflan las estadísticas más pequeñas hasta convertirlas en las mayores alarmas. Valerie Beral fue la autora principal del Reanálisis Colaborativo de

1996, el estudio en el que los propios investigadores tacharon de trivial su hallazgo de "mayor riesgo". También fue la autora principal del Estudio del Millón de Mujeres, que criticamos con firmeza en los capítulos dedicados al cáncer de mama. En 2023, Valerie Beral y sus colegas publicaron un metanálisis, y no es de extrañar que, una vez más, informaran sobre un mayor riesgo de cáncer de mama entre las mujeres jóvenes que habían tomado pastillas anticonceptivas durante al menos cinco años. No hubo un aumento en el riesgo de muerte por cáncer de mama, ¿y qué tan grave fue el aumento del riesgo de desarrollarlo? Ocho casos por cada 100 000 consumidoras.[38]

En resumen

Como muchas mujeres están preocupadas por los posibles riesgos de la progesterona y las pastillas anticonceptivas, hagamos un repaso:

- La palabra "progesterona", la hormona natural que favorece el embarazo (pro-gestación), se aplica a menudo a distintos preparados. La forma natural que se usa con mayor frecuencia es la progesterona micronizada (Prometrium). Por el contrario, las progestinas son compuestos sintéticos que imitan la actividad de la progesterona. En Estados Unidos, la progestina más recetada es el acetato de medroxiprogesterona (MPA, vendido como Provera).
- Aunque la progesterona parece haberse convertido en la nueva villana en los debates sobre la TRH, la mayoría de las pruebas la exonera. Como ocurre con los estrógenos, la progesterona suele usarse como tratamiento eficaz en mujeres con cáncer de mama, e incluso puede mejorar las tasas de supervivencia del cáncer de mama.
- Investigadores informaron que no existe un aumento del riesgo de cáncer de mama cuando se utiliza progesterona micronizada oral (natural) como parte de la TRH. En cambio, cuando se trata de una progestina sintética, el aumento observado es mínimo y debatible (apenas un 2%). No obstante, algunas

mujeres responden mejor a la progestina que a la progesterona natural TRH y no deberían preocuparse, ya que el hallazgo más relevante sigue siendo que las mujeres que usan TRH viven más tiempo y presentan una menor tasa de mortalidad por cáncer de mama que quienes no la usan.

- Las mujeres que toman cualquier formulación de estrógenos o TRH presentan una reducción significativa del riesgo de cáncer de colon.
- Los anticonceptivos orales son abrumadoramente seguros y muy eficaces. La inmensa mayoría de los estudios no ha encontrado ninguna asociación entre su uso y el cáncer de mama, y en los pocos que sí lo han hecho, los hallazgos han sido triviales. Esto se mantiene sin importar la edad en que la mujer empezó a tomarlos, si los tomó antes de su primer embarazo, si los tomaba al momento del diagnóstico o si tiene antecedentes familiares de cáncer de mama.

Investigadores y médicos coinciden en que el reto es no ignorar los pequeños riesgos ni inflarlos hasta convertirlos en peligros inminentes. "Nada está exento de riesgos, y los anticonceptivos hormonales no son una excepción a esa regla", dijo Ojvind Lidegaard, uno de los autores del artículo del NEJM, al *New York Times*.[39] Como hemos subrayado en varias ocasiones, toda intervención médica, ya sea una prueba diagnóstica, una intervención quirúrgica o un medicamento, conlleva un riesgo. Incluso algo que podría parecer totalmente beneficioso, como tomar vitaminas, puede tener riesgos. ¿Cómo pueden ser malas para ti las vitaminas? Una sobredosis de vitamina A o D puede ser letal. ¿Qué riesgos deberían tener en cuenta los consumidores y cuáles son triviales? La mayoría de la gente que ve comerciales de productos farmacéuticos en la televisión ya no presta atención a las advertencias obligatorias sobre los efectos secundarios, que pueden ir desde erupciones cutáneas hasta la muerte. La lista es tan larga que es hasta cómica, pero las advertencias son mortalmente graves. Literalmente.

Por eso los consumidores deben encontrar un equilibrio entre considerar triviales las advertencias serias y tomarse demasiado en serio las advertencias triviales. Nos preocupa que la FDA siga exigiendo esa advertencia en un recuadro negro en todos los productos que contienen estrógenos, una medida establecida hace tanto tiempo a raíz de las alarmas de la WHI. Todos los productos de terapia hormonal, incluidas las cremas vaginales con estrógenos, deben llevar esa advertencia para alertar a las usuarias sobre los "riesgos" de infartos de miocardio, accidentes cerebrovasculares, cáncer de mama y demencia.

En un editorial para el *Journal of the North American Menopause Society*, Cynthia Stuenkel escribió: "Muchos médicos han experimentado la consternación de recetar estrógenos vaginales, solo para que su paciente volviera a la siguiente cita con la noticia de que, tras leer el prospecto, ella (o su pareja) había decidido no arriesgarse a los peligros destacados en la advertencia del recuadro".[40] No es de extrañar. ¡Un sexo confortable probablemente no merezca un ataque al corazón, cáncer o demencia!

Pero las maravillas nunca cesan y el progreso avanza. En enero de 2018, los investigadores de la Iniciativa de Salud de la Mujer anunciaron que la dosis de estrógenos de las cremas vaginales no está asociada a un mayor riesgo de cáncer de mama.[41] Solo han tardado 16 años, así que quién sabe: quizás dentro de otros 16 años también cambien de opinión sobre la TRH.

El estrógeno vaginal también es seguro para las mujeres con cáncer de mama. Un estudio de 2024 de casi 50 000 pacientes con cáncer de mama en Irlanda del Norte emparejó a las mujeres que usaban estrógenos vaginales con controles por edad, estadio de su cáncer y otros factores. En la cita de seguimiento de los ocho años, las mujeres que usaban estrógenos vaginales no tenían un aumento en el riesgo de muerte por cáncer de mama. Los investigadores llegaron a la siguiente conclusión: "Este hallazgo puede tranquilizar a los médicos que la recetan, y apoya las directrices que sugieren que la terapia con estrógenos vaginales pueden considerarse en pacientes con cáncer de mama y síntomas genitourinarios".[42] ¡Un poco de tranquilidad también para las mujeres!

8

Debates y lecciones finales
en el caso en defensa de la TRH

En este capítulo final, Avrum describirá el reto de encontrar un terreno común con colegas que no están de acuerdo con él, repasará los beneficios y riesgos de la TRH y responderá algunas preguntas que le hacen sus pacientes con frecuencia, preguntas que quizás tú también tengas. Para las lectoras cuyo médico aún se siga apegando fielmente a las directrices de la Iniciativa de Salud de la Mujer, Av proporciona una lista de sus diez problemas principales con la esperanza de que resulte un inicio útil para una conversación.

* * *

Hace muchos años, me invitaron a debatir con Susan Love, la entonces directora del Centro de Mama de UCLA, sobre los estrógenos y el cáncer de mama, ante un público de médicos e investigadores en el sur de California. Como era el orador invitado, empecé yo. Lo primero que dije fue que estaba seguro de que, al terminar el debate, todo el mundo, incluida Susan, encontraríamos algún punto de acuerdo, porque, después de todo, compartíamos un objetivo: la prevención y erradicación del cáncer de mama. Expuse mi caso, resumí lo esencial que leíste en este libro y luego me senté a escuchar su respuesta.

Love empezó diciendo que nunca estaría de acuerdo conmigo, ya que se oponía firmemente a la idea de que la menopausia fuera una enfermedad. En su opinión, cualquiera que sugiriera que la terapia de reemplazo hormonal tenía algún beneficio estaba, en realidad, etiquetando la menopausia como una enfermedad que necesitaba tratamiento. Señaló que a las chicas les iba muy bien hasta que alcanzaban la edad de la pubertad, y luego se pasaban las siguientes décadas en una tumultuosa montaña rusa física y emocional. Continuó diciendo que solo después de la menopausia las mujeres tenían la oportunidad de dirigir compañías, universidades o países, y volverse activistas políticas. La conclusión de Love fue que el problema no era que las mujeres padecieran una deficiencia de estrógenos tras la menopausia, sino el "envenenamiento por estrógenos" durante la pubertad y la menopausia.

Un silencio sepulcral siguió a sus palabras.

Susan Love, quien murió en 2023, acabó siendo directora de lo que actualmente se conoce como la Fundación para la Investigación del Cáncer de Mama de la Dra. Susan Love, y escribió muchos libros famosos. Entre ellos está *El libro de las hormonas,* que repite la frase del envenenamiento por estrógenos y enumera los beneficios de la menopausia como una etapa en la que las mujeres ya no están "constreñidas por los dictados de encontrar un hombre para reproducirse".[1] Siguió promoviendo la opinión de que la medicalización de la menopausia es mala para las mujeres, una intrusión innecesaria en una fase normal de la vida de una mujer.

Aun así, me resultó más fácil debatir con Susan Love, cuya postura era clara aunque simplista, que debatir, en distintas ocasiones en los años siguientes, con eminencias de la medicina y la epidemiología que, o bien trabajaban con la WHI, apoyaban sus afirmaciones principales o estaban convencidos de que los estrógenos eran cancerígenos. Uno de esos expertos es el epidemiólogo Malcolm Pike, doctor en estadística matemática, exdirector de la Unidad de Epidemiología del Cáncer en la Universidad de Oxford y del departamento de Epidemiología de la USC y, actualmente epidemiólogo adjunto en el Memorial Sloan Kettering Cancer Center. Pike ha mantenido durante mucho tiempo que el cáncer de mama sí está relacionado con los niveles hormonales.

A estas alturas, ya sabes por qué considero que esa postura —por más que la respalden figuras destacadas— no está respaldada por la gran cantidad de estudios que la contradicen.

Durante mi debate con Pike en 2003, ante un público de médicos que asistían a un programa de formación médica continua, intenté —como siempre— encontrar un terreno común.

—Estamos de acuerdo —le dije— en que la incidencia del cáncer de mama sigue aumentando durante y después de la menopausia, incluso en mujeres que no toman TRH. Si el estrógeno fuera realmente una causa del cáncer de mama, ¿no cabría esperar que esa tasa disminuyera, o incluso que se desplomara, dado el brusco descenso de los niveles de estrógeno tras la menopausia?".

Estuvo de acuerdo en que las tasas de cáncer de mama siguen aumentando en las mujeres mayores a medida que disminuyen sus niveles de estrógenos. Pero, rebatió, el ritmo de ese aumento se ralentiza a medida que descienden los estrógenos.

Pensé: "¿Cómo dices?", y en voz alta pregunté:

—¿Cómo afecta eso a mi argumento? La cuestión es que las tasas de cáncer de mama siguen aumentando de forma constante hasta la vejez. Si los estrógenos fueran uno de los principales factores responsables, cabría esperar una disminución progresiva. Entonces, ¿por qué no ocurre así?

—No soy un médico de verdad como el doctor Bluming —bromeó Pike con el público—. Lo único que tengo es un doctorado, no en medicina, sino en estadística. (Con lo que dio a entender que su formación académica era, en sí misma, una respuesta válida).

En 2007, tuve la oportunidad de debatir con Peter Ravdin, doctor en medicina, en un programa de radio durante el San Antonio Breast Cancer Symposium. Hablamos sobre la relación entre la TRH y el cáncer de mama. Ravdin, director de la Breast Health Clinic de la universidad de Texas, ganó más adelante un *Pathfinder Award* de la American Society of Breast Disease, que lo reconoció como "una persona innovadora que ha combinado la intuición biológica, la investigación clínica y translacional, y la práctica clínica con una comprensión interdisciplinar para avanzar en la lucha contra las enfermedades y el cáncer de mama". Durante nuestro debate, Ravdin afirmó que la incidencia del cáncer de mama disminuyó en un plazo de ocho meses después del primer informe de la Iniciativa de Salud de la Mujer en 2002. Al no encontrar otra explicación más convincente, atribuyó esa caída a la reducción drástica en la prescripción de TRH: las mujeres habían dejado de tomar esa combinación "peligrosa" de estrógenos y progestina TRH.

Si leíste el capítulo 2, ya sabes cómo respondí.

—Por desgracia para ese argumento ese descenso comenzó en 1999, mucho antes de la publicación de la WHI en 2002 —repliqué—. Es más, la mayoría de los cánceres de mama tardan al menos nueve años en convertirse en tumores diagnosticables, mucho más que ocho meses.

Bueno, respondió Ravdin, en realidad él estaba hablando de la mínima cifra, a los casos "subclínicos" aún no diagnosticados que, suponía, dejaron de crecer cuando las mujeres abandonaron la TRHTRH.[2]

—Esa postura no es creíble —rebatí—, porque el principal descenso ocurre en tumores grandes e invasivos, que tardan mucho más de ocho meses en desarrollarse. Además, no ha habido ningún descenso en las tasas de cáncer de mama entre mujeres negras o europeas que también dejaron las hormonas. La realidad es que la inmensa mayoría de las mujeres que toman TRH no desarrollan cáncer de mama, y la inmensa mayoría de las que sí lo desarrollan, nunca la tomaron. No tiene pruebas de que la disminución se produjera solo entre las mujeres que habían consumido la TRH y la suspendieron. —El reto me estaba gustando.— Y, por cierto, en muchos países europeos donde las mujeres abandonaron la TRH por las declaraciones de la Iniciativa de Salud de la Mujer con las mismas tasas que aquí, no hubo un descenso en los casos de cáncer de mama. Entonces, ¿cómo puede atribuirse el mérito de la WHI al descenso de las tasas de cáncer de mama en Estados Unidos, pero no en otros lugares y solo entre las mujeres blancas?

Su única respuesta fue repetir su convicción de que la WHI había salvado muchas vidas al conseguir que las mujeres dejaran la TRH.

Ese mismo año, cuando algunos escritores —yo incluido— criticamos en prensa a la WHI por atribuirse el mérito del descenso de las tasas de cáncer de mama, Ravdin y sus colegas seguían manteniendo que "aunque no existen pruebas concluyentes de una relación causal entre los fuertes descensos coincidentes en el uso de la terapia de reemplazo hormonal y la incidencia del cáncer de mama con receptores de estrógenos positivos, todavía no hemos visto una explicación alternativa creíble".[3] ¿Qué significa eso? Que no podemos explicar el descenso en las tasas de cáncer de mama, pero nos llevamos el crédito con toda tranquilidad.

Malcolm Pike y Peter Ravdin son unos gigantes en su campo, y con mucho mérito. Pero su eminencia no debería cegarnos ante la contradicción inherente de sus argumentos. Ravdin afirma que cuando los niveles de estrógenos disminuyen porque las mujeres dejan la TRH, el cáncer de mama disminuye. Pike sostiene que cuando los niveles de estrógenos disminuyen conforme la mujer va envejeciendo, las tasas de cáncer de mama aumentan... pero "a un menor ritmo". Ambos tergiversan las pruebas para adaptarlas a sus creencias preconcebidas.

Llevo muchos años leyendo los comentarios de los investigadores de la WHI. Entre ellos, algunos se han aferrado dogmáticamente a sus posturas originales, y siguen manteniendo que la WHI fue el mejor estudio de la historia y que, por tanto, ofrece las pruebas más fiables de que la TRH causa cáncer de mama. Otros han admitido con cautela que tal vez aquellas primeras historias de miedo eran prematuras y un poco exageradas. Otros hicieron reanálisis posteriores que contradecían sus conclusiones anteriores, pero en lugar de admitir el error, suelen vacilar, incapaces de hablar bien de la TRH incluso cuando sus propias pruebas demuestran que sí pueden hacerlo.

Por ejemplo, en 2012, los investigadores de la WHI ya se estaban retractando de sus afirmaciones sobre los estrógenos y el cáncer de mama. Informaron que las mujeres que solo tomaban estrógenos tenían una menor probabilidad de morir de cáncer de mama —de hecho, una menor probabilidad de morir por cualquier causa tras un diagnóstico de ese tipo— que las mujeres del grupo placebo.[4] Sin embargo, la autora principal del informe, Garnet Anderson, declaró al

Seattle Times que "los resultados no eran favorables para las mujeres con antecedentes familiares de cáncer de mama" (falso, como vimos en la investigación sobre las mujeres BRCA positivas); que el "ensayo de combinación de pastillas, cerrado en 2002, descubrió que las mujeres que tomaban Prempro [...] tenían un mayor riesgo de cáncer de mama" (falso; el riesgo no era estadísticamente significativo); que "el ensayo de solo estrógenos, cerrado en 2004, descubrió un riesgo de accidente cerebrovascular y ninguna protección frente a los infartos de miocardio" (no del todo cierto); y que "no podemos decir qué ocurriría si estas mujeres siguieran tomando estrógenos durante 10, 15 o 20 años" (sí que se puede; disponemos de muchos datos de los numerosos estudios de mujeres que han tomado hormonas durante 10, 15 y 20 años).[5]

¿Y qué hay de su importante hallazgo que reveló una menor mortalidad entre las mujeres que toman estrógenos? Anderson aconsejó cautela porque "los datos sobre mortalidad son escasos". Pero esos hallazgos fueron estadísticamente significativos, y otros estudios apoyan la conclusión de que la TRH prolonga la vida de las mujeres. Aun así, se dio por satisfecha con "datos escasos" cuando ella y sus colegas investigadores pudieron engordarlos para preocupar al público con afirmaciones no significativas de que la TRH aumenta el riesgo de muerte por cualquier causa. Optó por la cautela solo cuando se trataba de buenas noticias. Sobre uno de los hallazgos más importantes de su propio proyecto —que cuando se toma durante la "ventana de beneficios" tras el inicio de la menopausia, la TRH confiere protección contra los infartos de miocardio y los accidentes cerebrovasculares— Anderson guardó silencio. Por cierto, no es médica, sino bioestadística.

O piensa en la evaluación de JoAnn Manson en 2015, en la que escribió que, aunque seguía creyendo que la TRH aumentaba el riesgo de cáncer de mama, estaba dispuesta a aceptar que el riesgo quedaba "compensado" por la protección que la TRH proporciona contra las fracturas óseas, la diabetes y el cáncer de endometrio. Parece que olvidó la afirmación inicial de la WHI de que la TRH aumenta las tasas de "mortalidad por cualquier causa", y afirma que todo se equilibra. "Ahora podemos tranquilizar a las mujeres", dijo a *The Times* (Reino Unido). "Aunque existen riesgos, hay beneficios compensatorios que hacen que el efecto sobre la mortalidad sea neutro".[6] En 2017, Manson y sus colegas informaron que, tras un seguimiento de hasta 18 años, las mujeres que habían tomado estrógenos o terapia hormonal no presentaban un mayor riesgo de muerte por cardiopatías, cáncer de mama, otros tipos de cáncer ni por ninguna otra causa, en comparación con el grupo de control.[7]

¿Dónde estaban los comunicados de prensa y los titulares que decían "Una disculpa por haberlos asustado; nos excedimos"?

Cuando Carol y yo hablamos con amigos sobre los argumentos de este libro, a menudo nos responden con algo parecido a "¿Qué me dices? ¿Por qué los investigadores de la WHI actuaron de esa forma? ¿Por qué provocaron alarmas aterradoras cuando no estaban justificadas? ¿Cuáles eran sus motivos?". Y siempre respondemos que dudamos de que los investigadores tuvieran objetivos nefastos o intención de engañar. Más bien, creemos que estaban tan convencidos de que los estrógenos y la TRH eran perjudiciales, que manipularon sus datos para confirmar esa hipótesis. Quizás recuerdes lo que dijo Rowan Chlebowski, investigador principal de la WHI, cuando se le preguntó por qué la WHI había inflado la importancia de los riesgos de cáncer de mama que no eran estadísticamente significativos: dijo que, si es un asunto importante y no puedes volver a hacer el estudio porque es demasiado costoso, "la policía estadística debe irse de la habitación". Y también estaba Jacques Rossouw, que hizo público su afán por detener el carro de la TRH.

Steven Sloman y Philip Fernbach, en *The Knowledge Illusion: Why We Never Think Alone,* escribieron que "las actitudes científicas no se basan en una evaluación racional de las pruebas, y por tanto dar información no las cambia. Las actitudes vienen determinadas, mas bien, por un montón de factores contextuales y culturales que las vuelven superinmunes al cambio".[8] Al examinar las muchas décadas de investigación y debate sobre las hormonas menopáusicas, eso es precisamente lo que encontré. Durante los últimos setenta años, las pruebas sobre los beneficios y riesgos de la TRH (pruebas que convergen de estudios con animales, estudios en humanos, estudios observacionales, estudios controlados aleatorizados, estudios piloto y estudios clínicos) han sido casi las mismas. Pero las interpretaciones de dichas pruebas han cambiado según los "factores contextuales y culturales" que, en un momento dado de nuestra sociedad, han determinado si las mujeres y sus médicos piensan que el "reemplazo" hormonal es bueno o malo, saludable o perjudicial, feminista o antifeminista.

Una respuesta diferente a nuestro argumento ha venido de aquellos médicos, epidemiólogos y mujeres activistas por la salud a quienes escribimos, personas cuyas opiniones tengo en gran estima, que creen que la WHI fue un estudio valioso y pionero. Por invitación expresa suya, Carol y yo les enviamos nuestros artículos publicados en *Cancer Journal* y *Climacteric* y les dijimos: "Por favor, dígannos en qué nos equivocamos. Miren dónde hemos reanalizado las propias conclusiones de la WHI; ¿nos hemos desviado en alguna parte? Miren toda esa minería de datos que hicieron para sacar resultados significativos. Miren lo poco representativa que era su muestra en cuanto a edad y salud, y aun así extrapolaron libremente sus conclusiones a todas las mujeres en la menopausia. ¿Les parece bien lo que hicieron? Dos colegas respondieron, en esencia, que la Iniciativa de Salud de la Mujer era un estudio controlado aleatorizado, y eso era todo lo que necesitaban saber; fueran cuales fueran sus defectos, era la mejor investigación que teníamos hasta la fecha y que probablemente tendríamos nunca. Otros, tomando la postura de Susan Love, dijeron, en esencia: "Nunca me convencerán de que tomar hormonas puede ser beneficioso para las mujeres". La mayor parte de las personas a las que escribimos no respondieron en absoluto.

Comprendemos ese silencio. Es terrible tener que explicarle a alguien por qué estás comprometido con una hipótesis cuando consideras que es tan obvia y universalmente aceptada como el hecho de que la Tierra es redonda. Si un terraplanista nos pidiera que justificáramos nuestra postura de que la Tierra es redonda, no responderíamos, y probablemente tú tampoco lo harías. Por supuesto, los científicos serios se esfuerzan por abordar las diferencias de opinión, las interpretaciones de los datos y las hipótesis básicas durante el proceso de revisión por pares y los argumentos en las revistas profesionales. Pero cuanto más comprometidos están con las verdades que consideran evidentes, menor es su motivación para tener en cuenta la postura de un oponente. Es mucho más fácil ignorarla que entablar una discusión sobre ella. Y también es más sencillo descartar las pruebas que no la confirman que aceptarlas.

La psicóloga Carole Wade, amiga y coautora de Carol, solía utilizar un ejemplo casero para explicar la investigación científica a sus clases universitarios: "Acumular hechos para apoyar una teoría obsoleta en la ciencia es como encajar una sábana matrimonial en un colchón *queen*: puedes conseguir que encajen tres esquinas, pero no la cuarta. Algunos científicos harán todo lo posible para que esa sábana encaje. Pero al final necesitarán una sábana y un colchón nuevos".

La evidencia de que "los estrógenos provocan cáncer de mama" se ha convertido en una sábana que no cabe en la cama. Pero si estás en el negocio de las sábanas matrimoniales, lucharás como un loco para conseguir que esa cuarta esquina encaje.

El psicólogo cognitivo Daniel Kahneman denominó a este mecanismo protector "ceguera inducida por la teoría", una afección que diagnosticó tanto en sí mismo como en muchos de sus colegas y otros científicos. Escribió lo siguiente: "Una vez que aceptaste una teoría y la utilizaste como herramienta en tu pensamiento, resulta extraordinariamente difícil advertir sus defectos. Si te encuentras con una observación que no parece encajar en el modelo, asumes que debe haber una explicación razonable que se te está escapando. Le das a la teoría el beneficio de la duda y confías en la comunidad de expertos que la aceptaron".[9]

Somos muy conscientes de que los críticos nos acusarán de nuestra propia ceguera inducida por la teoría. Tal vez dirán que estamos en el bolsillo de las grandes farmacéuticas (no lo estamos). Quizás sugerirán que estamos enfadados con los investigadores de la WHI por motivos personales (no es nuestro caso). Suponen que debemos ser parciales si descartamos los resultados del estudio más importante sobre la terapia hormonal, el ensayo controlado aleatorizado realizado por la Iniciativa de Salud de la Mujer.

Los defensores de los consumidores y los bioéticos han escrito mucho sobre el problema de los conflictos de interés en la investigación (Carol también lo ha hecho).[10] John Ioannidis, catedrático de medicina e investigación en políticas sanitarias en la Facultad de Medicina de la Universidad de Stanford, ha sido durante mucho tiempo una voz poderosa y elocuente a la hora de criticar la investigación médica pagada por la industria farmacéutica, e incluye en esa categoría la investigación sobre la TRH.[11] Respeto su trabajo y sé, por correspondencia personal con él, que considera sólidos y científicamente fiables los datos que implican a las hormonas como un factor de riesgo de cáncer de mama. Es cierto que los investigadores que aceptan financiación de empresas farmacéuticas tienen más probabilidades de obtener los resultados que desean sus financiadores. Sin embargo, el sesgo en la interpretación de los resultados afecta a muchos investigadores, sin importar quién financie su trabajo. En una revisión de 164 estudios controlados aleatorizados relacionados con el cáncer de mama, los investigadores descubrieron que "el giro y el sesgo" a la hora de interpretar los resultados prevalecían en un alto porcentaje de casos, y que la fuente de la financiación (la industria o el gobierno) no suponía ninguna diferencia.[12]

De hecho, la revista oficial de la American Society of Clinical Oncology emitió una declaración en 2017 que subrayó el "potencial sin explotar de la investigación observacional para informar la toma de decisiones clínicas", ya que estos estudios a menudo pueden responder preguntas que no han sido abordadas o no pueden ser respondidas por ensayos clínicos controlados aleatorizados.[13] Thomas R. Frieden, exdirector de los Centros para el Control y la Prevención de Enfermedades, comparó ensayos clínicos controlados aleatorizados con otros métodos e identificó sus fortalezas y debilidades. Escribió que algunos métodos de investigación son superiores a los ensayos clínicos controlados aleatorizados y proporcionan "pruebas válidas para la actuación clínica y de salud pública [...] Privilegiar los ensayos clínicos controlados aleatorizados a costa de otras fuentes de datos potencialmente valiosas es contraproducente".[14]

Por eso, en este libro hemos recurrido a una amplia variedad de estudios para ver la imagen que surge del mosaico que crean. Roger Lobo, catedrático de obstetricia y ginecología del Colegio de Médicos y Cirujanos de Columbia, demostró que la reducción de entre un 20 y un 40% de las tasas de mortalidad en mujeres que toman TRH es coherente en todos los métodos científicos: metanálisis observacionales, ensayos clínicos controlados aleatorizados, la propia WHI, un metanálisis Cochrane de ensayos aleatorizados y estudios observacionales.[15]

La lección no es que toda la investigación esté irremediablemente contaminada. Es que todos los seres humanos somos parciales —a veces por dinero, a veces por convicciones personales— y que todos debemos hacer lo posible por evaluar con ojo crítico la mejor información científica y clínica disponible.

Y ahora, una vez más, la Iniciativa de Salud de la Mujer.

Diez problemas clave con la Iniciativa de Salud de la Mujer

El Grupo de Trabajo de Servicios Preventivos de Estados Unidos, que elabora las directrices para los médicos de atención primaria, sigue reiterando su oposición a la terapia hormonal en mujeres posmenopáusicas sin síntomas molestos (de hecho, el USPSTP no es un grupo patrocinado por el gobierno; está formado por 16 médicos voluntarios de diversas especialidades médicas. No investigan; se dedican a revisar las evidencias disponibles). El grupo especificó que no abordaría el uso de hormonas para prevenir o tratar los síntomas de la menopausia; en su lugar, se centraron en desaconsejar rotundamente el uso de hormonas para la prevención de enfermedades crónicas en mujeres posmenopáusicas.[16] Admitieron que las mujeres que tomaban solo estrógenos tenían riesgos significativamente menores de cáncer de mama, diabetes y fracturas osteoporóticas en comparación con aquellas que tomaban placebo, pero estos beneficios, dijeron, se veían contrarrestados por los riesgos significativamente mayores de enfermedad de la vesícula biliar, enfermedad cerebrovascular, incontinencia urinaria y coágulos sanguíneos venosos. Las conclusiones del grupo de trabajo se basaron casi en su totalidad en los resultados de la Iniciativa de Salud de la Mujer.

Como muchos médicos siguen confiando en las directrices del grupo de trabajo, me gustaría resumir diez problemas con la Iniciativa de Salud de la Mujer que cuestionan su pretensión de ser ciencia de referencia y la validez de sus conclusiones:

1. La WHI se precipitó al publicar los resultados sin que la mayoría de los coinvestigadores hubieran tenido la oportunidad de revisar, y mucho menos aprobar, el artículo final que se envió a JAMA. Pasaron 15 años antes de que uno de esos investigadores publicara su vertiginoso relato de las violaciones del proceso científico y editorial que cometieron la WHI y JAMA.

2. El hallazgo de la WHI de que la TRH aumentaba el riesgo de cáncer de mama, la razón principal por la que el estudio se interrumpió de forma prematura, no era estadísticamente significativa. Sin embargo, algunos de los investigadores principales de la WHI decidieron que el cáncer de mama preocupaba tanto a las mujeres estadounidenses que era aceptable "bajar el listón" de la convención estadística en este caso. Los comunicados de prensa que pregonaban el aumento estadísticamente no significativo del cáncer de mama precedieron a la distribución de la revista, y ese susto dio la vuelta al mundo antes de que los profesionales pudieran examinar las pruebas.

3. La muestra del estudio no era representativa de las mujeres en la menopausia; su media de edad era de 63 años. Sin embargo, los investigadores no tuvieron reparos en generalizar sus conclusiones y recomendaciones a las mujeres que entran en la menopausia a principios de los cincuenta.

4. La muestra del estudio no era representativa de las mujeres sanas. Casi la mitad eran fumadoras o lo habían sido; más de un tercio había recibido tratamiento para la hipertensión; el 70% tenía sobrepeso severo u obesidad.

5. Los resultados del estudio fueron a menudo incoherentes y contradictorios. Durante los dos primeros años del estudio, las mujeres asignadas al azar a la TRH presentaron un riesgo menor de cáncer de mama que aquellas asignadas al placebo. En 2002, los investigadores informaron sobre un ligero aumento no significativo del riesgo de cáncer de mama, pero solo entre las mujeres que tomaban TRH. En 2003, ese riesgo fue marginalmente significativo, y en 2006, ese riesgo desapareció. Las mujeres que solo tomaban estrógenos no presentaron un mayor riesgo al principio; tres años más tarde, tomar estrógenos se asoció con un menor riesgo de cáncer de mama.

6. Algunas de las afirmaciones de la WHI solo se encontraron mediante minería de datos, una práctica estadística que se considera inaceptable en el análisis científico. La minería de datos significa que si obtienes un resultado que no te satisface, vuelves a los números y los manipulas hasta que obtienes un resultado que sí te complace.

7. La WHI afirmó que los estrógenos ni siquiera ayudaban a aliviar los síntomas de la menopausia, pero dado que no estaban estudiando a mujeres de 50 años con síntomas reales de la menopausia, esta conclusión carecía de sentido y resultaba absurda.

8. La WHI afirmó que la TRH aumentaba el riesgo de problemas cardíacos, pero ese riesgo solo se produjo durante el primer año del tratamiento y solo entre las mujeres que llevaban más de veinte años tras la menopausia. Varios años después, revisaron su postura y concluyeron que las mujeres que iniciaban la TRH dentro de los diez años posteriores a su última menstruación reducían, de hecho, su riesgo de enfermedad coronaria.

9. En 2004, la WHI alertó sobre el aumento del riesgo de accidentes cerebrovasculares debido al uso de estrógenos.

Esta preocupación no surgió por recomendación del propio consejo de seguridad y supervisión de datos de la WHI, sino que fue generada por el mismo pequeño grupo que había hecho sonar la falsa alarma sobre el cáncer de mama. Además, la WHI utilizó una definición extremadamente amplia de accidente cerebrovascular, que incluía déficits transitorios y sutiles que desaparecían en uno o dos días sin dejar secuelas. Cuando un nuevo análisis independiente controló las manipulaciones estadísticas que habían parecido indicar peligro, el supuesto aumento del riesgo de accidente cerebrovascular desapareció.

10. Muchos de los investigadores de la WHI han seguido promoviendo alternativas a la TRH que, según sostienen de manera errónea, consideran igual de eficaces para prevenir determinadas afecciones: bifosfonatos y calcio para la osteoporosis, estatinas para las cardiopatías, ejercicio físico y mental para el alzhéimer, y la conocida panacea de una "dieta saludable" y ejercicio. Pero, como hemos visto, los bifosfonatos y las estatinas tienen sus propios efectos secundarios y no son tan eficaces a largo plazo como las hormonas. Las demás sugerencias no son mejores que los placebos.

Por estos y muchos otros motivos, la Sociedad Norteamericana de Menopausia publicó una declaración de posicionamiento en la que afirmaba que "no es necesario interrumpir sistemáticamente la terapia hormonal en las mujeres mayores de 60 o 65 años, y puede considerarse su continuación después de los 65 años en caso de síntomas vasomotores persistentes, problemas con la calidad de vida o para la prevención de la osteoporosis, siempre tras una evaluación adecuada y la correspondiente asesoría sobre los riesgos y beneficios […] No hay datos que apoyen la interrupción sistemática en mujeres de 65 años".[17] Esta declaración de posicionamiento ha sido apoyada por 31 organizaciones internacionales sobre la menopausia y la salud de la mujer:

Academy of Women's Health
American Association of Clinical Endocrinologists
American Association of Nurse Practitioners
American Medical Women's Association
American Society for Reproductive Medicine
Asociación Mexicana para el Estudio del Climaterio
Association of Reproductive Health Professionals
Australasian Menopause Society
British Menopause Society
Canadian Menopause Society
Chinese Menopause Society
Colegio Mexicano de Especialistas en Ginecología y Obstetricia
Czech Menopause and Andropause Society
Dominican Menopause Society
European Menopause and Andropause Society
German Menopause Society
Groupe d'études de la ménopause et du vieillissement hormonal
Indian Menopause Society
International Menopause Society
International Osteoporosis Foundation
International Society for the Study of Women's Sexual Health
Israeli Menopause Society
Japan Society of Menopause and Women's Health
Korean Society of Menopause
Menopause Research Society of Singapore
National Association of Nurse Practitioners in Women's Health
Società Italiana della Menopausa
Society of Obstetricians and Gynaecologists of Canada
South African Menopause Society
Taiwanese Menopause Society
Thai Menopause Society

La declaración de la Sociedad Norteamericana de Menopausia invita a los médicos a dejar atrás el consejo simplista de "la dosis más baja durante el menor tiempo posible" y, en su lugar, recomienda adaptar la dosis y la formulación según la edad de la mujer, el momento en que ocurrió la menopausia y los riesgos específicos para su salud. Esta asociación estuvo de acuerdo en que no debe haber una fecha límite ni un plazo obligatorio sobre el tiempo que puede tomar la TRH una mujer, y la Endocrine Society publicó un documento de posicionamiento en el que hacía la misma afirmación.[18]

No puedo insistir lo suficiente en este punto: para algunas afecciones (en particular la osteoporosis y, con alta probabilidad, el deterioro cognitivo), los beneficios de la TRH cesan cuando la mujer deja de tomarla. Una mujer que había participado en mi estudio sobre el cáncer de mama me contó que, después de haber estado tomando TRH durante diez años, su médico le sugirió dejarla con el argumento de que ya no obtendría beneficios adicionales. Sin embargo, ese médico estaba equivocado. Como vimos en el capítulo 5, cuando las mujeres mayores interrumpen el uso de hormonas, la pérdida ósea se acelera con rapidez; al cabo de seis años, presentan el mismo grado de pérdida ósea que las mujeres que nunca las tomaron.

Reflexiones y recomendaciones

A lo largo de los años, las mujeres me han hecho muchas preguntas tanto en el consultorio como en respuesta a la primera edición de este libro. Estas son algunas que surgen con más frecuencia.

No tomé hormonas cuando entré en la menopausia. ¿Puedo empezar con la TRH a los 60? A los 64 años, una amiga que nunca había tomado TRH me llamó: "Av, llevo mucho tiempo escuchándote hablar sobre la TRH y me gustaría empezar a tomarla. Hace seis años que entré en la menopausia, no he tenido síntomas, pero me preocupan mi memoria, mi corazón y mi vida sexual. ¿Debería plantearme empezar ahora?".

Es una pregunta lógica. Mi postura es que, si una mujer empieza a usar TRH durante la menopausia para aliviar síntomas que afectan de manera significativa su calidad de vida, no hay razón para no tomarla mientras le resulte beneficiosa y durante tantos años como deseen…

bajo la supervisión de sus médicos, por supuesto. Pero la TRH no es algo que una mujer deba empezar y dejar cada pocos años. No es un dulce ni una vitamina. Existe una ventana de oportunidad, definida aproximadamente como los primeros diez años después del último periodo menstrual, durante el cual los beneficios de la TRH son mayores. Puede haber un riesgo elevado para las mujeres que empiecen a tomarla más de diez años después de la menopausia. Si la mujer ya tiene placas ateroscleróticas, iniciar la TRH podría incrementar el riesgo de obstruir aún más una arteria ya estrechada, al menos durante el primer año TRH del tratamiento. Este riesgo puede evaluarse con pruebas que determinan la salud arterial y la fuerza del corazón. Por eso animé a mi amiga a que se hiciera esas pruebas; las superó con éxito y empezó la TRH. Pero no me habría sentido cómodo aconsejándole que tomara hormonas sin esa precaución.

¿*Y los riesgos de la* TRH? Sí, existen. La mayoría son menores, como la sequedad ocular (es curioso que también sea un síntoma de la menopausia).[19] Algunas mujeres sufren migrañas durante la menstruación, y tomar estrógenos puede provocar la reaparición de esos dolores de cabeza.[20] Otros riesgos son más graves; como señaló el grupo de trabajo de servicios preventivos de Estados Unidos, incluyen enfermedades de la vesícula biliar y los coágulos sanguíneos venosos. Sin embargo, como resumió Roger Lobo, "muchos de los efectos adversos no ponen en peligro la vida y pueden tratarse ajustando la dosis y la preparación de la TRH. Entre estos efectos están la sensibilidad mamaria, la hinchazón abdominal, los cambios de humor, las hemorragias uterinas y una elevación idiosincrásica de la tensión arterial que puede producirse con los estrógenos orales". También señaló que pueden surgir problemas más graves, como el tromboembolismo venoso (un coágulo de sangre en una vena que migra hacia los pulmones), pero en las mujeres sanas que entran en la menopausia "estos riesgos son pequeños o no aumentan de manera significativa con respecto al tratamiento con placebo [...]. Los datos disponibles no sugieren un aumento en los riesgos ni efectos adversos graves de la TRH".[21]

En 2021, la WHI informó que no había diferencias entre las mujeres que tomaban hormonas (solo estrógenos o TRH) y las que tomaban placebo en cuanto al riesgo de coágulos venosos o embolia pulmonar.[22] Un número creciente de organizaciones profesionales respalda las conclusiones de Lobo y considera que los riesgos quedan empequeñecidos por los beneficios de la TRH para el corazón, los huesos, el cerebro y la longevidad. La British Menopause Society and Women's Health Concern recomendaron no establecer límites arbitrarios sobre el tiempo durante el cual las mujeres deberían usar la TRH. En su declaración, indicaron que "si los síntomas persisten, los beneficios de la terapia hormonal suelen superar a los riesgos".[23]

¿No existen otras formas efectivas de tratar los síntomas de la menopausia? En el capítulo 1 señalamos que los síntomas de la menopausia pueden afectar hasta al 80% de las mujeres en la perimenopausia y la posmenopausia, y que estos síntomas duran una media de siete años, más en el caso de las mujeres negras. Aunque la mayoría de los síntomas acaban desapareciendo con el tiempo, los asociados a la atrofia urogenital, como el picor vaginal, el ardor urinario, la frecuencia urinaria y las relaciones sexuales dolorosas, se acentúan a medida que la mujer envejece. Estos síntomas pueden tratarse a menudo con éxito con cremas tópicas de estrógenos. Los remedios herbales benefician a alrededor del 20% de las mujeres, el mismo porcentaje de éxito que el placebo. Neurontin, un medicamento anticonvulsivo, y Paxil, un antidepresivo, reducen los bochornos en alrededor del 60% de las mujeres, pero no alivian otros síntomas de la menopausia, como los dolores articulares, el insomnio y las palpitaciones.

¿No puedo tomar la dosis más baja durante el menor tiempo posible? No hay base científica para esta recomendación, aunque sigue apareciendo en todos los preparados de estrógenos.

¿Cómo debo considerar mis síntomas y decidir si la TRH es adecuada para mí? Si estás en la perimenopausia o en la menopausia y te estás planteando la TRH como una forma de mejorar tu calidad de vida, empieza por repasar los síntomas enumerados al principio del capítulo 1. Asegúrate de tomar nota no solo de los síntomas

más comunes, como los bochornos y los sudores nocturnos, sino también de aquellos menos asociados a la menopausia, como el dolor articular, las palpitaciones, los dolores de cabeza, la depresión y el insomnio. Hazte la siguiente pregunta: "¿Cuál es la gravedad de cada síntoma? ¿En qué medida afecta ese síntoma a mi calidad de vida: en absoluto, es tolerable, es bastante malo o es insoportable?". Luego, considera otros factores que podrían influir en tu decisión, como, por ejemplo, si tu madre padecía osteoporosis, enfermedades cardíacas o deterioro cognitivo.

¿Por qué no tomar estatinas en lugar de TRH *para proteger mi corazón?* Como expusimos en el capítulo 4, las cardiopatías son la principal causa de muerte en mujeres a partir de los 40 años. De hecho, son responsables de más muertes que el cáncer de mama, incluso entre las supervivientes de este cáncer. Tomar estrógenos o TRH puede reducir el riesgo de episodios cardiovasculares y muerte hasta en un 50%. La mayoría de las organizaciones médicas desaconsejan el uso de hormonas para proteger la salud del corazón, y en su lugar aconsejan estatinas para reducir el colesterol y fármacos antiarrítmicos para controlar las palpitaciones. Pero las estatinas no reducen el riesgo de que una mujer sufra un primer infarto, y estos fármacos no están exentos de efectos secundarios graves. Las estatinas pueden causar diabetes o daños hepáticos, mientras que los antiarrítmicos pueden provocar una ralentización inaceptable de la frecuencia cardíaca.

¿Por qué no tomar calcio y bifosfonatos para prevenir la osteoporosis y las fracturas óseas? La cifra de muertes femeninas anuales en Estados Unidos asociada a las fracturas osteoporóticas de cadera es casi la misma que la de muertes por cáncer de mama. Como vimos en el capítulo 5, los estrógenos reducen el riesgo de fracturas osteoporóticas de cadera entre un 30 y un 50%, pero las mujeres deben seguir tomando hormonas durante al menos diez años para conseguir este beneficio; según algunos expertos, deben continuar con las hormonas de manera indefinida. Aunque el calcio y la vitamina D pueden ser útiles para evitar las fracturas de cadera en las mujeres en la premenopausia que también hacen ejercicio, no tienen ningún beneficio apreciable

para las mujeres en la posmenopausia que no toman TRH. No existe asociación entre el calcio, la vitamina D o los suplementos combinados de calcio y vitamina D y la incidencia de fracturas no vertebrales, vertebrales o totales. Los bifosfonatos, tanto si se toman por vía oral o inyectable, disminuyen el riesgo de fractura de cadera al principio, pero, paradójicamente, aumentan el riesgo de fractura al cabo de cinco años. Además, pueden causar molestias estomacales y, en raros casos, una grave y dolorosa pérdida de hueso en la región mandibular. Evista (raloxifeno) ha sido aprobado para la prevención de la osteoporosis, pero, a diferencia del estrógeno, no ha demostrado reducir el riesgo de fracturas de cadera.

¿Qué opinas de tomar estradiol y otros bioidénticos en lugar de Premarin? No me siento cómoda con todo el asunto de la "orina de yegua". Ya abordamos esta preocupación generalizada en el capítulo 1, pero merece la pena repetirla. "Bioidénticas" se refiere a las hormonas recetadas que tienen la misma estructura molecular que las hormonas que produce el cuerpo de forma natural. Las mujeres adultas producen estradiol, el estrógeno circulante más destacado, junto con estriol y estrona. (El "estrógeno bioidéntico" suele referirse al estradiol, pero también puede referirse al estriol o a la estrona). Premarin, la forma de estrógeno más comercializada, se extrae de la orina de yeguas embarazadas, una fuente que incomoda a algunas mujeres; sin embargo, contiene al menos 10 formas moleculares de estrógenos. Roberta Diaz Brinton y sus colegas llevan mucho tiempo investigando los efectos de los estrógenos sobre la función cerebral en relación con el alzhéimer y descubrieron que la equilina, una forma de estrógeno que solo se encuentra en la Premarina, estimula el crecimiento de las neuronas en el córtex y otras regiones del cerebro.[24]

Tanto el estrógeno de fabricación comercial como el estrógeno bioidéntico (por lo común, estradiol) están aprobados y regulados por la FDA. En cambio, las hormonas bioidénticas compuestas, muy utilizadas en Estados Unidos, suelen prepararlas las farmacias locales a partir de recetas personalizadas emitidas por el médico. No son productos farmacéuticos normalizados y no están regulados por la FDA.

Por esta razón, al igual que las principales sociedades médicas, desaconsejo su uso como alternativa a las formas aprobadas de estrógeno y progesterona.

¿Influye la forma de estrógenos que tome? Muchas mujeres que siguen una TRH eligen la vía transdérmica (como los parches) en lugar de la forma oral, y a menudo me preguntan si eso es recomendable. La elección suele basarse en la sugerencia de sus ginecólogos, quienes afirman que el parche es menos riesgoso porque no incrementa el riesgo de coágulos. Eso es cierto, pero lo que no mencionan es que el parche tampoco es tan útil. No todas las formas de estrógenos tienen los mismos beneficios sobre la función cognitiva ni sobre la reducción de las enfermedades cardíacas. La forma oral parece ser ligeramente más beneficiosa que el parche para prevenir enfermedades cardiovasculares y accidentes cerebrovasculares.[25] En 2021, la WHI informó que no encontró diferencias entre las mujeres que tomaban hormonas (solo estrógenos o TRH) y las que tomaban placebo en cuanto al riesgo de coágulos venosos o embolia pulmonar.[26]

¿Qué hay del ejercicio, mental y físico, para reducir el riesgo de demencia y deterioro cognitivo? Mientras que las muertes por cardiopatías, accidente cerebrovascular y cáncer de mama están disminuyendo, el número de muertes asociadas al alzhéimer continúa aumentando, sobre todo entre las mujeres. Como vimos en el capítulo 6, ningún tratamiento no hormonal es eficaz para ralentizar o invertir los trágicos síntomas del alzhéimer y otras demencias: ni los fármacos, ni los ejercicios mentales, ni siquiera el ejercicio físico. La única intervención prometedora en la actualidad es el tratamiento con estrógenos, siempre que se inicie dentro de la llamada "ventana de la menopausia" y se continúe durante al menos diez años.

¿La progesterona es un problema? Durante muchos años se creyó que el uso de estrógenos aumentaba el riesgo de que las mujeres en la posmenopausia desarrollaran cáncer de mama. Ahora estamos averiguando que no es así; los estrógenos podrían incluso disminuir ese riesgo. Ante este giro, la atención se centró en los posibles efectos adversos de la progesterona. En los estudios realizados hasta ahora, no

se ha observado un aumento del riesgo de cáncer de mama en mujeres que toman estrógenos combinados con progesterona micronizada. Aunque no estoy de acuerdo con ellos, algunos investigadores creen que existe un aumento muy pequeño del riesgo cuando la forma de progesterona es la progestina sintética, aunque ese incremento no supera el 2 por ciento. E incluso si la TRH aumenta el riesgo de cáncer de mama en este modesto incremento, recuerda que las mujeres que toman TRH viven, en promedio, más años que las que no la toman.

¿Cuáles son los beneficios y riesgos de la testosterona para reducir los síntomas menopáusicos y aumentar el deseo sexual? En 2016, psicólogos de la Universidad de Emory informaron que la terapia estrogénica, que alcanza los niveles premenopáusicos de estrógenos, aumenta el deseo sexual en las mujeres en la posmenopausia. La testosterona administrada en dosis que alcanzan niveles superiores a los normales aumenta la eficacia de los estrógenos para estimular el deseo sexual.[27] Sin embargo, la International Society for the Study of Women's Sexual Health advirtió que, aunque "la investigación actual disponible respalda un beneficio terapéutico moderado" de la testosterona, "no se ha demostrado la seguridad a largo plazo".[28] ¿Y qué es un "beneficio terapéutico moderado"? Una revisión de ensayos clínicos aleatorizados descubrió que el uso terapéutico de la testosterona para el bajo deseo sexual en las mujeres producía, en promedio, una actividad sexual satisfactoria adicional al mes, y "actualmente no hay pruebas suficientes sobre las recomendaciones generales para el tratamiento con testosterona en las mujeres".[29]

Teniendo en cuenta esa insuficiencia de pruebas, no es de extrañar que los hallazgos sean contradictorios, sobre todo en lo que respecta al cáncer de mama. Algunos estudios sugieren que unos niveles circulantes elevados de testosterona aumentan el riesgo de un nuevo cáncer de mama o de su reaparición,[30] pero estos informes no han sido coherentes. Otros estudios, incluida una revisión bibliográfica del London Breast Institute y los de Rebecca Glaser, de la Wright State University, sugieren que la testosterona puede reducir el riesgo de cáncer de mama.[31]

Ojalá tuviera respuestas científicamente validadas sobre los riesgos y beneficios de la testosterona, pero no las tengo ni confío en quienes afirman tenerlas. Por eso aconsejo precaución a las mujeres que están pensando en tomar testosterona y a los médicos deseosos de recetarla.

Tuve cáncer de mama, pero ahora estoy en la menopausia y con unos síntomas terribles. ¿Es seguro que tome la TRH? Sí (lee el capítulo 3, y luego habla con tu médico).

El proceso de la ciencia y el arte de la medicina

Sir George White Pickering, médico británico y catedrático de medicina en la Universidad de Oxford, comprendía bien las exigencias contradictorias de todo médico que intenta ayudar a sus pacientes con la mejor información científica disponible: "Si eres médico, debes creer que sabes lo que ayudará a tu paciente; de lo contrario, no puedes aconsejar ni recetar. En cambio, si eres científico, debes tener dudas: un científico que ya no se hace preguntas es un mal científico", decía.[32]

Para mí, la práctica de la medicina es como caminar por una cuerda floja, haciendo equilibrios entre el arte y la ciencia, la certeza y la incertidumbre. A veces, un fármaco o régimen puede beneficiar a los pacientes en general, pero a algunas personas no les irá bien. Para cualquier tratamiento, los médicos siempre estamos calculando si los beneficios superan a los riesgos y nos preguntamos cómo puede personalizarse ese cálculo para un paciente determinado. Al fin y al cabo, la ciencia nos proporciona patrones y predicciones generales para grupos; no puede decirnos lo que debe hacer una persona en concreto. Por eso, los fumadores siempre hablan de su tía Sally o su tío abuelo Morty, que fumaba tres paquetes al día y vivió hasta los 99 años. Se basan en la excepción periférica para justificar el tabaquismo e ignoran la estadística más importante, es decir, el inmenso riesgo que corre su propia salud. Por el contrario, algunas mujeres dicen: "Mi amiga Harriet tomó la TRH durante cinco años y tuvo cáncer de mama, así que nunca me lo plantearé".

Se basan en una anécdota muy convincente, pero que no se ajusta a la mayor evidencia. Y si Harriet no hubiera tomado TRH, ¿podemos estar seguros de que no habría contraído cáncer de mama? ¿Y si en lugar de TRH hubiera tomado café cada mañana durante cinco años y luego enfermara, sería eso motivo para dejar el café?

Extraigo conclusiones del estudio de los gatitos, que es algo así como la contrapartida neurológica de la noción de Kahneman de ceguera inducida por la teoría. Al igual que los bebés humanos, los gatitos nacen con la capacidad visual de detectar líneas horizontales, verticales y otras orientaciones espaciales. Pero si se les priva de la experiencia visual normal, estas células se deterioran y la percepción de los gatos se ve afectada. En un clásico estudio, se crio a gatitos en completa oscuridad durante sus primeros cinco meses de vida. Cada día, durante varias horas, los colocaban en un cilindro especial que solo les permitía ver líneas verticales u horizontales. Más adelante, los gatos que solo habían sido expuestos a líneas horizontales tenían problemas para percibir las verticales; salían corriendo a jugar con barras horizontales, pero ignoraban las verticales.[33] Si les ponían una silla, saltaban sobre el asiento horizontal, pero se golpeaban una y otra vez con las patas. Si a los gatitos "verticales" les ponían la misma silla, se movían alegremente entre sus patas, pero no veían el asiento horizontal para acurrucarse en él.

He observado muchas veces cómo las vendas mentales impiden que médicos y pacientes vean el panorama completo. Comprendo por qué muchas personas desconfían de la medicina moderna, que suele parecer una empresa fría que implica tecnología y medicamentos administrados por médicos ocupados, sin tiempo para mirar de frente a los seres humanos que tienen delante: seres llenos de incertidumbre, preocupación y miedo. Entiendo por qué tanta gente se siente atraída hoy en día por la medicina alternativa, con sus promesas de remedios "naturales", compuestos "bioidénticos" y preocupaciones humanistas por el ser humano en su totalidad. Pero así como un gatito sano necesita percibir las patas y el asiento de esa silla, centrarse solo en una percepción puede distorsionar toda la visión.

Para mí, mis pacientes son mucho más que el problema inmediato por el que vienen a consulta; matizo lo que aprendí de la ciencia con lo que aprendí de los seres humanos. Como todos los oncólogos, soy muy consciente de los estragos que el cáncer de mama causa en las mujeres, en sus seres queridos y en la población en general. Pero no quiero que esa preocupación nuble mi criterio ni determine el consejo o el plan de tratamiento para una mujer en particular. Algunos investigadores de la TRH y activistas contra el cáncer de mama son como esos gatitos de la línea vertical, capaces de centrarse solo en el cáncer de mama y en el miedo que genera; esta enfermedad es todo lo que temen y todo lo que ven. Pero este enfoque puede llevar a no tener en cuenta el mayor riesgo de las mujeres de padecer cardiopatías y osteoporosis, enfermedades que tienen muchas más probabilidades de ser mortales. Un diagnóstico de cáncer de mama ya no es una sentencia de muerte, y no lo ha sido desde hace décadas. En la mayoría de los casos, un tratamiento satisfactorio ya no requiere una mastectomía; la mayoría de las pacientes se tratan ahora sin quimioterapia. Lo repito una y otra vez: más del 90% de las mujeres a las que se diagnostica hoy un cáncer de mama precoz tienen probabilidades de curarse. La situación vital de una mujer, sus síntomas, el riesgo de otras enfermedades y sus objetivos personales deben tenerse en cuenta en cualquier recomendación sobre tomar estrógenos, al igual que la forma, la dosis y la duración de dicho tratamiento.

Por ello, nunca me atrevería a aconsejar a los lectores de un libro (ni siquiera de este) cuál es la mejor forma de actuar o la más saludable. No obstante, como alguien que se ha pasado la vida caminando por esa cuerda floja entre la ciencia y la práctica, estoy convencido de los inmensos beneficios de la TRH, incluida su probable capacidad para prolongar la vida de las mujeres. Por su salud y su calidad de vida, por una ciencia y una práctica médica mejores, es hora de jubilar las creencias anticuadas sobre los estrógenos. Las mujeres no deberían tomar la TRH motivadas por la idea imposible y condescendiente de Robert Wilson de que las hará "femeninas para siempre". Sin embargo, como señaló Bernadine Healy hace ya muchos años, es probable que contribuya a que estén más sanas por más tiempo. Por eso no me cabe duda de que los estrógenos importan.

Epílogo
Martha, la medicina y la toma de decisiones

Este libro empezó con mi historia sobre el cáncer de mama de mi esposa y nuestra decisión conjunta, que tomamos tres años después de que terminara el tratamiento, de que comenzara con la TRH. La gente me pregunta a menudo qué ocurrió con Martha y cómo se encuentra, y siento que les debo, tanto a esas personas como a ti, la historia completa.

La quimioterapia que recibió Martha hace más de 35 años, la empujó a una menopausia precoz, que vino acompañada de muchos de sus síntomas conocidos, como bochornos, insomnio, palpitaciones y déficits cognitivos. Estaba resignada a la mayoría de ellos, pero los problemas cognitivos, sobre todo los problemas para leer y recordar, le resultaban intolerables. Tres años después del tratamiento, estaba fuerte y activa, en general gozaba de buena salud y, según creíamos, no tenía cáncer, por lo que discutimos los posibles riesgos y beneficios de iniciar la TRH. Aunque en aquel momento no contábamos con el respaldo de las investigaciones de las que se habla en este libro, decidió inscribirse en el estudio que yo acababa de iniciar, sobre la administración de TRH a supervivientes de cáncer de mama. Las hormonas revirtieron por completo todos sus síntomas menopáusicos, y siguió tomando TRH durante 26 años.

Y entonces Martha tuvo una pequeña recidiva en el lugar de su cáncer de mama original, un fenómeno extremadamente raro.

No hubo signos de metástasis: el tumor se extirpó quirúrgicamente y no necesitó ningún otro tratamiento. Pero tuvimos que decidir si debía reanudar la TRH. Lo pondré en palabras de Martha: "No hay absolutamente ninguna forma de saber si tres décadas de TRH causaron esta recidiva, la retrasaron o no desempeñaron ningún papel. Lo que sí sabía era que había gozado de 26 años de una salud excelente y no me había fracturado ningún hueso, ni había tenido cardiopatías ni la demencia que invadió a mi madre durante esas mismas décadas. Lo más importante para mí, mi memoria y mi cognición eran más agudas que nunca. Si echo la vista atrás, no cambiaría la decisión que tomamos la primera vez que nos enfrentamos al cáncer de mama".

Pero tras la recidiva, Martha y yo decidimos que no volvería a tomar TRH a menos que notara de nuevo problemas cognitivos. Casi seis años después, sigue sin hormonas y puedo atestiguar que su mente y su memoria son tan agudas como siempre. ¿Hubo algún beneficio para su salud general como resultado del tratamiento a largo plazo con TRH? ¿Acaso la TRH le permitió escapar de las enfermedades cardíacas, óseas y cerebrales que afectaron a su madre? Eso parece, pero nunca lo sabremos con certeza.

La actitud de Martha refleja la complejidad de tomar cualquier decisión cuyo resultado no es 100% seguro, es decir, la mayoría. Cada acción que emprendemos conlleva un riesgo: cruzar la calle, tomar una aspirina, vacunarse, casarse. En el caso de la TRH, sí, existen algunas preocupaciones legítimas sobre los riesgos, como ya vimos. Pero no deberíamos extrapolar la experiencia de una persona, buena o mala, a la de todo el mundo. Demasiados profesionales médicos, preocupados por lo que en realidad son pequeños riesgos para algunas mujeres, pasan por alto las abrumadoras pruebas de los grandes beneficios que los estrógenos ofrecen a la mayoría de las mujeres. Esperamos que este libro ofrezca a sus lectoras una comprensión más profunda que les permita, con la orientación de un médico informado y empático, tomar decisiones basadas en el conocimiento y la evidencia, no en la ansiedad infundada o las falsas alarmas.

Agradecimientos

De Avrum

A la primera persona a la que quiero dar las gracias es a Carol. En el transcurso de nuestra larga amistad, hemos sido coautores de artículos científicos, editoriales y reseñas de libros. Conociendo la importancia que este tema tiene desde hace tiempo para mí y para la salud de la mujer, se propuso ayudarme a escribir este libro. Su persistencia, perspicacia, despiadadas valoraciones críticas, sentido del humor y talento como escritora le han dado vida a estas páginas.

Puede ser desalentador mantener y defender una opinión minoritaria en medicina, pero nunca me sentí solo. Estoy agradecido al difunto Phil DiSaia, expresidente de la Junta Estadounidense de Obstetricia, ginecólogo y catedrático de la Facultad de Medicina de la UC Irvine, quien escribió sobre los beneficios y riesgos de la TRH años antes que yo, publicó uno de los primeros estudios sobre la TRH administrada a supervivientes de cáncer de mama y siempre apoyó mis esfuerzos en este campo.

Otros médicos que me ayudaron, tanto con su ejemplo como con sus consejos, son Michael Baum, Howard Hodis, V. Craig Jordan, Matteo Lambertini, Robert Langer, Roger Lobo, Louise Newson, JoAnn Pinkerton, Serge Rozenberg, Richard Santen, Philip Sarrel, Basil Stoll, Rena Vassilopoulou-Sellin y Dietrich von Fournier. También quiero dar las gracias a los médicos de distintas especialidades que me brindaron ánimos y asesoría, sobre todo a Peter Attia, Jonathan Berek, David Decker, Marc Espie, Faith Fitzgerald y John Stevenson. Agradezco, además, a los colegas y amigos que leyeron las primeras versiones de estos argumentos y me ofrecieron muchas sugerencias útiles: Judy Baldwin, Peter Clarke, Susan Evans, Patricia T. Kelly y Nancy Reaven.

También estoy en deuda con los médicos que han liderado el restablecimiento de una visión más equilibrada de los riesgos y beneficios de la TRH, tanto entre el público como entre sus colegas: Kelly Casperson, Alberto Dominguez-Bali, Sarah Glynne, Marie Claire Haver, Heather Hirsch, Sharon Malone, Corinne Menn, Lila Nachtigall, Rachel Rubin, Mache Seibel, James Simon y Vonda Wright. Tanto ellos como yo nos hemos visto apoyados por mujeres informadas y, a menudo, francas, que compartieron sus experiencias de lucha para obtener recetas de TRH, como Debora Bitticks, Saundra DeCrescent, Diana Hawthorne, Mish Kaplan, Dena Kaye, Doreen Seidler-Feller, Myra Straussman, Katie Taylor, Ann Trygstad y Sally Zamarin.

Estoy muy agradecido con los muchos miembros de la comunidad médica de Los Ángeles, en especial a los afiliados al actual Cedars-Sinai Tarzana Regional Medical Center de Providence, del cual fui director de oncología, jefe de personal y director de la educación médica continua. Estos colegas escucharon con mucha paciencia mis opiniones y fomentaron mi estudio constante sobre el uso de la TRH en supervivientes de cáncer de mama. Entre las muchas personas que hicieron posible que yo nadara a contracorriente al publicar mis ideas en revistas profesionales o al darme un espacio público de debate están Edward Bouwer, Ken Frazier, Phyllis Greenberger, Val Jones, Michael J. Mastrangelo, Saar Porrath, Nancy Raymon, Erik Rifkin, Selma Schimmel, Mel Silverstein, Steven Strauss y Michael Van Scoy-Mosher. Mi agradecimiento especial a Vince DeVita, editor jefe del *Cancer Journal,* quien pasó la Nochebuena leyendo el primer borrador de Carol y mío sobre la TRH y nos llamó a la mañana siguiente para decir que había recomendado su publicación.

Por último, mi más sincero agradecimiento a N. J. Nakamura, la enfermera especializada en oncología en mi consulta, quien coordinó nuestro estudio, y a Sarah Viscuso, bibliotecaria de investigación de Providence.org, que nos proporcionó citas y documentos a texto completo a las pocas horas de cada solicitud.

De Avrum y Carol

Queremos expresar nuestra gratitud a Jane Isay, la admirada revisora y editora con quien Carol trabajó en una ocasión. Durante un almuerzo en Nueva York, al escucharla hablar sobre la obra de Avrum, a Jane casi se le cae el tenedor: "¡Es un libro! —exclamó—. Una historia de misterio médico: *¿Quién mató a la TRH?*".

El título no fue más allá de la conversación, pero la idea sí. En un abrir y cerrar de ojos, Jane nos presentó a Gail Ross, que ahora trabaja en William Morris Endeavor Agency, y se convirtió en nuestra agente literaria en cuanto se enteró de nuestro proyecto. En un mundo donde muchos se quejan de sus agentes, nosotros no podríamos estar más satisfechos. Gail y su personal —en especial Dara Kaye, que hizo una magnífica edición de nuestra propuesta inicial de libro— se hicieron cargo de nuestro proyecto con presteza y compromiso. Gail ha seguido siendo una entusiasta defensora y consejera. Fue ella quien nos puso en contacto con Tracy Behar, entonces editora y jefa de redacción de Little, Brown Spark, quien se presentó diciendo: "Soy su lectora ideal".

Y lo ha sido, y también nuestra editora ideal. Planteó importantes cuestiones conceptuales y nunca nos presionó para que sacrificáramos pruebas en aras de hacer el libro más al estilo de "medicina popular". Cuando terminamos esta edición, siguió en busca de nuevas cosechas, y nos dejó en las capaces manos de Michael Szczerban.

Hemos tenido una experiencia magnífica con todas las personas con las que hemos trabajado: la editora ejecutiva de producción Linda Arends, que dirigió con pericia el manuscrito a través de los escollos de la producción; la asistente editorial Karina Leon, que respondió a todas las preguntas y facilitó el proceso con calidez y eficacia; la directora artística Lucy Kim, que diseñó la llamativa portada original y la actualizó a la perfección para esta edición; Tracy Roe, la reina indiscutible de la corrección de textos, cuya lectura atenta e informada realzó y aclaró el texto; y Barbara Jatkola, nuestra excepcional correctora, que hizo un trabajo meticuloso y preciso. Nuestro agradecimiento a todo el equipo de Little, Brown Spark por hacer que la experiencia de escribir este libro fuera tan gratificante y placentera.

Por último, nuestro más sincero agradecimiento a Adam Bluming y Stephanie Kemp, de NELA Films, por el elegante diseño del sitio web del libro y por producir sus videos; a Ariel Margolis, el cerebro de nuestra presencia en las redes sociales y del éxito de la plataforma; y a Kathy Jacobi, por hacer los cálidos retratos que adornan la cubierta del libro. También se necesita un pueblo para escribir un libro, y estamos agradecidos por el nuestro.

Notas

Introducción: ¿Quién mató a la TRH?

1. Goldman L, Tosteson AN. Uncertainty about postmenopausal estrogen: Time for action, not debate. N Engl J Med. 1991;325:800-802. [Incertidumbre sobre los estrógenos en la menopausia: hora de actuar, no de debatir]

2. Col NF, Eckman MH, Karas RH, *et al.* Patient-specific decisions about hormone replacement therapy in postmenopausal women. *JAMA.* 1997;277:1140-47. [Decisiones específicas para el paciente sobre la terapia de reemplazo hormonal en mujeres posmenopáusicas]

3. Healy, Bernadine. *A New Prescription for Women's Health: Getting the Best Medical Care in a Man's World* (New York: Viking, 1995), 200-201.

4. Rossouw JE, Anderson GL, Prentice RL, *et al.* Risks and benefits of estrogen plus progestin in healthy postmenopausal women: Principal results from the Women's Health Initiative Randomized Controlled Trial. *JAMA.* 2002;288:321-33. [Riesgos y beneficios del estrógeno más progestina en mujeres posmenopáusicas saludables: resultados principales del ensayo controlado aleatorizado de la Iniciativa de Salud de la Mujer]

5. Ettinger B, Wang SM, Leslie RS, *et al.* Evolution of postmenopausal hormone therapy between 2002 and 2009. Menopause. 2012;19:610-15. [Evolución de la terapia hormonal posmenopáusica entre 2002 y 2009]

6. Brown S. Shock, terror and controversy: How the media reacted to the Women's Health Initiative. Climacteric. 2012;15:275-80. [Choque, terror y controversia: cómo reaccionaron los medios a la Iniciativa de Salud de la Mujer]

7. Hays J, Ockene JK, Brunner RL, *et al.* for the Women's Health Initiative Investigators. Effect of estrogen plus progestin on health-related quality of life. N Engl J Med. 2003;348:1839-54. [El efecto de los estrógenos más la progestina en la calidad de vida relacionada con la salud]

8. Bluming AZ, Tavris C. Hormone replacement therapy: Real concerns and false alarms. Cancer J. 2009;15:93-104. [Terapia de reemplazo hormonal: preocupaciones reales y falsas alarmas]

Bluming AZ, Tavris C. What are the real risks for breast cancer? Climacteric. 2012;15:133–38. [¿Cuáles son los riesgos reales para el cáncer de mama?]

Bluming AZ, Tavris C. Chains of evidence, mosaics of data: Does estrogen *cause* breast cancer? How would we know? Climacteric. 2012;15:531-37. [Cadenas de evidencia, mosaicos de datos: ¿El estrógeno causa cáncer de mama? ¿Cómo lo sabríamos?]

9. En 2005, un abogado que representaba a Wyeth se puso en contacto con Avrum y le pidió que actuara como testigo experto en un caso; Avrum accedió, ya que sus artículos ya publicados habían puesto en duda el papel de las hormonas en el desarrollo del cáncer de mama. No se le contrató para crear opinión.

10. Shifren JL, Crandall CJ, Manson JE. Menopausal hormone therapy. JAMA. 2019;321:2458-59. [Terapia hormonal en la menopausia]

11. Stuenkel CA, Manson JE. Women's Health — Traversing medicine and public policy. N Engl J Med. 2021;384:2073-76. [Salud de la mujer: atravesando la medicina y la política pública]

Flores VA, Pal L, Manson JE. Hormone Therapy in Menopause: Concepts, Controversies, and Approach to Treatment. Endocr Rev. 2021 Nov 16;42(6):720-52. [Terapia hormonal en la menopausia: conceptos, controversias y enfoque del tratamiento]

12. Chlebowski RT, Anderson GL, Aragaki AK. Association of menopausal hormone therapy with breast cancer incidence and mortality during long-term follow-up of the Women's Health Initiative Randomized Clinical Trials. JAMA. 2020;324:369-80. [Asociación de la terapia hormonal menopáusica con la incidencia y mortalidad por cáncer de mama durante el seguimiento a largo plazo de los ensayos clínicos aleatorizados de la Iniciativa de Salud de la Mujer]

13. Hodis HN, Sarrel PM. Menopausal hormone therapy and breast cancer: What is the evidence from randomized trials? Climacteric. 2018;21:521-28. [Terapia hormonal en la menopausia y cáncer de mama: ¿Qué evidencia hay de los ensayos aleatorizados?]

Bluming AZ, Hodis HN, Langer RD. 'Tis but a scratch: A critical review of the WHI evidence associating menopausal hormone therapy with the risk of breast cancer. Menopause. 2023; 30(12):183-90. [Es solo un rasguño: una revisión crítica de la evidencia del WHI que asocia la terapia hormonal menopáusica con el riesgo de cáncer de mama]

Capítulo 1: El "cambio de vida" y la calidad de vida

1. O, The Oprah Magazine, agosto de 2002; www.oprah.com/omagazine/be-aware-for-perimenopause/all.

2. Loh, Sandra Tsing, The Madwoman in the Volvo (Nueva York: W. W. Norton, 2014), 15.

3. Parker-Pope, Tara, The Hormone Decision (Emmaus, PA: Rodale, 2007), 133.

4. Utian WH, Gass ML, Pickar JH. Body mass index does not influence response to treatment, nor does body weight change with lower doses of conjugated estrogens and medroxyprogesterone acetate in early

postmenopausal women. Menopause. 2004;11:306-14. [El índice de masa corporal no influye en la respuesta al tratamiento, ni el peso corporal cambia con dosis más bajas de estrógenos combinados y acetato de medroxiprogesterona en las mujeres con menopausia temprana] Barnabei VM, Cochrane BB, Aragaki AK, *et al.* Menopausal symptoms and treatment-related effects of estrogen and progestin in the Women's Health Initiative. Obstet Gynecol. 2005;105:1063–73. [Síntomas de la menopausia y efectos relacionados del tratamiento con estrógenas y progestina en la Iniciativa de Salud de la Mujer]

5. Watkins, Elizabeth S., *The Estrogen Elixir: A History of Hormone Replacement Therapy in America* (Baltimore: Johns Hopkins University Press, 2007), 1.

6. Marriott LK, Wenk GL. Neurobiological consequences of long-term estrogen therapy. Curr Dir Psychol Sci. 2004;13:173-76. [Consecuencias neurobiológicas de la terapia con estrógenos a largo plazo]

7. Watkins, *The Estrogen Elixir,* 185.

8. *Ibid.*

9. Kolata, Gina, "Hormone Therapy, Already Found to Have Risks, Is Now Said to Lack Benefits", *New York Times,* 18 de marzo de 2003. [La terapia hormonal, que ya se sabe que tiene riesgos, ahora resulta que carece de beneficios]

10. Nachtigall L. Treatment of estrogen deficiency symptoms in women surviving breast cancer. Part 4. Urogenital atrophy, vasomotor instability, sleep disorders, and related symptoms. Oncol. 1999;13:551-75. [Tratamiento de los síntomas de deficiencia de estrógenos en mujeres supervivientes del cáncer de mama. Parte 4. Atrofia urogenital, inestabilidad vasomotora, trastornos del sueño y otros síntomas relacionados]

11. Grob, Gerald N. y Horwitz, Allan V., *Diagnosis, Therapy, and Evidence: Conundrums in Modern American Medicine* (New Brunswick, NJ: Rutgers University Press, 2010), 195.

12. Wilson, Robert A., *Feminine Forever* (Nueva York: Pocket Books, 1966).

13. Kolata, Gina con Petersen, Melody, "Hormone Replacement Study a Shock to the Medical System", *New York Times,* 10 de julio de 2002. [Estudio de reemplazo hormonal, una revolución para el sistema médico]

14. Martin, Emily, *The Woman in the Body: A Cultural Analysis of Reproduction* (Boston: Beacon, 1987).

15. Mosconi, Lisa, *The Menopause Brain* (Nueva York: Avery, 2024).

16. Wood BM, *et al.* Demographic and hormonal evidence for menopause in wild chimpanzees. Science. 2023;382:368-69. [Pruebas demográficas y hormonales para la menopausia en chimpancés salvajes]

17. Hrdy, Sarah Blaffer, *Mother Nature: Maternal Instincts and How They Shape the Human Species* (Nueva York: Ballantine, 1999).

18. Avis NE, Crawford SL, Greendale G, *et al.* Duration of menopausal vasomotor symptoms over the menopause transition. JAMA Intern Med. 2015;175:531-39. [Duración de los síntomas vasomotores menopáusicos en la transición a la menopausia]

19. Gupta, Alisha, "Menopause Is Different for Women of Color", *New York Times,* 23 de agosto de 2023. [La menopausia es distinta para las mujeres de color]

20. Hays J, Ockene JK, Brunner RL, *et al.* Effects of estrogen plus progestin on health-related quality of life. N Engl J Med. 2003;348:1839-54. [Efectos del estrógeno más progestina en la calidad de vida relacionada con la salud]

21. *Ibid.,* 1839.

22. Watkins, *The Estrogen Elixir,* 1.

23. Nelson HD. Commonly used types of postmenopausal estrogen for treatment of hot flashes: Scientific review. JAMA. 2004;291:1610-20. [Tipos

de estrógenos posmenopáusicos más utilizados para el tratamiento de los sofocos: revisión científica]

24. Welton AJ, Vickers MR, Kim J, *et al.* Health-related quality of life after combined hormone replacement therapy: Randomized controlled trial. BMJ. 2008;337:a1190. [Calidad de vida relacionada con la salud tras la terapia combinada de reemplazo hormonal: ensayo controlado aleatorizado]

25. Ockene JK, Barad DH, Cochrane BB, *et al.* Symptom experience after discontinuing use of estrogen plus progestin. JAMA. 2005;294:183-93. [Sintomatología tras la interrupción del uso de estrógenos y progestágenos]

26. Christgau S, Tanko LB, Cloos PA, *et al.* Suppression of elevated cartilage turnover in postmenopausal women and in ovariectomized rats by estrogen and a selective estrogen-receptor modulator (SERM). Menopause. 2004;11:508-18. [Supresión del elevado recambio cartilaginoso en mujeres en la posmenopausia y en ratas ovariectomizadas mediante estrógenos y un modulador selectivo del receptor de estrógenos (SERM)]

27. Schmidt PJ, Nieman L, Danaceau MA, *et al.* Estrogen replacement in perimenopause-related depression: A preliminary report. Am J Obstet Gynecol. 2000;183:414-20. [Reemplazo con estrógenos en la depresión perimenopáusica: un informe preliminar]

Soares CN, Almeida OP, Joffe H, *et al.* Efficacy of estradiol for the treatment of depressive disorders in perimenopausal women: a double-blind, randomized, placebo-controlled trial. Arch Gen Psychiatry. 2001;58:529-34. [Eficacia del estradiol para el tratamiento de los trastornos depresivos en mujeres perimenopáusicas: ensayo doble ciego, aleatorizado y controlado con placebo]

28. Kirsch I. Antidepressants and the placebo effect. Z Psychol [en inglés]. 2014;222:128-34. [Los antidepresivos y el efecto placebo]

29. Taylor, Katie, "Finding the Positive Side of Menopause", *Jewish Chronicle*, 12 de mayo de 2007; www.pressreader.com/uk/the-jewish-chronicle/20170512/282127816396074. [Encontrando el lado positivo de la menopausia]

30. ACOG Practice Bulletin No. 141: Management of menopausal symptoms. Obstet Gynecol. 2014;123:202-16.

31. The 2017 hormone therapy position statement of the North American Menopause Society. Menopause. 2017;24:728-53. [La declaración de posicionamiento de terapia hormonal 2017 de la Sociedad Norteamericana de Menopausia]

32. Langer RD, Manson JE, Allison MA. Have we come full circle — or moved forward? The Women's Health Initiative 10 years on. Climacteric. 2012;15:206-12. [¿Hemos cerrado el círculo o hemos avanzado? La Iniciativa de Salud de la Mujer 10 años después]
Utian WH. A decade post WHI, menopausal hormone therapy comes full circle — need for independent commission. Climacteric. 2012;15:320-25. [Una década después del WHI, la terapia hormonal para la menopausia cierra el círculo: necesidad de una comisión independiente]

33. Smyth, Chris, "Women Told Hormone Replacement Therapy Does Not Lead to Early Death", *Times* (Reino Unido), 13 de septiembre de 2017. [Se dice a las mujeres que la terapia de reemplazo hormonal no provoca una muerte prematura]

34. Richard-Davis G, Manson JE. Vasomotor symptom duration in midlife women — research overturns dogma. *JAMA* Intern Med. 2015;175:540-41. [La duración de los síntomas vasomotores en las mujeres de mediana edad: una investigación revoca el dogma]

35. Flores VA, Pal L, Manson JE. Hormone Therapy in Menopause: Concepts, Controversies, and Approach to Treatment. Endocr Rev. 2021;42(6):720-52; doi.org/10.1210/endrev/bnab-011doi. [Terapia hormonal en la menopausia: conceptos, controversias y enfoque del tratamiento]

36. Crandall CJ, Mehta JM, Manson JE. Management of menopausal symptoms. A Review. *JAMA*. 2023;329:405-20. [Control de los síntomas de la menopausia. Un repaso]

37. Grand View Research, "Menopause Market Size, Share and Trends Analysis Report by Treatment"; www.grandviewresearch.com/industry-analysis/menopause-market. [Tamaño del mercado de la menopausia, cuota e informe de análisis de tendencias por tratamiento]

38. Santen RJ, Stuenkel CA, Davis SR, *et al.* Managing menopausal symptoms and associated clinical issues in breast cancer survivors. J Clin Endocrinol Metab. 2017;102:3647-61; doi.org/10.1210/jc.2017-01138. [Manejo de los síntomas menopáusicos y problemas clínicos asociados en supervivientes de cáncer de mama]

39. Pollack A. "F.D.A. Panel Advises Against Two Medicines to Treat Hot Flashes", *New York Times,* 4 de marzo de 2013. [La FDA desaconseja dos medicamentos para tratar los sofocos]. Consulta también "Gabapentin for Hot Flashes", *Medical News Today,* abril de 2022; www.medicalnewstoday.com/articles/gabapentin-for-hot-flashes. [Gabapentina para los sofocos]

40. Carroll DG, Kelley KW. Use of antidepressants for management of hot flashes. Pharmacotherapy. 2009;29:1357-74. [Uso de antidepresivos para el tratamiento de los sofocos. Farmacoterapia]

41. Quinlan, Ailin, "The Menopause — Everything You Need to Know about the Change", *Irish Independent,* 19 de junio de 2017. [La menopausia: todo lo que hay que saber sobre el cambio]

42. Tice JA, Ettinger B, Ensrud K, *et al.* Phytoestrogen supplements for the treatment of hot flashes: The Isoflavone Clover Extract Study: A randomized controlled trial. *JAMA*. 2003;290:207-14. [Suplementos de fitoestrógenos para el tratamiento de los sofocos: estudio sobre el extracto de trébol con isoflavonas: un ensayo controlado aleatorizado]

43. Grady D. Management of menopausal symptoms. N Engl J Med. 2006;355:2338-47. [Control de los síntomas de la menopausia]

44. Nelson HD, Vesco KK, Haney E, *et al.* Nonhormonal therapies for menopausal hot flashes: Systematic review and meta-analysis. *JAMA.* 2006;295:2057-71. [Terapias no hormonales para los sofocos menopáusicos: revisión sistemática y metaanálisis]

45. Newton KM, Reed SD, LaCroix AZ, *et al.* Treatment of vasomotor symptoms of menopause with black cohosh, multi-botanicals, soy, hormone therapy, or placebo. Ann Int Med. 2006;145: 869-79. [Tratamiento de los síntomas vasomotores de la menopausia con cohosh negro, multibotánicos, soja, terapia hormonal o placebo]
   Mangione C. A randomized trial of alternative medicines for vasomotor symptoms of menopause. Ann Int Med. 2006;145:924-25. [Un ensayo aleatorizado de medicinas alternativas para los síntomas vasomotores de la menopausia]

46. Pockaj BA, Gallagher JG, Loprinzi CL, *et al.* Phase III double-blind, randomized, placebo-controlled crossover trial of black cohosh in the management of hot flashes: NCCTG trial N01CC. J Clin Oncol. 2006;18:2836-41. [Ensayo cruzado de fase III, doble ciego, aleatorizado y controlado con placebo del cohosh negro para el tratamiento de los sofocos: ensayo NCCTG N01CC]

47. Herbal medicines for menopausal symptoms. Drug Ther Bull. 2009;47:2-6. [Medicinas herbales para los síntomas de la menopausia]

48. Schwartz, Erika, Holtorf, Kent y Brownstein, David, "The Truth about Hormone Therapy", *Wall Street Journal,* 16 de marzo de 2009. [La verdad sobre la terapia hormonal]

49. Brinton RD, Proffitt P, Tran J, *et al.* Equilin, a principal component of the estrogen replacement therapy Premarin, increases the growth of cortical neurons via an nmda receptor-dependent mechanism. Exp Neurol. 1997;147:211-20. [La equilina, un componente

principal de la terapia de reemplazo con estrógenos Premarin, aumenta el crecimiento de las neuronas corticales a través de un mecanismo dependiente del receptor NMDA.]

50. Santoro N, Braunstein GD, Butts CL. Compounded bioidentical hormones in endocrinology practice: An Endocrine Society scientific statement. J Clin Endocrinol Metab. 2016;101:1318-43. [Hormonas bioidénticas compuestas en la práctica endocrinológica: declaración científica de la Endocrine Society]

51. Para ver el informe completo, consulte National Academies of Sciences, Engineering, and Medicine 2020. The Clinical Utility of Compounded Bioidentical Hormone Therapy: A Review of Safety, Effectiveness, and Use. Washington, DC: National Academies Press. Stuenkel CA, Manson JE. Compounded bioidentical hormone therapy: The National Academies weigh in. JAMA Internal Medicine. 14 de diciembre de 2020;7232. doi.org/10.17226/25791.

52. Ramin, Catherine J., "The hormone hoax thousands fall for", More.com, octubre de 2013, 134-144, 156. [El engaño hormonal en el que caen miles de personas]

53. Thompson JJ, Ritenbaugh C, Richter M. Why women choose compounded bioidentical hormone therapy: Lessons from a qualitative study of menopause decision-making. BMC Women's Health. 2017;17:97. [Por qué las mujeres eligen la terapia hormonal bioidéntica compuesta: lecciones de un estudio cualitativo sobre la toma de decisiones en la menopausia]

54. Rosenthal MS. The Wiley Protocol: An analysis of ethical issues. Menopause. 2008;15:1014-22. [El Protocolo Wiley: un análisis de las cuestiones éticas]

55. Hill, Amelia, "Female Doctors in Menopause Retiring Early Due to Sexism, Study Says", The Guardian, 5 de agosto de 2020. [Las médicas con menopausia se jubilan antes por sexismo, según un estudio]

56. Otterman, Sharon, "A Movement to Make Workplaces 'Menopause Friendly'", *New York Times,* 22 de mayo de 2023. [Un movimiento para que los lugares de trabajo sean "amigables con la menopausia"]

57. Faubion, SS, Shufelt C. The menopause management vacuum. Cancer J. 2022;28:191-95. [El vacío de la gestión de la menopausia]

58. Citado en Smyth, "Women Told Hormone Replacement Therapy".

Capítulo 2: ¿Los estrógenos producen cáncer de mama?

1. Bluming AZ. Treatment of primary breast cancer without mastectomy. Review of the Literature. Amer J Med. 1982;72: 820-28. [Tratamiento del cáncer de mama primario sin mastectomía. Revisión de la literatura]

2. Lavecchia C, Negri E, Bruzzi P, *et al.* The role of age at menarche and at menopause on breast cancer risk. Combined evidence from four case-control studies. Ann Oncol. 1992;3:625-29. [El papel de la edad en la menarquia y en la menopausia en el riesgo de cáncer de mama. Pruebas combinadas de cuatro estudios de casos y controles]

3. Gail MH, Benichou J. Assessing the risk of breast cancer in individuals. Cancer Prev. 1991;1:1-15. [Evaluar el riesgo de cáncer de mama en las personas]

4. MacMahon B, Cole P, Lin M, *et al.* Age at first birth and breast cancer risk. Bull WHO. 1970;43:209-21. [Edad del primer parto y riesgo de cáncer de mama]

5. Lambertini M, Kroman N, Ameye L, *et al.* Long-term safety of pregnancy following breast cancer according to estrogen receptor status. J Natl Cancer Inst. 2018;110:426-29. [Seguridad a largo plazo del embarazo tras un cáncer de mama según el estado del receptor de estrógenos]

6. Lambertini M, Ameye L, Hamy AS, *et al.* Pregnancy after breast cancer in patients with germline BRCA mutations. J Clin Oncol. 2020;38:3012-23.

[El embarazo tras un cáncer de mama en pacientes con mutaciones germinales BRCA]

7. King RM, Welch JS, Martin JK Jr., *et al.* Carcinoma of the breast associated with pregnancy. Surg Gynecol Obstet. 1985;160:228-32. [Carcinoma de mama asociado al embarazo]

8. Partridge AH, *et al.* Interrupting endocrine therapy to attempt pregnancy after breast cancer. N Engl J Med. 2023;388: 1645-56. [Interrupción del tratamiento endocrino para intentar quedarse embarazada tras un cáncer de mama]

9. Clarke RB, Howell A, Potten CS, Anderson E. Dissociation between steroid receptor expression and cell proliferation in the human breast. Cancer Res. 1997;57:4987-91. [Disociación entre la expresión de los receptores de esteroides y la proliferación celular en la mama humana]
    Sleeman KE, Kendrick H, Robertson D, *et al.* Dissociation of estrogen receptor expression and in vivo stem cell activity in the mammary gland. J Cell Biol. 2007;176:19-26. [Disociación entre la expresión del receptor de estrógenos y la actividad *in vivo* de las células madre en la glándula mamaria]

10. Feynman, Richard P., *The Meaning of It All: Thoughts of a Citizen Scientist* (Reading, MA: Perseus, 1998), 71.

11. Love RR, Philips J. Oophorectomy for breast cancer: History revisited. J Natl Cancer Inst. 2002;94:1433-34. [Ooforectomía por cáncer de mama: la historia revisada]

12. Smith DC, Prentice R, Thompson DJ, *et al.* Association of exogenous estrogen and endometrial carcinoma. N Engl J Med. 1975;293:1164-67. [Asociación de estrógenos exógenos y carcinoma de endometrio]

13. Gambrell RD. Prevention of endometrial cancer with progestogens. Maturitas. 1986;8:159-68. [Prevención del cáncer de endometrio con progestágenos]

14. Brinton LA, Hoover R y Fraumeni JF. Menopausal oestrogens and breast cancer risk: An expanded case-control study. Br J Cancer. 1986;54:825-32. [Estrógenos menopáusicos y riesgo de cáncer de mama: un estudio ampliado de casos y controles]

15. Armstrong BK. Estrogen therapy after the menopause: Boon or bane? Med J Aust. 1988;148:213-14. [Terapia con estrógenos después de la menopausia: ¿buena o mala?]

16. Palmer JR, Rosenberg L, Clark EA, et al. Breast cancer risk after estrogen replacement therapy: Results from the Toronto breast cancer study. Am J Epidemiol. 1991;134:1386-95. [Riesgo de cáncer de mama tras la terapia de reemplazo con estrógenos: resultados del estudio de Toronto sobre el cáncer de mama]

17. Dupont WD, Page DL. Menopausal estrogen replacement therapy and breast cancer. Arch Intern Med. 1991;151:67-72. [Terapia de reemplazo con estrógenos en la menopausia y cáncer de mama]

18. Nachtigall MJ, Smilen SW, Nachtigall RD, et al. Incidence of breast cancer in a 22-year study of women receiving estrogen-progestin replacement therapy. Obstet Gynecol. 1992;80:827-30. [Incidencia de cáncer de mama en un estudio de 22 años de mujeres que reciben terapia de reemplazo con estrógenos y progestágenos]

19. Stanford JL, Weiss NS, Voight LF, et al. Combined estrogen and progestin hormone replacement therapy in relation to risk of breast cancer in middle-aged women. JAMA. 1995;274:137-42. [Terapia de reemplazo hormonal combinada de estrógenos y progestágenos en relación con el riesgo de cáncer de mama en mujeres de mediana edad]

20. Colditz GA, Hankinson SE, Hunter DJ, et al. The use of estrogens and progestins and the risk of breast cancer in postmenopausal women. N Engl J Med. 1995;332:1589-93. [El uso de estrógenos y progestágenos y el riesgo de cáncer de mama en mujeres posmenopáusicas].

Para una refutación empírica de este artículo, consulta Bluming, AZ. Breast cancer and hormone-replacement therapy. N Engl J Med 1995 Nov 16;333(20):1357. [Cáncer de mama y terapia de reemplazo hormonal]

21. Sellers TA, Mink PJ, Ceerhan JR, *et al.* The role of hormone replacement therapy and the risk for breast cancer and total mortality in women with a family history of breast cancer. Ann Intern Med. 1997;127:973-80. [El papel de la terapia de reemplazo hormonal y el riesgo de cáncer de mama y mortalidad total en mujeres con antecedentes familiares de cáncer de mama]

22. Rebbeck TR, Levin AM, Eisen A, *et al.* Breast cancer risk after bilateral prophylactic oophorectomy in BRCA1 mutation carriers. J Natl Cancer Inst. 1999;91:1475-79. [Riesgo de cáncer de mama tras la ooforectomía profiláctica bilateral en portadoras de la mutación BRCA1]
Rebbeck TR, Friebel T, Wagner T, *et al.* Effect of short-term hormone replacement therapy on breast cancer risk reduction after bilateral prophylactic oophorectomy in BRCA1 and BRCA2 mutation carriers: The PROSE Study Group. J Clin Oncol. 2005;23:7804-10. [Efecto de la terapia de reemplazo hormonal a corto plazo en la reducción del riesgo de cáncer de mama tras la ooforectomía profiláctica bilateral en portadoras de mutaciones BRCA1 y BRCA2: El grupo de estudio PROSE]

23. Eisen A, Lubinski J, Gronwald J, *et al.* Hormone therapy and the risk of breast cancer in BRCA1 mutation carriers. J Natl Cancer Inst. 2008;100:1361-67. [Terapia hormonal y riesgo de cáncer de mama en portadoras de la mutación BRCA1]

24. Kotsopoulos J, Huzarski T, Gronwald J, *et al.* Hormone replacement therapy after menopause and risk of breast cancer in BRCA1 mutation carriers: A case-control study. Breast Cancer Res Treat. 2016;155:365-73. [Terapia de reemplazo hormonal tras la menopausia y riesgo de cáncer de mama en portadoras de la mutación BRCA1: un estudio de casos y controles]

25. Reunión de consenso: profilaxis y tratamiento de la osteoporosis. BMJ. 1987;295:914-15.

26. Martin KA, Freeman MW. Postmenopausal hormone replacement therapy. N Engl J Med. 1993;328:1115-17. [Terapia de reemplazo hormonal en la posmenopausia]

27. Bergkvist L, Adami HO, Persson I, et al. The risk of breast cancer after estrogen and estrogen-progestin replacement. N Engl J Med. 1989;321:393-97. [Riesgo de cáncer de mama tras el reemplazo con estrógenos y estrógenos-progestágenos]

28. Bergkvist L, Adami HO, Persson I, et al. Prognosis after breast cancer diagnosis in women exposed to estrogens and estrogen-progesterone replacement therapy. Am J Epidemiol. 1989;130:221-28. [Pronóstico tras el diagnóstico de cáncer de mama en mujeres expuestas a estrógenos y a terapia de reemplazo con estrógeno-progesterona]

29. Barrett-Connor E. Postmenopausal estrogen replacement and breast cancer. N Engl J Med. 1989;321:319-20. [Reemplazo de estrógenos en la posmenopausia y cáncer de mama]

30. Estrogen replacement and breast cancer. Harvard Medical School Health Letter. 1989;14(12):1-3. [Reemplazo de estrógenos y cáncer de mama]

31. Collaborative Group on Hormonal Factors in Breast Cancer. Breast cancer and hormone replacement therapy: Collaborative reanalysis of data from 51 epidemiological studies of 52,705 women with breast cancer and 108,411 women without breast cancer. Lancet. 1997;350:1047-59. [Grupo de colaboración sobre factores hormonales en el cáncer de mama. Cáncer de mama y terapia de reemplazo hormonal: reanálisis colaborativo de los datos de 51 estudios epidemiológicos de 52,705 mujeres con cáncer de mama y 108,411 mujeres sin cáncer de mama]

32. Shapiro S, Farmer RDT, Seaman H, et al. Does hormone replacement therapy cause breast cancer? An application of causal principles to three studies. Part 1. The Collaborative Reanalysis. J Fam Plann Reprod Health Care. 2011;37:103-9. [¿Causa cáncer de mama la terapia de

reemplazo hormonal? Una aplicación de los principios causales a tres estudios. Primera parte. El reanálisis colaborativo]

33. Anderson G. Release of the results of the Estrogen Plus Progestin Trial of the WHI: Data and Safety Monitoring. Press conference remarks. WHI Coordinating Center, 9 de julio de 2002. [Publicación de los resultados del ensayo de estrógeno más progestina de la WHI: monitorización de datos y seguridad. Comentarios de la conferencia de prensa]

Investigadores del grupo de redacción de la Iniciativa de Salud de la Mujer. Risk and benefits of estrogen plus progestin in healthy postmenopausal women. Principal results from the Women's Health Initiative randomized controlled trial. *JAMA*. 2002;288:321-33. [Riesgos y beneficios del estrógeno más progestina en mujeres posmenopáusicas sanas. Principales resultados del ensayo controlado aleatorizado de la Iniciativa de Salud de la Mujer]

34. Chlebowski RT, Hendrix SL, Langer RD, *et al.* Para los investigadores de la WHI. Influence of estrogen plus progestin on breast cancer and mammography in healthy postmenopausal women: The Women's Health Initiative Randomized Trial. *JAMA*. 2003;289:3243-53. [Influencia de los estrógenos más progestina sobre el cáncer de mama y la mamografía en mujeres sanas en la posmenopausia: ensayo aleatorizado de la Iniciativa de Salud de la Mujer]

35. Anderson GL, Chlebowski RT, Rossouw JE, *et al.* Prior hormone therapy and breast cancer risk in the Women's Health Initiative randomized trial of estrogen plus progestin. Maturitas. 2006;55:103-15. [Terapia hormonal previa y riesgo de cáncer de mama en el ensayo aleatorizado de estrógeno más progestina de la Iniciativa de Salud de la Mujer]

36. Parker-Pope, Tara, *The Hormone Decision* (Emmaus, PA: Rodale, 2007), 14.

37. Chlebowski RT, Anderson GL, Gass M, *et al.* Estrogen plus progestin and breast cancer incidence and mortality in postmenopausal women.

JAMA. 2010;304:1684-92. [Estrógeno más progestina e incidencia y mortalidad por cáncer de mama en mujeres en la posmenopausia]

38. Genazzani AR, Gambacciani M. A personal initiative for women's health: To challenge the Women's Health Initiative. Gynecol Endocrinol. 2002;16:255-57. [Una iniciativa personal para la salud de la mujer: Desafiar la Iniciativa de Salud de la Mujer]

Lemay A. The relevance of the Women's Health Initiative results on combined hormone replacement therapy and clinical practice. J Obstet Gynaecol Can. 2002;24:711-15. [La relevancia de los resultados de la Iniciativa de Salud de la Mujer sobre la terapia de reemplazo hormonal combinada y la práctica clínica]

Burger H. Hormone replacement therapy in the post– Women's Health Initiative era. Climacteric. 2003;6:11-36. [Terapia de reemplazo hormonal en la era posterior a la Iniciativa de Salud de la Mujer]

39. Shapiro S, de Villers TJ, Pines A, *et al.* Risks and benefits of hormone therapy: Has medical dogma now been overturned? Climacteric. 2014;17:215-22. [Riesgos y beneficios de la terapia hormonal: ¿Se ha superado el dogma médico?]

Shapiro S. Risks of estrogen plus progestin therapy: A sensitivity analysis of the findings in the Women's Health Initiative randomized controlled trial. Climacteric. 2003;6:302-10. [Riesgos de la terapia de estrógeno más progestina: un análisis sensible de los resultados del ensayo controlado aleatorizado de la Iniciativa de Salud de la Mujer]

40. Langer RD. The evidence base for TRH: What can we believe? Climacteric. 2017;20:91-96. [La base empírica de la TRH: ¿qué podemos creer?]

41. Parker-Pope, *The Hormone Decision,* 12. La cita es el informe de Parker-Pope sobre lo que le dijo Rossouw; *gran impacto* fueron palabras de él.

42. Rossouw JE. Estrogens for prevention of coronary heart disease: Putting the brakes on the bandwagon. Circulation. 1996;94: 2982-85. [Estrógenos para la prevención de la cardiopatía coronaria: echando freno al tren]

43. Chlebowski RT, Aragaki AK. The Women's Health Initiative randomized trials of menopausal hormone therapy and breast cancer: Findings in context. Menopause. 2023;30:454-61. [Ensayos aleatorizados de la Iniciativa de Salud de la Mujer sobre terapia hormonal en la menopausia y cáncer de mama: conclusiones en contexto]

44. Grupo de Trabajo de Estadísticas del Cáncer de Estados Unidos. Herramienta de visualización de las estadísticas de cáncer en Estados Unidos, basada en los datos presentados en 2022 (1999-2020): Departamento de Salud y Servicios Humanos de Estados Unidos, Centros para el control y prevención de enfermedades y National Cancer Institute, noviembre de 2023.

45. Antoine C, Ameye L, Paesmans M, *et al.* Menopausal hormone therapy use in relation to breast cancer incidence in 11 countries. Maturitas. 2016;84:81-88. [Uso de terapia hormonal en la menopausia en relación con la incidencia de cáncer de mama en 11 países]

46. Grupo de trabajo sobre estadísticas del cáncer en Estados Unidos, 2023.

47. Doamekpor LA, Head SK, South E, *et al.* Determinants of hormone replacement therapy knowledge and current hormone replacement therapy use. J Womens Health. 2023;32:283-92. [Determinantes del conocimiento de la terapia de reemplazo hormonal y de su uso actual]

48. Fournier DV, Weber E, Hoeffken W, *et al.* Growth rate of 147 mammary carcinomas. Cancer. 1980;45:2198-207. [Tasa de crecimiento de 147 carcinomas mamarios]

Santen RJ, Stuenkel CA, Yue W. Mechanistic effects of estrogens on breast cancer. Cancer J. 2022;28:224-40. [Efectos mecánicos de los estrógenos en el cáncer de mama]

49. Ravdin PM, Cronin KA, Howlander N, Berg CD, Chlebowski RT, *et al.* The decrease in breast cancer incidence in 2003 in the United States. Reply. N Engl J Med. 2007;356:1670-74. [El descenso de la incidencia del cáncer de mama en 2003 en Estados Unidos. Respuesta]

50. Bluming AZ. A decline in breast-cancer incidence. N Engl J Med. 2007;357:509. [Disminución de la incidencia del cáncer de mama]

51. Shifren JL, Crandall CJ, Manson JE. Menopausal hormone therapy. *JAMA*. 2019;321:2458-59. [Terapia hormonal en la menopausia]

52. Kuhl H. Is the elevated breast cancer risk observed in the WHI study an artefact? Climacteric. 2004;7:319-22. [¿Es el elevado riesgo de cáncer de mama observado en el estudio de la WHI un artefacto?]

Hodis HN, Sarrel PM. Menopausal hormone therapy and breast cancer: What is the evidence from randomized trials? Climacteric. 2018;21:521-28. [Terapia hormonal en la menopausia y cáncer de mama: ¿Cuál es la evidencia de los ensayos aleatorizados?]

Bluming AZ, Hodis HN, Langer RD. 'Tis but a scratch: A critical review of the WHI evidence associating menopausal hormone therapy with the risk of breast cancer. Menopause. 2023;30(12):183-90; doi. org/10.1097/GME.0000000000002267. [Solo es un rasguño: una revisión crítica de las pruebas de la WHI que asocian la terapia hormonal en la menopausia con el riesgo de cáncer de mama]

53. Thomson, Cynthia y Anderson, Garnet, para el comité directivo de la WHI, carta al editor en respuesta a "Women Have Been Misled About Menopause" [Las mujeres han sido engañadas sobre la menopausia], *New York Times*, 26 de febrero de 2023.

54. Roth JA, Etzioni R, Waters TM, *et al.* Economic return from the Women's Health Initiative estrogen plus progestin clinical trial. Ann Intern Med. 2014;160:594-602. [Rentabilidad económica del ensayo clínico de estrógeno más progestina de la Iniciativa de Salud de la Mujer]

55. Sarrel PM, Njike VY, Vinante V, Katz DL. The mortality toll of estrogen avoidance: An analysis of excess deaths among hysterectomized women aged 50 to 59 years. Amer J Pub Health. 2013;103:1583-88. [La mortalidad por evitar los estrógenos: un análisis del exceso de muertes entre mujeres histerectomizadas de 50 a 59 años de edad]

56. Tang WY, Grothe D, Keshishian A, *et al.* Pharmacoeconomic and associated cost savings among women who were prescribed systemic conjugated estrogen therapy compared with those without menopausal therapy. Menopause. 2018;25:493-99. [Ahorro farmacoeconómico y de costes asociados entre las mujeres a las que se prescribió terapia sistémica con estrógenos combinados en comparación con las que no recibieron terapia en la menopausia]

Sarrel PM. Editorial: Estrogen therapy: economic considerations. Menopause. 2018;25:481-82. [Editorial: Terapia con estrógenos: consideraciones económicas]

57. Beral V, colaboradores del Estudio del Millón de Mujeres. Breast cancer and hormone-replacement therapy in the Million Women Study. Lancet. 2003;362:419-27. [Cáncer de mama y terapia de reemplazo hormonal en el Estudio del Millón de Mujeres]

58. Grupo de Trabajo Asilomar sobre recomendaciones para la comunicación de ensayos clínicos en la literatura biomédica. Checklist of information for inclusion in reports of clinical trials. Ann Intern Med. 1996;124:741-43. [Lista de comprobación de la información que debe incluirse en los informes de ensayos clínicos]

Moher D, Schulz KF, Altman D para el grupo consort. The consort statement: Revised recommendations for improving the quality of reports of parallel-group randomized trials. *JAMA*. 2001;285:1987-91. [La declaración consort: Recomendaciones revisadas para mejorar la calidad de los informes de ensayos aleatorizados con grupos paralelos]

Gigerenzer G, Gaissmaier W, Kurz-Milcke E, *et al.* Helping doctors and patients make sense of health statistics. Psychol Sci Public Interest. 2008;8:53-96. [Ayudar a médicos y pacientes a entender las estadísticas sanitarias]

59. Pueden encontrarse referencias individuales para cada entrada en Bluming AZ, Tavris C. Hormone replacement therapy: Real concerns and false alarms. Cancer J. 2009;15:93-104. [Terapia de reemplazo hormonal: preocupaciones reales y falsas alarmas]; y Bluming AZ, Tavris C.

What are the real risks for breast cancer? Climacteric. 2012;15: 133-38. [¿Cuáles son los riesgos reales de cáncer de mama?]

60. Bernstein, Peter L., *Against the Gods: The Remarkable Story of Risk* (Nueva York: John Wiley, 1996), 161.

61. Keating C. The social history of ISIS-2: Triumph and the path not taken. Lancet. 2015;386:e4-e5. [La historia social de ISIS-2: Triunfo y el camino no tomado]

62. ISIS-2 (Segundo estudio internacional de supervivencia al infarto), grupo colaborativo. Aspirin's effect on myocardial infarct mortality: Randomized trial of intravenous streptokinase, oral aspirin, both or neither among 17,187 cases of suspected acute myocardial infarction. Lancet. 1988;2:349-60. [Efecto de la aspirina en la mortalidad por infarto de miocardio: ensayo aleatorizado de estreptocinasa intravenosa, aspirina oral, ambas o ninguna en 17,187 casos de sospecha de infarto agudo de miocardio]

63. Sleight P. Debate: Subgroup analyses in clinical trials: Fun to look at — but don't believe them! Curr Control Trials Cardiovasc Med. 2000;1:25-27. [Debate: Análisis de subgrupos en ensayos clínicos: ¡Interesantes de observar, pero no de creer!]

64. Colditz *et al.*, The use of estrogens and progestins. [El uso de estrógenos y progestinas]

65. Schairer C, Lubin J, Troisi R, *et al.* Menopausal estrogen and estrogen-progestin replacement therapy and breast cancer risk. JAMA. 2000;283:485-91. [Terapia de reemplazo en la menopausia de estrógenos y estrógenos-progestágenos y riesgo de cáncer de mama]

66. Santen RJ, Pinkerton J, McCartney C, *et al.* Risk of breast cancer with progestins in combination with estrogen as hormone replacement therapy. J Clin Endocrinol Metab. 2001;86:16-23. [Riesgo de cáncer de mama con progestinas en combinación con estrógenos como terapia de reemplazo hormonal]

67. Henderson BE, Paganini-Hill A, Ross RK. Decreased mortality in users of estrogen replacement therapy. Arch Intern Med. 1991;151:75-78. [Disminución de la mortalidad en usuarias de terapia de reemplazo con estrógenos]
Grodstein F, Stampfer MJ, Colditz GA, *et al.* Postmenopausal hormone therapy and mortality. N Engl J Med. 1997; 336: 1769-75. [Terapia hormonal en la posmenopausia y mortalidad]

68. Susser M. What is a cause and how do we know one? A grammar for pragmatic epidemiology. Am J Epidemiol. 1991;133:635-48. [¿Qué es una causa y cómo la conocemos? Una gramática para la epidemiología pragmática]

69. Taubes, Gary, "Epidemiology Faces Its Limits", *Science.* 1995; 269:164-69. [La epidemiología se enfrenta a sus límites]

70. Para un estudio entre muchos, consulta Madsen KM, Hviid A, Vestergaard M, *et al.* A population-based study of measles, mumps, and rubella vaccination and autism. N Engl J Med. 2002;347:1477-82. [Estudio poblacional sobre la vacunación contra el sarampión, las paperas y la rubéola y el autismo]
Para una historia más amplia sobre la histeria sobre las vacunas, consulta Seth Mnookin, *The Panic Virus: A True Story of Medicine, Science, and Fear* (Nueva York: Simon and Schuster, 2011) y Offit, Paul A., *Deadly Choices: How the Anti-Vaccine Movement Threatens Us All* (Nueva York: Basic Books, 2012).

71. Charlton BG. Second thoughts: Attribution of causation in epidemiology: Chain or mosaic? J Clin Epidemiol. 1996;49:105-7. [Más reflexiones: atribución de causalidad en epidemiología: ¿Cadena o mosaico?]

72. Hill AB. The environment and disease: Association or causation? Proc R Soc Med. 1965;58:295-300. [El medio ambiente y la enfermedad: ¿Asociación o causalidad?]

73. Bush TL, Whiteman M, Flaws JA. Hormone replacement therapy and breast cancer: A qualitative review. Obstet Gynecol.

2001;98:498-508. [Terapia de reemplazo hormonal y cáncer de mama: una revisión cualitativa]

74. Henderson IC. Risk factors for breast cancer development. Cancer. 1993;71:2127-40. [Factores de riesgo para el desarrollo del cáncer de mama]
    Madigan M, Ziegler R, Benichou C, *et al.* Proportion of breast cancer cases in the United States explained by well-established risk factors. J Natl Cancer Inst. 1995;87:1681-85. [Proporción de casos de cáncer de mama en Estados Unidos explicados por factores de riesgo bien establecidos]

75. Haddow A, Watkinson JM, Paterson E. Influence of synthetic oestrogens upon advanced malignant disease. BMJ. 1944;2:393-98. [Influencia de los estrógenos sintéticos en la enfermedad maligna avanzada]

76. Massidda B, Mascia V, Broccia G, *et al.* Estrogen therapy of advanced breast cancer. Minerva Med. 1977;68:2509-16. [Terapia con estrógenos del cáncer de mama avanzado]

77. Mahtani RL, Stein A, Vogel CL. High-dose estrogen as salvage hormonal therapy for highly refractory metastatic breast cancer: A retrospective chart review. Clin Therap. 2009;31:2371-78. [Altas dosis de estrógenos como terapia hormonal de rescate para el cáncer de mama metastásico altamente refractario: una revisión retrospectiva de la historia clínica]

78. Hortobagyi GN, Hug V, Buzdar AU, *et al.* Sequential cyclic combined hormonal therapy for metastatic breast cancer. Cancer. 1989;64:1002-6. [Terapia hormonal combinada cíclica secuencial para el cáncer de mama metastásico]

79. Ingle J, Ahmann D, Green S, *et al.* Randomized clinical trial of diethylstilbestrol versus tamoxifen in postmenopausal women with advanced breast cancer. N Engl J Med. 1981;304:16-21. [Ensayo clínico aleatorizado de dietilestilbestrol frente a tamoxifeno en mujeres posmenopáusicas con cáncer de mama avanzado]

Peethambaram P, Ingle J, Suman V, *et al.* Randomized clinical trial of diethylstilbestrol versus tamoxifen in postmenopausal women with metastatic breast cancer: An updated analysis. Breast Cancer Res Treat. 1999;54:117-22. [Ensayo clínico aleatorizado de dietilestilbestrol frente a tamoxifeno en mujeres posmenopáusicas con cáncer de mama metastásico: un análisis actualizado]

80. Lonning PE, Taylor PD, Anker G, *et al.* High-dose estrogen treatment in postmenopausal breast cancer patients heavily exposed to endocrine therapy. Breast Cancer Res Treat. 2001;67:111-16. [Tratamiento con altas dosis de estrógenos en pacientes en la posmenopausia con cáncer de mama muy expuestas a terapia endocrina]

81. Craig Jordan V, Lewis-Wambi J, Kim H, *et al.* Exploiting the apoptotic actions of oestrogen to reverse anti-hormonal drug resistance in oestrogen receptor positive breast cancer patients. Breast. 2007;16(Suppl 2):105-13. [Aprovechamiento de las acciones apoptóticas de los estrógenos para invertir la resistencia a los fármacos antihormonales en pacientes con cáncer de mama con receptores de estrógenos positivos]

Abderrahman B, Craig Jordan V. Estrogen for the treatment and prevention of breast cancer: A tale of 2 Karnovsky lectures. Cancer J. 2022;28:163-68. [Estrógenos para el tratamiento y la prevención del cáncer de mama: historia de dos conferencias Karnovsky]

82. Mukherjee, Siddhartha, *The Emperor of All Maladies: A Biography of Cancer* (Nueva York: Scribner, 2010), 266.

83. Thun MJ, Hannan LM, Adams-Campbell LL, *et al.* Lung cancer occurrence in never-smokers: An analysis of 13 cohorts and 22 cancer registry studies. PLoS Med. 2008;5:e185. [Cáncer de pulmón en no fumadores: un análisis de 13 cohortes y 22 estudios de registros de cáncer]

84. Centros para el Control y Prevención de Enfermedades. *U.S. Cancer Statistics Female Breast Cancer Stat Bite.* Departamento de Salud y Servicios Humanos de Estados Unidos; 2023.

85. Grupo de Colaboración sobre los Factores Hormonales en el Cáncer de Mama. Type and timing of menopausal hormone therapy and breast cancer risk: individual participant meta-analysis of the worldwide epidemiological evidence. Lancet. Aug 29, 2019;394(10204):1159-68. [Tipo y momento de la terapia hormonal de la menopausia y riesgo de cáncer de mama: metaanálisis individual de participantes de la evidencia epidemiológica mundial.]

86. Powledge, Tabitha M., "Easing Hormone Anxiety", *Scientific American* 297, no. 4 (2007): 32-34. [Aliviar la ansiedad hormonal]

87. Heiss G, Wallace R, Anderson GL, *et al.* Health risks and benefits three years after stopping randomized treatment with estrogen and progestin. *JAMA*. 2008;299:1036-45. [Riesgos y beneficios para la salud tres años después de interrumpir el tratamiento aleatorio con estrógenos y progestágenos]

88. Anderson GL, Judd HL, Kauntiz AM, *et al.* Effects of estrogen plus progestin on gynecologic cancers and associated diagnostic procedures: The Women's Health Initiative randomized trial. *JAMA*. 2003;290:1739-48. [Efectos del estrógeno más progestina en los cánceres ginecológicos y procedimientos diagnósticos asociados: Ensayo aleatorizado de la Iniciativa de Salud de la Mujer]

89. Chlebowski RT, Schwartz AG, Wakelee H, *et al.* Estrogen plus progestin and lung cancer in postmenopausal women. Lancet. 2009;374:1243-51. [Estrógeno más progestina y cáncer de pulmón en mujeres en la posmenopausia]

90. Rodriguez C, Feigelson HS, Deka A, *et al.* Postmenopausal hormone therapy and lung cancer risk in the Cancer Prevention Study II Nutrition Cohort. Cancer Epidemiol Biom Prev. 2008;17:655-60. [Terapia hormonal en la posmenopausia y riesgo de cáncer de pulmón en la cohorte de nutrición del Estudio de Prevención del Cáncer II]
   Pesatori AC, Carugno M, Consonni DC, *et al.* Reproductive and hormonal factors and the risk of lung cancer: The EAGLE study. Int J Cancer.

2013;132:2630-39. [Factores reproductivos y hormonales y riesgo de cáncer de pulmón: El estudio EAGLE]

91. Clague J, Reynolds P, Henderson KD, *et al.* Menopausal hormone therapy and lung cancer– specific mortality following diagnosis: The California Teachers Study. PLoS One. 2014;97: e103735. [Terapia hormonal para la menopausia y mortalidad específica por cáncer de pulmón tras el diagnóstico: estudio de los profesores de California]
   Katcoff H, Wenzlaff AS, Schwartz AG. Survival in women with NS-CLC: The role of reproductive history and hormone use. J Thorac Oncol. 2014;9:355-61. [Supervivencia en mujeres con CPNM: papel de los antecedentes reproductivos y el uso de hormonas]

92. Hoover R. Hormones in breast cancer: Etiology versus ideology. National Institutes of Health, 15 de mayo de 2007; videocast.nih.gov/Summary.asp?File=13823. [Hormonas en el cáncer de mama: etiología frente a ideología]

Capítulo 3: ¿Las supervivientes de cáncer de mama pueden tomar estrógenos?

1. Bluming AZ, Dosik G, Lowitz B, *et al.* Treatment of primary breast cancer without mastectomy: The Los Angeles community experience and review of the literature. Ann Surg. 1986;204:136-47. [Tratamiento del cáncer de mama primario sin mastectomía: experiencia de la comunidad de Los Ángeles y revisión de la literatura]

2. Couzi RJ, Helzsouer KJ, Fetting JH. Prevalence of menopausal symptoms among women with a history of breast cancer and attitudes toward estrogen replacement therapy. J Clin Oncol. 1995;13:2737-44. [Prevalencia de síntomas menopáusicos entre mujeres con antecedentes de cáncer de mama y actitudes hacia la terapia de reemplazo con estrógenos]

3. Hershman DL, Cho C, Crew KD. Management of complications from estrogen deprivation in breast cancer patients. Curr Oncol Rep.

2009;11:29-36. [Tratamiento de las complicaciones de la privación de estrógenos en pacientes con cáncer de mama]

4. Antoine C, Vandromme J, Fastrez M, *et al.* A survey among breast cancer survivors: Treatment of the climacteric after breast cancer. Climacteric. 2008;11:322-28. [Una encuesta entre supervivientes de cáncer de mama: Tratamiento del climaterio después del cáncer de mama]

5. Creasman WT. HRT and women who have had breast or endometrial cancer. J Epidemiol Biostat. 1999;4:217-25. [TRH y mujeres que han padecido cáncer de mama o de endometrio]

6. Wile AG, DiSaia PJ. Hormones and breast cancer. Am J Surg. 1989;157:438-42. [Hormonas y cáncer de mama]
DiSaia PJ, Brewster WR, Ziogas A, Anton-Culver H. Breast cancer survival and hormone replacement therapy: A cohort analysis. Am J Clin Oncol. 2000;23:541-45. [Supervivencia del cáncer de mama y terapia de reemplazo hormonal: un análisis de cohortes]

7. Huggins C, Moon RC, Morii S. Extinction of experimental mammary cancer. I. Estradiol-17beta and progesterone. PNAS. 1962;48:379-86. [Extinción del cáncer de mama experimental. I. Estradiol-17beta y progesterona]

8. Palshof T, Mouridsen HT, Daehnfeldt JL. Adjuvant endocrine therapy of primary operable breast cancer: Report on the Copenhagen breast cancer trials. Eur J Cancer. 1980;1:183-87. [Tratamiento endocrino adyuvante del cáncer de mama primario operable: informe de los ensayos de Copenhague sobre el cáncer de mama]
Palshof T, Carstensen B, Mouridsen HT, Dombernowsky P. Adjuvant endocrine therapy in pre- and postmenopausal women with operable breast cancer. Rev Endocrine Related Cancer. 1985;17:43-50. [Terapia endocrina adyuvante en mujeres pre y postmenopáusicas con cáncer de mama operable]

9. Beex L, Pieters PG, Smals A, *et al.* Tamoxifen versus ethinyl estradiol in the treatment of postmenopausal women with advanced breast cancer. Cancer Treat Rep. 1981;65:179-85. [Tamoxifeno frente a etinilestradiol en el tratamiento de mujeres posmenopáusicas con cáncer de mama avanzado]

10. Stoll BA. Effect of Lyndiol, an oral contraceptive, on breast cancer. BMJ. 1967;1:150-53. [Efecto de Lyndiol, un anticonceptivo oral, en el cáncer de mama]

11. Baum M. Hormone replacement therapy in breast cancer. Letter to the editor. Lancet. 1994;343:53. [Terapia de reemplazo hormonal en el cáncer de mama. Carta al editor]

12. Bluming AZ: Hormone replacement therapy: Benefits and risks for the general postmenopausal female population and for women with a history of previously-treated breast cancer. Semin Oncol. 1993;20:662-74. [Terapia de reemplazo hormonal: beneficios y riesgos para la población femenina posmenopáusica en general y para las mujeres con antecedentes de cáncer de mama tratado previamente]

13. Golden L, Stadel B. Estrogen replacement therapy in breast cancer survivors. Letter to the editor. JAMA. 1995;273:620-21. [Terapia de reemplazo con estrógenos en supervivientes de cáncer de mama. Carta al editor]

14. Bluming AZ. Hormone replacement therapy (HRT) in women with previously treated primary breast cancer: Update XIV. Proc asco J Clin Oncol. 2008;15s:20693. [Terapia de reemplazo hormonal (TRH) en mujeres con cáncer de mama primario previamente tratado: Actualización XIV]

15. Cobleigh MA, Berris RF, Bush T, *et al.* Estrogen replacement therapy in breast cancer survivors: A time for change. Breast Cancer Committees of the Eastern Cooperative Oncology Group. JAMA. 1994;272:540-45. [Terapia de reemplazo con estrógenos en supervivientes de cáncer de mama: Es hora de cambiar]

16. Verheul HA, Coelingh-Bennick HJ, Kenemans P, *et al.* Effects of estrogens and hormone replacement therapy on breast cancer risk and on efficacy of breast cancer therapies. Maturitas. 2000;36:1-17. [Efectos de los estrógenos y de la terapia de reemplazo hormonal en el riesgo de cáncer de mama y en la eficacia de las terapias contra el cáncer de mama]

17. Ylikorkala O, Metsä-Heikkilä M. Hormone replacement therapy in women with a history of breast cancer. Gynecol Endocrinol. 2002;16:469-78. [Terapia de reemplazo hormonal en mujeres con antecedentes de cáncer de mama]

18. Urši - Vrš aj M, Bebar S. A case-control study of hormone replacement therapy after primary surgical breast cancer treatment. Eur J Surg Oncol. 1999;25:146-51. [Estudio de casos y controles de la terapia de reemplazo hormonal tras el tratamiento quirúrgico primario del cáncer de mama]

19. Eden JA, Bush T, Nand S, *et al.* A case-control study of combined continuous estrogen-progestin replacement therapy among women with a personal history of breast cancer. Menopause. 1995;2: 67-72. [Estudio de casos y controles de la terapia de reemplazo combinada continua de estrógenos y progestágenos en mujeres con antecedentes personales de cáncer de mama.]

20. Dew J, Eden J, Beller E, *et al.* A cohort study of hormone replacement therapy given to women previously treated for breast cancer. Climacteric. 1998;1:137-42. [Un estudio de cohortes sobre la terapia de reemplazo hormonal administrada a mujeres previamente tratadas por cáncer de mama]
    Dew JE, Wren BG, Eden JA. Tamoxifen, hormone receptors and hormone replacement therapy in women previously treated for breast cancer: A cohort study. Climacteric. 2002;5:151-55. [Tamoxifeno, receptores hormonales y terapia de reemplazo hormonal en mujeres previamente tratadas por cáncer de mama: un estudio de cohortes]

21. Durna EM, Wren BG, Heller GZ, *et al.* Hormone replacement therapy after a diagnosis of breast cancer: Cancer recurrence and

mortality. Med J Aust. 2002;177:347-51. [Terapia de reemplazo hormonal tras el diagnóstico de cáncer de mama: recurrencia del cáncer y mortalidad]

Durna EM, Heller GZ, Leader LR, *et al.* Breast cancer in premenopausal women: Recurrence and survival rates and relationship to hormone replacement therapy. Climacteric. 2004;7:284-91. [Cáncer de mama en mujeres en la premenopausia: tasas de recurrencia y supervivencia y relación con la terapia de reemplazo hormonal]

22. Espie M, Gorins A, Perret F, *et al.* Hormone replacement therapy (HRT) in patients treated for breast cancer: Analysis of a cohort of 120 patients. Proc ASCO. 1999 (abstract);18:2262. [Terapia de reemplazo hormonal (TRH) en pacientes tratadas por cáncer de mama: análisis de una cohorte de 120 pacientes]

23. Marttunen MB, Hietanen P, Pyrhonen S, *et al.* A prospective study on women with a history of breast cancer and with or without estrogen replacement therapy. Maturitas. 2001;39:217-25. [Estudio prospectivo en mujeres con antecedentes de cáncer de mama y con o sin terapia de reemplazo con estrógenos]

24. Beckmann MW, Jap D, Djahansouzi S, *et al.* Hormone replacement therapy after treatment of breast cancer: Effects on postmenopausal symptoms, bone mineral density and recurrence rates. Oncol. 2001;60:199-206. [Terapia de reemplazo hormonal tras el tratamiento del cáncer de mama: efectos sobre los síntomas posmenopáusicos, la densidad mineral ósea y las tasas de recurrencia]

25. Vassilopoulou-Sellin R, Asmar L, Hortobagyi GN, *et al.* Estrogen replacement therapy after localized breast cancer: Clinical outcome of 319 women followed prospectively. J Clin Oncol. 1999;17:1482-87. [Terapia de reemplazo con estrógenos tras cáncer de mama localizado: resultados clínicos de 319 mujeres seguidas prospectivamente]

26. Brewster WR, DiSaia PJ, Grosen EA, *et al.* Experience with estrogen replacement therapy in breast cancer survivors. Int J Fertil Women's

Med. 1999;44:186-92. [Experiencia con la terapia de reemplazo con estrógenos en supervivientes de cáncer de mama]

27. Decker DA, Pettinga JE, Vander Velde N, *et al.* Estrogen replacement therapy in breast cancer survivors: A matched-controlled series. Menopause. 2003;10:277-85. [Terapia de reemplazo con estrógenos en supervivientes de cáncer de mama: una serie controlada emparejada]

28. Peters GN, Fodera T, Sabol J, *et al.* Estrogen replacement therapy after breast cancer: A 12-year follow-up. Ann Surg Oncol. 2001;8:828-32. [Terapia de reemplazo con estrógenos tras un cáncer de mama: un seguimiento de 12 años]

29. O'Meara ES, Rossing MA, Daling JR, *et al.* Hormone replacement therapy after a diagnosis of breast cancer in relation to recurrence and mortality. J Natl Cancer Inst. 2001;93:754-62. [Terapia de reemplazo hormonal tras el diagnóstico de cáncer de mama en relación con la recurrencia y la mortalidad]

30. Meurer LN, Lená S. Cancer recurrence and mortality in women using hormone replacement therapy: Meta-analysis. J Fam Pract. 2002;51:1056-62. [Recurrencia del cáncer y mortalidad en mujeres que utilizan terapia de reemplazo hormonal: metanálisis]

31. Ettinger B, Grady D, Tosteson AN, *et al.* Effect of the Women's Health Initiative on women's decisions to discontinue postmenopausal hormone therapy. Obstet Gynecol. 2003;102:1225-32. [Efecto de la Iniciativa de Salud de la Mujer en la decisión de las mujeres de interrumpir la terapia hormonal en la posmenopausia]

32. Correo electrónico de Michelle Fujimoto a Avrum Bluming, 20 de diciembre de 2017. Reimpreso con su permiso.

33. Carta del doctor Philip DiSaia a Avrum Bluming, 3 de enero de 2007. Citada con su permiso.

34. Chlebowski RT, Col N. Menopausal hormone therapy after breast cancer. Lancet. 2004;363:410-11. [Terapia hormonal para la menopausia tras un cáncer de mama]

35. Holmberg L, Anderson H. HABITS (hormonal replacement therapy after breast cancer — is it safe?). A randomized comparison: Trial stopped. Lancet. 2004;363:453-55. [HABITS (terapia de reemplazo hormonal después del cáncer de mama: ¿es segura?). Una comparación aleatoria: ensayo interrumpido]

36. Holmberg L, Iversen OE, Rudenstam CM, et al. Increased risk of recurrence after hormone replacement therapy in breast cancer survivors. J Natl Cancer Inst. 2008;100:475-82. [Mayor riesgo de recurrencia tras la terapia de reemplazo hormonal en supervivientes de cáncer de mama]

37. Holmberg L, Anderson H. Stopping HABITS. Lancet. 2004;363:1477. [Detener HABITS]

38. Von Schoultz E, Rutqvist LE. Menopausal hormone therapy after breast cancer: The Stockholm randomized trial. J Natl Cancer Inst. 2005;97:533-35. [Terapia hormonal en la menopausia tras un cáncer de mama: El ensayo aleatorio de Estocolmo]
    Para el seguimiento, consulta Fahlén M, Fornander T, Johansson H, et al. Hormone replacement therapy after breast cancer: 10 year follow-up of the Stockholm randomized trial. Eur J Cancer. 2013;49:-52-59. [Terapia de reemplazo hormonal después del cáncer de mama: diez años de seguimiento del ensayo aleatorizado de Estocolmo]

39. Creasman WT. Hormone replacement therapy after cancers. Curr Opin Oncol. 2005;17:496. [Terapia de reemplazo hormonal tras cánceres]. La cita está en la p. 497.

40. Mueck AO, Rabe T, Kiesel L, Strowitzki T. Hormone replacement therapy after breast cancer. J Reprod Med Endocrinol. 2008;5:83. [Terapia de reemplazo hormonal tras un cáncer de mama]

41. Society of Obstetricians and Gynecologists of Canada (SOGC). Use of hormonal replacement therapy after treatment of breast cancer. Int J Gynecol Obstet. 2005;88:216-21. [Uso de la terapia de reemplazo hormonal tras el tratamiento del cáncer de mama]

42. Zielinski SL. Hormone replacement therapy for breast cancer survivors: An answered question? J Natl Cancer Inst. 2005;97:955. [Terapia de reemplazo hormonal para supervivientes de cáncer de mama: ¿Una pregunta con respuesta?]

43. Garrido-Oyarzún MF, Castelo-Branco C. Use of hormone therapy for menopausal symptoms and quality of life in breast cancer survivors: Safe and ethical? Gynecol Endocrinol. 2017;33:10-15. [Uso de la terapia hormonal para los síntomas menopáusicos y calidad de vida en supervivientes de cáncer de mama: ¿Es seguro y ético?]

44. Bluming AZ. Hormone replacement therapy after breast cancer: It is time. Cancer J. 2022;28:183-90. [Terapia de reemplazo hormonal después del cáncer de mama: llegó la hora]

45. Col NF, Kim JA, Chlebowski RT. Menopausal hormone therapy after breast cancer: a meta-analysis and critical appraisal of the evidence. Breast Cancer Res. 2005;7:R535-R540. [Terapia hormonal en la menopausia después del cáncer de mama: un metanálisis y evaluación crítica de la evidencia]

46. O'Meara et al., Hormone replacement therapy after a diagnosis of breast cancer. [Terapia de reemplazo hormonal tras el diagnóstico de cáncer de mama]

47. Deli T, Orosz M, Jakab A. Hormone replacement therapy in cancer survivors — review of the literature. Pathol Oncol Res. 2020;26:63-78. [Terapia de reemplazo hormonal en supervivientes de cáncer: revisión de la literatura]

48. Poggio F, DelMastro L, Bruzzone M, *et al.* Safety of systemic hormone replacement therapy in breast cancer survivors: A systematic review and meta-analysis. Breast Cancer Res Treat. 2021;191:269-75. [Seguridad de la terapia de reemplazo hormonal sistémica en supervivientes de cáncer de mama: una revisión sistemática y metanálisis]

49. Batur P, Blixen CE, Moore HCF, *et al.* Menopausal hormone therapy (HT) in patients with breast cancer. Maturitas. 2006;53:123-32. [Terapia hormonal (TH) en la menopausia en pacientes con cáncer de mama]

50. Cobleigh MA, Berris RF, Bush T, *et al.* Estrogen replacement therapy in breast cancer survivors: A time for change. Breast Cancer Committees of the Eastern Cooperative Oncology Group. *JAMA.* 1994;272:540-45. [Terapia de reemplazo con estrógenos en supervivientes de cáncer de mama: es hora de cambiar]

51. Winer, Eric, "2023 Presidential Address: Partnering with Patients: The Cornerstone of Clinical Care and Research". *ASCO Connection*, 6 de junio de 2023. [Discurso presidencial 2023: Asociarse con los pacientes: la piedra angular de la atención clínica y la investigación]

52. Mukherjee, Siddhartha, *The Laws of Medicine: Field Notes from an Uncertain Science* (Nueva York: Simon and Schuster, 2015), 4. [Las leyes de la medicina: notas de campo de una ciencia incierta]

Capítulo 4: Asuntos del corazón

1. Centros para el control y prevención de enfermedades. *U.S. Cancer Statistics Female Breast Cancer Stat Bite.* Departamento de salud y servicios humanos de Estados Unidos; 2023. [Datos destacados de las estadísticas sobre el cáncer de mama femenino en Estados Unidos]

2. Assessing the odds. Lancet. 1997;350:1563. [Evaluación de las probabilidades]

3. Gulati M, Shaw LJ, Merz CNB. Myocardial ischemia in women —lessons from the NHLBI wise study. Clin Cardiol. 2012;35: 141-48. [Isquemia miocárdica en mujeres: lecciones del estudio wise del NHLBI]

4. Haukilahti MAE, *et al.* Sudden cardiac death in women: Causes of death, autopsy findings, and electrocardiographic risk markers. Circ. 2019;139:1012-21. [Muerte súbita cardíaca en mujeres: causas de muerte, hallazgos en la autopsia y marcadores electrocardiográficos de riesgo]

5. Legato, Marianne J. y Colman, Carol, *The Female Heart: The Truth About Women and Heart Disease* (Nueva York: Perennial Currents, 2000). [El corazón femenino: la verdad sobre las mujeres y las cardiopatías]
   Goldberg, Nieca, *Women Are Not Small Men: Life-Saving Strategies for Preventing and Healing Heart Disease in Women* (Nueva York: Ballantine, 2003). [Las mujeres no son hombres pequeños: estrategias vitales para prevenir y curar las cardiopatías en la mujer]

6. Sinaceur M, Heath C, Cole S. Emotional and deliberative reactions to a public crisis: Mad cow disease in France. Psychol Sci. 2005;16:247-54. [Reacciones emocionales y deliberadas ante una crisis pública: la enfermedad de las vacas locas en Francia]

7. Patnaik JL, Byers T, Diguiseppe C, *et al.* Cardiovascular disease competes with breast cancer as the leading cause of death for older females diagnosed with breast cancer: A retrospective cohort study. Breast Can Res. 2011;13:R64. [Las enfermedades cardiovasculares compiten con el cáncer de mama como principal causa de muerte entre las mujeres mayores diagnosticadas de cáncer de mama: un estudio de cohortes retrospectivo]

8. Citado en Goodman A, Helwick C. New data on prognostic factors, disease detection, drug toxicities, and treatment adherence presented at SABCS. Publicación de asco, 25 de febrero de 2017, 18. [Nuevos datos sobre factores pronósticos, detección de la enfermedad, toxicidad de los fármacos y adherencia al tratamiento presentados en el SABCS]

9. Mehta LS, Watson KE, Barac C, *et al.* Cardiovascular disease and breast cancer: Where these entities intersect. A scientific statement from the American Heart Association. Circ. 2018;137:e30-e66. [Enfermedad cardiovascular y cáncer de mama: dónde se cruzan estas entidades. Una declaración científica de la American Heart Association]

10. Stampfer MJ, Colditz GA. Estrogen replacement therapy and coronary heart disease: A quantitative assessment of the epidemiologic evidence. Prev Med. 1991;20:47-63. [Terapia de reemplazo con estrógenos y cardiopatía coronaria: una evaluación cuantitativa de la evidencia epidemiológica]

11. Barrett-Connor E, Bush TL. Estrogen and coronary heart disease in women. *JAMA*. 1991;265:1861-67. [Estrógenos y cardiopatía coronaria en la mujer] Consulta también Barrett-Connor E, Grady D. Hormone replacement therapy, heart disease, and other considerations. Annu Rev Public Health. 1998;19:55-72. [Terapia de reemplazo hormonal, cardiopatías y otras consideraciones]

12. Grodstein F, Manson JE, Colditz GA, *et al.* A prospective observational study of postmenopausal hormone therapy and primary prevention of cardiovascular disease. Ann Intern Med. 2000;133:933-41. [Un estudio observacional prospectivo de la terapia hormonal en la posmenopausia y la prevención primaria de la enfermedad cardiovascular]

13. Jacobson BK, Knutson SF, Fraser GE. Age at natural menopause and total mortality and mortality from ischemic heart disease: The Adventist Health Study. J Clin Epidemiol. 1999;52:303-7. [Edad a la menopausia natural y mortalidad total y por cardiopatía isquémica: el estudio de salud adventista]

Rivera CM, Grossardt BR, Rhodes DJ, *et al.* Increased cardiovascular mortality after early bilateral oophorectomy. Menopause. 2009;16:15-23. [Aumento de la mortalidad cardiovascular tras la ooforectomía bilateral precoz]

14. Chalmers TC, Celano P, Sacks HS, Smith H Jr. Bias in treatment assignment in controlled clinical trials. N Engl J Med.

1983;309:1358-61. [Sesgo en la asignación de tratamientos en ensayos clínicos controlados]

Sacks H, Chalmers TC, Smith H Jr. Randomized versus historical controls for clinical trials. Am J Med. 1982;72:233-40. [Controles aleatorios frente a controles históricos para ensayos clínicos]

Colditz GA, Miller JN, Mosteller F. How study design affects outcomes in comparisons of therapy. I. Medical. Stat Med. 1989;8:441-54. [Cómo afecta el diseño de los estudios a los resultados de las comparaciones terapéuticas]

15. Sackett, D. L., et al., Evidence-Based Medicine: How to Practice and Teach EBM (Nueva York: Churchill Livingstone, 1997). [Medicina basada en evidencias: cómo practicar y enseñar MBE]

16. Concato J, Shah N, Horwitz RI. Randomized, controlled trials, observational studies, and the hierarchy of research designs. N Engl J Med. 2000;342:1887-92. [Ensayos controlados aleatorios, estudios observacionales y jerarquía de los diseños de investigación]

Steen RG, Dager SR. Evaluating the evidence for evidence-based medicine: Are randomized clinical trials less flawed than other forms of peer-reviewed medical research? FASEB J. 2013;27:3430-36. [Evaluación de las pruebas de la medicina basada en evidencias: ¿Son los ensayos clínicos aleatorizados menos defectuosos que otras formas de investigación médica revisada por pares?]

Hellman S. Of mice but not men. Problems of the randomized clinical trial. N Engl J Med. 1991;324:1585-89. [De ratones pero no de hombres. Problemas del ensayo clínico aleatorizado]

17. Benson K, Hartz AJ. A comparison of observational studies and randomized, controlled trials. N Engl J Med. 2000;342:1878-86. [Comparación de estudios observacionales y ensayos aleatorios controlados]

18. Poynard T, Munteanu M, Ratziu V, et al. Truth survival in clinical research: An evidence-based requiem? Ann Intern Med. 2002;136:888-95. [Supervivencia de la verdad en la investigación clínica: ¿Un réquiem basado en la evidencia?]

19. Healy, David, *Pharmageddon* (Berkeley: University of California Press, 2012), 95. [Farmagedón]

20. Rossouw JE, Anderson GL, Prentice RL, *et al.* Risks and benefits of estrogen plus progestin in healthy postmenopausal women: Principal results from the Women's Health Initiative Randomized Controlled Trial. *JAMA.* 2002;288:321-33. [Riesgos y beneficios del estrógeno más la progestina en mujeres sanas en la posmenopausia: principales resultados del ensayo controlado aleatorizado de la Iniciativa de Salud de la Mujer]

21. Speroff L. A clinician's review of the WHI-related literature. Int J Fertil. 2004;49:252-67. [Revisión clínica de la literatura relacionada con la WHI]

22. Rossouw JE, Prentice RI, Manson JE, *et al.* Postmenopausal hormone therapy and risk of cardiovascular disease by age and years since menopause. *JAMA.* 2007;297:1465-77. [Terapia hormonal en la posmenopausia y riesgo de enfermedad cardiovascular por edad y años desde la menopausia]

23. Grodstein F, Manson JE, Stampfer MJ. Hormone therapy and coronary heart disease: The role of time since menopause and age at hormone initiation. J Women's Health. 2006;15:35-44. [Terapia hormonal y cardiopatía coronaria: el papel del tiempo transcurrido desde la menopausia y la edad de inicio hormonal]

24. Salpeter SR, Walsh JM, Greyber E, *et al.* Brief report: Coronary heart disease events associated with hormone therapy in younger and older women. A meta-analysis. J Gen Intern Med. 2006;21:363-66. [Informe breve: eventos de enfermedad coronaria asociados a la terapia hormonal en mujeres jóvenes y mayores. Un metanálisis]

25. Schierbeck LL, Rejnmark L, Landbo C, *et al.* Effect of hormone replacement therapy on cardiovascular events and recently postmenopausal women: Randomized trial. BMJ. 2012;345:e6409. [Efecto de la terapia de reemplazo hormonal sobre los eventos cardiovasculares y las mujeres recientemente posmenopáusicas: ensayo aleatorizado]

26. Shapiro S. Risks of estrogen plus progestin therapy: A sensitivity analysis of the findings in the Women's Health Initiative randomized controlled trial. Climacteric. 2003;6:302-10. [Riesgos de la terapia de estrógeno más progestina: un análisis de sensibilidad de los resultados del ensayo controlado aleatorizado de la Iniciativa de Salud de la Mujer]

27. Bhavnani BR, Strickler RC. Menopausal hormone therapy. J Obstet Gynaecol Can. 2005;27:137-62. [Terapia hormonal para la menopausia]

28. Hulley S, Grady D, Bush T, et al. Randomized trial of estrogen plus progestin for secondary prevention of coronary heart disease in postmenopausal women. JAMA. 1998;280:605-13. [Ensayo aleatorizado de estrógenos más progestina para la prevención secundaria de la cardiopatía coronaria en mujeres en la posmenopausia]

29. Mikkola TS, Clarkson TB. Estrogen replacement therapy, atherosclerosis, and vascular function. Cardiovasc Res. 2002;53:605-19. [Terapia de reemplazo con estrógenos, aterosclerosis y función vascular]

30. Herrington DM, Reboussin DM, Brosnihan KB, et al. Effects of estrogen replacement on the progression of coronary artery atherosclerosis. N Engl J Med. 2000;343:522-29. [Efectos del reemplazo con estrógenos en la progresión de la aterosclerosis coronaria]
   Hodis HN, Mack WJ, Lobo RA, et al. Estrogen in the prevention of atherosclerosis. Ann Intern Med. 2001;135:939-53. [Los estrógenos en la prevención de la aterosclerosis]
   Hodis HN, Collins P, Mack WJ. The timing hypothesis for coronary heart disease prevention with hormone therapy: Past, present and future perspective. Climacteric. 2012;15:217-28. [La hipótesis del momento oportuno para la prevención de la cardiopatía coronaria con terapia hormonal: pasado, presente y perspectiva de futuro]

31. Mikkola TS, Tuomikoski P, Lyytinen H, et al. Increased cardiovascular mortality risk in women discontinuing postmenopausal hormone therapy. J Clin Endocrinol Metab. 2015;100:4588-94. [Mayor riesgo de

mortalidad cardiovascular en mujeres que interrumpen la terapia hormonal en la posmenopausia]

Tuomikoski P, Lyytinen H, Korhonen P, *et al.* Coronary heart disease mortality and hormone therapy before and after the Women's Health Initiative. Obstet Gynecol. 2014;124:947-53. [Mortalidad por cardiopatía coronaria y terapia hormonal antes y después de la Iniciativa de Salud de la Mujer]

32. Hodis HN, Mack WJ, Henderson VW, *et al.* Vascular effects of early versus late postmenopausal treatment with estradiol. N Engl J Med. 2016;374:1221-31. [Efectos vasculares del tratamiento en la posmenopausia precoz frente al tardío con estradiol]

33. Parker-Pope, Tara, "How NIH Misread Hormonal Study in 2002", *Wall Street Journal*, 9 de julio de 2007. [Cómo los NIH malinterpretaron un estudio hormonal en 2002]

34. Kelleher, Susan y Wilson, Duff, "Suddenly Sick: Change a Number, Create a Patient", informe especial para *Seattle Times*, 26-30 de junio de 2005. [Enfermo de repente: cambiar una cifra, crear un paciente]

35. Olotu BS, Shepherd MD, Novak S, *et al.* Use of statins and the risk of incident diabetes: A retrospective cohort study. Am J Cardiovasc Drugs. 2016;16:377-90. [Uso de estatinas y riesgo de diabetes incidente: un estudio de cohortes retrospectivo]

Sattar N, Preiss D, Murray HM, *et al.* Statins and risk of incident diabetes: A collaborative meta-analysis of randomised statin trials. Lancet. 2010;375:735-42. [Estatinas y riesgo de diabetes incidente: un metanálisis colaborativo de ensayos aleatorizados sobre estatinas]

36. Roberts, Barbara H., *The Truth about Statins: Risks and Alternatives to Cholesterol-Lowering Drugs* (Nueva York: Pocket Books, 2012). [La verdad sobre las estatinas: riesgos y alternativas a los fármacos reductores del colesterol]. Consulta también Harriet Rosenberg y Danielle Allard, "Evidence for Caution: Women and Statin Use", [Pruebas para la cautela: las mujeres y el uso de estatinas] Women and

Health Protection report, 2007, 1-36, disponible en Canadian Women's Health Network en https://whp-apsf.ca/pdf/statinsEvidence Caution.pdf.

37. Walsh JME, Pignone M. Drug treatment of hyperlipidemia in women. *JAMA*. 2004;291:2243-52. [Tratamiento farmacológico de la hiperlipidemia en mujeres]

38. Petretta M, Costanzo P, Perrone-Filardi P, *et al.* Impact of gender in primary prevention of coronary heart disease with statin therapy: A meta-analysis. Int J Cardiol. 2010;138:25-31. [Impacto del género en la prevención primaria de la cardiopatía coronaria con estatinas: un metanálisis]
Brugts JJ, Yetgin T, Hoeks SE, *et al.* The benefits of statins in people without established cardiovascular disease but with cardiovascular risk factors: Meta-analysis of randomized controlled trials. Br Med J. 2009;338:b2376. [Los beneficios de las estatinas en personas sin enfermedad cardiovascular establecida pero con factores de riesgo cardiovascular: metanálisis de ensayos controlados aleatorizados]

39. Redberg RF, Katz MH. Statins for primary prevention: The debate is intense, but the data are weak. *JAMA*. 2016;316:1979-81. [Estatinas para la prevención primaria: el debate es intenso, pero los datos son escasos]
Yusuf S, Bosch J, Dagenais G, *et al.* Cholesterol lowering in intermediate-risk persons without cardiovascular disease. New Engl J Med. 2016;374:2021-31. [Reducción del colesterol en personas de riesgo intermedio sin enfermedad cardiovascular]

40. Bonds DE, Lasser N, Qi L, *et al.* The effect of conjugated equine oestrogen on diabetes incidence: The Women's Health Initiative randomized trial. Diabetologia 2006;49:459-468. [Efecto del estrógeno equino conjugado en la incidencia de diabetes: ensayo aleatorizado de la Iniciativa de Salud de la Mujer]
Margolis KL, Bonds DE, Rodabough RJ, *et al.* Effect of oestrogen plus progestin on the incidence of diabetes in postmenopausal women: Results from the Women's Health Initiative hormone trial. Diabetologia. 2004;47:1175-87. [Efecto del estrógeno más progestina en la incidencia

de diabetes en mujeres en la posmenopausia: resultados del ensayo hormonal de la Iniciativa de Salud de la Mujer]

Kanaya AM, Herrington D, Vettinghoff E, *et al.* Glycemic effects of postmenopausal hormone therapy: The Heart and Estrogen/progestin Replacement Study. Ann Intern Med. 2003; 138:1-9. [Efectos glucémicos de la terapia hormonal en la posmenopausia: estudio sobre el corazón y el reemplazo con estrógenos/progestágenos]

Slopien R, Wender-Ozegowska E, Rogowicz-Frontczak A, *et al.* Menopause and diabetes: EMAS clinical guide. Maturitas. 2018;117:6-10. [Menopausia y diabetes: guía clínica EMAS]

41. Salpeter SR, Walsh JME, Ormiston TM, *et al.* Meta-analysis: Effect of hormone replacement therapy on components of the metabolic syndrome in postmenopausal women. Diabetes Obes Metab. 2006;8:538-64. [Metanálisis: efecto de la terapia de reemplazo hormonal sobre los componentes del síndrome metabólico en mujeres posmenopáusicas]

42. Kannel WB, Hjortland MC, McNamara PM, *et al.* Menopause and risk of cardiovascular disease: The Framingham study. Ann Intern Med. 1976;85:447-52. [Menopausia y riesgo de enfermedad cardiovascular: el estudio Framingham]

43. Krumholz HM, Seeman TE, Merrill SS, *et al.* Lack of association between cholesterol and coronary heart disease mortality and morbidity and all-cause mortality in persons older than 70 years. *JAMA.* 1994;272:1335-40. [Falta de asociación entre el colesterol y la mortalidad y morbilidad por cardiopatía coronaria y mortalidad por todas las causas en personas mayores de 70 años]

44. Para saber cómo Ancel Keys promovió el colesterol y una dieta alta en grasas como los principales culpables de las enfermedades del corazón y cómo la American Heart Association apoyó esa creencia en ausencia virtual de pruebas, consulta Gary Taubes, *Good Calories, Bad Calories* (Nueva York: Random House, 2007) y *The Case for Keto* (Nueva York: Knopf, 2020).

45. Dehghan M, Mente A, Zhang X, *et al.* Associations of fats and carbohydrate intake with cardiovascular disease and mortality in 18 countries from five continents (PURE): A prospective cohort study. Lancet. 2017;390:P2050-62. [Asociaciones de la ingesta de grasas e hidratos de carbono con las enfermedades cardiovasculares y la mortalidad en 18 países de cinco continentes (PURE): un estudio prospectivo de cohortes]

46. Siri-Tarino PW, Sun Q, Hu FB, *et al.* Meta-analysis of prospective cohort studies evaluating the association of saturated fat with cardiovascular disease. Am J Clin Nutr. 2010;91:535-46. [Metanálisis de estudios prospectivos de cohortes que evalúan la asociación de las grasas saturadas con las enfermedades cardiovasculares]

47. Hodis HN, Mack WJ. Menopausal hormone replacement therapy and reduction of all-cause mortality and cardiovascular disease: It is about time and timing. Cancer J. 2022;28:208-23. [Terapia de reemplazo hormonal en la menopausia y reducción de mortalidad por todas las causas y enfermedades cardiovasculares: se trata del tiempo y el momento]

48. Gorsky RD, Koplan JP, Peterson HB, *et al.* Relative risks and benefits of long-term estrogen replacement therapy: A decision analysis. Obstet Gynecol. 1994;83:161-66. [Riesgos y beneficios relativos de la terapia de reemplazo con estrógenos a largo plazo: un análisis de decisiones]

49. Col NF, Eckman MH, Karas RH, *et al.* Patient-specific decisions about hormone replacement therapy in postmenopausal women. JAMA. 1997;277:1140-47. [Decisiones específicas de las pacientes sobre la terapia de reemplazo hormonal en mujeres en la posmenopausia]

50. Arnson Y, *et al.* Hormone replacement therapy is associated with less coronary atherosclerosis and lower mortality. J Amer Coll Cardiol. 2017;69:1408. [La terapia de reemplazo hormonal se asocia a menor aterosclerosis coronaria y menor mortalidad]

Capítulo 5: Malas caídas

1. Alswat KA. Gender disparities in osteoporosis. J Clin Med Res. 2017;9:382-87. [Disparidades de género en la osteoporosis]

2. Sing C-W, Lin T-C, Bartholomew S, *et al.* Global epidemiology of hip fractures: Secular trends in incidence rate, post-fracture treatment, and all-cause mortality. J Bone Min Res. 2023;38:1064-75. [Epidemiología mundial de las fracturas de cadera: tendencias seculares en la tasa de incidencia, el tratamiento posterior a la fractura y la mortalidad por todas las causas]

3. Cummings SR, Nevitt MC, Browner WS, *et al.* Risk factors for hip fracture in WHIte women. N Engl J Med. 1995;332:767-74. [Factores de riesgo de fractura de cadera en mujeres blancas]

4. Brauer CA, Coca-Perraillon M, Cutler DM, *et al.* Incidence and mortality of hip fractures in the United States. JAMA. 2009;302:1573-79. [Incidencia y mortalidad por fracturas de cadera en Estados Unidos]

Goldacre MJ, Roberts SE, Yeates D. Mortality after admission to hospital with fractured neck of femur: Database study. BMJ. 2002;325:868-69. [Mortalidad tras ingreso hospitalario por fractura de cuello de fémur: estudio de base de datos]

5. Vestergaard P, Rejnmark L, Mosekilde L. Increased mortality in patients with a hip fracture — effect of pre-morbid conditions in post-fracture complications. Osteoporos Int. 2007;18:1583-93. [Aumento de la mortalidad en pacientes con fractura de cadera: efecto de las condiciones pre-mórbidas en las complicaciones post-fractura]

Vestergaard P, Rejnmark L, Mosekilde L. Loss of life years after a hip fracture: Effects of age and sex. Acta Orthopaedica. 2009;80:525-30. [Pérdida de años de vida tras una fractura de cadera: efectos de la edad y el sexo]

6. Empana JP, Dargent-Molina P, Béart G, *et al.* Effect of hip fracture on mortality in elderly women: The EPIDOS prospective study. J Am Geriatr Soc. 2004;52:685-90. [Efecto de la fractura de cadera en la mortalidad de las mujeres de edad avanzada: el estudio prospectivo EPIDOS]

7. Von Friesendorff M, McGuigan FE, Wizert A, *et al.* Hip fracture, mortality risk, and cause of death over two decades. Osteoporos Int. 2016;27:2945-53. [Fractura de cadera, riesgo de mortalidad y causa de muerte durante dos décadas]

8. Panula J, Pihlajamäki H, Mattila VM, *et al.* Mortality and cause of death in hip fracture patients aged 65 or older: A population-based study. BMC Musculoskelet Disord. 2011;12:105; https://bmcmusculoskeletd-isord.biomedcentral.com/articles/10.1186/1471-2474-12-105. [Mortalidad y causa de muerte en pacientes con fractura de cadera de 65 años o más: un estudio poblacional]

9. Seeman E, Delmas PD. Bone quality — the material and structural basis of bone strength and fragility. N Engl J Med. 2006;354:2250–61. [Calidad ósea: base material y estructural de la resistencia y fragilidad de los huesos]

10. Albright F, Bloomberg E, Smith PH. Post-menopausal osteoporosis. Trans Assoc Am Physicians. 1940;55:298–305. [La osteoporosis en la posmenopausia]

Albright F, Burnett CH, *et al.* Osteomalacia and late rickets: The various etiologies met in the United States with emphasis on that resulting from a specific form of renal acidosis, the therapeutic indications for each etiological sub-group, and the relationship between osteomalacia and Milkman's syndrome. Medicine. 1946;25:399–479. [Osteomalacia y raquitismo tardío: las diversas etiologías encontradas en Estados Unidos con énfasis en la resultante de una forma específica de acidosis renal, las indicaciones terapéuticas para cada subgrupo etiológico y la relación entre la osteomalacia y el síndrome de Milkman.]

Gordan GS. Estrogen and postmenopausal osteoporosis. Ann Intern Med. 1993;118:155. [Estrógenos y osteoporosis en la posmenopausia]

Henneman PH, Wallach S. A review of the prolonged use of estrogens and androgens in postmenopausal and senile osteoporosis. AMA Arch Intern Med. 1957;100:715-23. [Una revisión del uso prolongado de estrógenos y andrógenos en la osteoporosis posmenopáusica y senil]

11. Zhao J-G, Zeng X-T, Wang J, *et al.* Association between calcium or vitamin D supplementation and fracture incidence in community-dwelling older adults: A systematic review and meta-analysis. *JAMA.* 2017;318:2466-82. [La relación entre los suplementos de calcio o vitamina D y la incidencia de las fracturas en personas mayores que viven en una comunidad: una revisión sistemática y metanálisis]

Thomson CA, Aragaki AK, Prentice RL, *et al.* Long-term effect of randomization to calcium and vitamin D supplementation on health in older women: Postintervention follow-up of a randomized clinical trial. Ann Intern Med 2024;doi:10.7326/M23-2598. [Efecto a largo plazo de la administración aleatoria de suplementos de calcio y vitamina D sobre la salud de las mujeres mayores: seguimiento posterior a la intervención de un ensayo clínico aleatorizado]

12. Bischoff-Ferrari HA, Dawson-Hughes B, Baron JA, *et al.* Calcium intake and hip fracture risk in men and women: A meta-analysis of prospective cohort studies and randomized controlled trials. Am J Clin Nutr. 2007;86:1780-90. [Ingesta de calcio y riesgo de fractura de cadera en hombres y mujeres: un metanálisis de estudios prospectivos de cohortes y ensayos controlados aleatorizados]

13. Jackson RD, LaCroix AZ, Gass M, *et al.* Calcium plus vitamin D supplementation and the risk of fractures. N Engl J Med. 2006;354:669-83. [Suplementos de calcio y vitamina D y riesgo de fracturas]

14. LeBoff MS, Chou SH, Ratliff KA, *et al.* Supplemental vitamin D and incident fractures in midline in older adults. N Engl J Med. 2022;387:299-309. [Suplemento de vitamina D y fracturas incidentes en la línea media en adultos mayores]

15. Szabo, Liz, "Vitamin D, the Sunshine Supplement, Has Shadowy Money Behind It", *New York Times*, 18 de agosto de 2018. [La vitamina D, el suplemento solar, esconde dinero turbio]

16. Nachtigall LE, Nachtigall RH, Nachtigall RD, *et al.* Estrogen replacement. I. A 10-year prospective study in the relationship to

osteoporosis. Obstet Gynecol. 1979;53:277-81. [Reemplazo con estrógenos. I. Un estudio prospectivo de 10 años sobre la relación con la osteoporosis]

Christiansen C, Christiansen MA, Transol I. Bone mass in postmenopausal women after withdrawal of oestrogen/progestogen replacement therapy. Lancet. 1981;1:459-61. [Masa ósea en mujeres en la posmenopausia tras la retirada del tratamiento de reemplazo con estrógenos/progestágenos]

Lobo RA, McCormick W, Singer F, et al. Depomedroxyprogesterone acetate compared with conjugated estrogens for the treatment of postmenopausal women. Obstet Gynecol. 1984;63:1-5. [Acetato de depomedroxiprogesterona comparado con estrógenos combinados para el tratamiento de mujeres en la posmenopausia]

17. Peck WA, Barrett-Connor E, Buckwalter JA, et al. Consensus conference: Osteoporosis. JAMA. 1984;252:799-802. [Reunión de consenso: osteoporosis]

Consensus Development Conference: Prophylaxis and treatment of osteoporosis. BMJ. 1987;295:914-15.[Reunión de consenso del desarrollo: profilaxis y tratamiento de la osteoporosis]

18. Weiss NS, Ure CL, Ballard JH, et al. Decreased risk of fractures of the hip and lower forearm with postmenopausal use of estrogen. N Engl J Med. 1980;303:1195-98. [Menor riesgo de fracturas de cadera y antebrazo con el uso de estrógenos en la posmenopausia]

Kiel DP, Felson DT, Anderson JJ, et al. Hip fracture and the use of estrogens in postmenopausal women: The Framingham study. N Engl J Med. 1987;317:1169– 74. [Fractura de cadera y uso de estrógenos en mujeres en la posmenopausia: el estudio Framingham]

19. Naessén T, Persson I, Adami HO, et al. Hormone replacement therapy and the risk for first hip fracture. A prospective, populationbased cohort study. Ann Intern Med. 1990;113:95-103. [Terapia de reemplazo hormonal y riesgo de primera fractura de cadera. Un estudio de cohortes prospectivo poblacional]

Michaëlsson K, Baron JA, Farahmand BY, *et al.* Hormone replacement therapy and risk of hip fracture: Population-based case-controlled study. BMJ. 1998;316:1858-63. [Terapia de reemplazo hormonal y riesgo de fractura de cadera: estudio poblacional de casos y controles
Von Friesendorff *et al.* Hip fracture, mortality risk. [Fractura de cadera, riesgo de mortalidad]

20. Rossouw JE, Anderson GL, Prentice RL, *et al.* Risks and benefits of estrogen plus progestin in healthy postmenopausal women: Principal results from the Women's Health Initiative Randomized Controlled Trial. *JAMA.* 2002;288:321-33. [Riesgos y beneficios del estrógeno más progestina en mujeres sanas en la posmenopausia: principales resultados del ensayo controlado aleatorizado de la Iniciativa de Salud de la Mujer]
Cauley JA, Robbins J, Chen Z, *et al.* Effects of estrogen plus progestin on risk of fracture and bone mineral density: The Women's Health Initiative Randomized Trial. *JAMA.* 2003;290: 1929-38. [Efectos del estrógeno más progestina sobre el riesgo de fractura y la densidad mineral ósea: ensayo aleatorizado de la Iniciativa de Salud de la Mujer]
Manson JE, Chlebowski RT, Stefanick ML, *et al.* The Women's Health Initiative Hormone Therapy Trials: Update and overview of health outcomes during the intervention and post-stopping phases. *JAMA.* 2013;310:1353-68. [Los ensayos de la terapia hormonal de la Iniciativa de Salud de la Mujer: actualización y visión general de los resultados de salud durante las fases de intervención y posparada]

21. Rozenberg S, Vandromme J, Revercez P, *et al.* Menopause hormone therapy in the management of postmenopausal osteoporosis. Cancer J. 2022;28:204-7. [Terapia hormonal de la menopausia en el tratamiento de la osteoporosis posmenopáusica]

22. Col, NF, Bowlby LA, McGarry K. The role of menopausal hormone therapy in preventing osteoporotic fractures: A critical review of the clinical evidence. Minerva Med. 2005;96:331-42. [El papel de la terapia hormonal en la menopausia en la prevención de fracturas osteoporóticas: una revisión crítica de la evidencia clínica]

23. Lindsay R, Hart DM, MacLean A, *et al.* Bone response to termination of oestrogen treatment. Lancet. 1978;1:1325– 27. [Respuesta ósea a la interrupción del tratamiento estrogénico]

24. Grady D, Rubin SM, Petitti DB, *et al.* Hormone therapy to prevent disease and prolong life in postmenopausal women. Ann Intern Med. 1992;117:1016-37. [Terapia hormonal para prevenir enfermedades y prolongar la vida de las mujeres en la posmenopausia]

25. Ettinger B, Grady D. The waning effect of postmenopausal estrogen therapy on osteoporosis. N Engl J Med. 1993;329:1192-93. [El efecto decreciente de la terapia estrogénica posmenopáusica sobre la osteoporosis]

26. Consulta el tema de la osteoporosis en mayoclinic.org: https://www.mayoclinic.org/diseases-conditions/osteoporosis/diagnosis-treatment/drc-20351974.

27. Grob, Gerald N., *Aging Bones: A Short History of Osteoporosis* (Baltimore: Johns Hopkins University Press, 2014), xv. [Envejecimiento de los huesos: breve historia de la osteoporosis]

28. Chestnut CH. Theoretical overview: Bone development, peak bone mass, bone loss, and fracture risk. Am J Med. 1991;91: 2S-4S. [Panorama teórico: desarrollo óseo, pico de masa ósea, pérdida ósea y riesgo de fractura.]
Eisman JA, Sambrook PN, Kelly PJ, *et al.* Exercise and its interaction with genetic influences in the determination of bone mineral density. Am J Med. 1991;91:5S-9S. [El ejercicio y su interacción con las influencias genéticas en la determinación de la densidad mineral ósea]

29. Riggs BL, Hodgson SF, O'Fallon WM, *et al.* Effect of fluoride treatment on the fracture rate in postmenopausal women with osteoporosis. N Engl J Med. 1990;322:802-9. [Efecto del tratamiento con flúor sobre la tasa de fracturas en mujeres posmenopáusicas con osteoporosis]
Heaney RP. Bone mass, bone fragility, and the decision to treat. JAMA. 1998;280:2119-20. [Masa ósea, fragilidad ósea y decisión de tratamiento]

Heaney RP, Recker RR. Combination and sequential therapy for osteoporosis. N Engl J Med. 2005;353:624-25. [Tratamiento combinado y secuencial de la osteoporosis]

30. Por ejemplo, John A. Kanis, una importante autoridad británica, dijo que todas las definiciones de osteoporosis basadas en la densidad ósea eran arbitrarias y que los otros factores contribuían a la fragilidad ósea. Consulta Kanis JA. Osteoporosis and osteopenia. J Bone Miner Res. 1990;5:209-10. [Osteoporosis y osteopenia]

31. Grob, *Aging Bones*. Consulta también Grob G., From aging to pathology: The case of osteoporosis. J Hist Med Allied Sci. 2010:1-39. [Del envejecimiento a la patología: el caso de la osteoporosis]

32. Ettinger B, Miller P, McClung MR. Use of bone densitometry results for decisions about therapy for osteoporosis. Ann Int Med. 1996;125:623. [Uso de los resultados de la densitometría ósea para tomar decisiones sobre el tratamiento de la osteoporosis]

33. Cheung AM, Detsky AS. Osteoporosis and fractures. Missing the bridge? JAMA. 2008;299:1468-70. [Osteoporosis y fracturas. ¿Falta el puente?]

34. Foreman, Judy, "Should Bone Loss Always Be Treated?", *Los Angeles Times*, 13 de junio de 2005. [¿Debe tratarse siempre la pérdida de masa ósea?]

35. Citado en Gerald N. Grob y Allan V. Horwitz, *Diagnosis, Therapy, and Evidence: Conundrums in Modern American Medicine* (New Brunswick, NJ: Rutgers University Press, 2010), 195. [Diagnóstico, terapia y pruebas: enigmas de la medicina moderna estadounidense]

36. Tella SH, Gallagher JC. Prevention and treatment of postmenopausal osteoporosis. J Steroid Biochem Mol Biol. 2014;142:155-70. [Prevención y tratamiento de la osteoporosis posmenopáusica]

37. Wang Z, Ward MM, Chan L, Bhattacharyya T. Adherence to oral bis-phosphonates and the risk of subtrochanteric and femoral shaft fractures among female Medicare beneficiaries. Osteoporos Int. 2014;25:2109-16. [Cumplimiento del tratamiento con bifosfonatos orales y riesgo de frac-turas subtrocantéricas y de fémur en mujeres beneficiarias de Medicare]

38. Odvina C, Zerwekh J, Rao D, *et al.* Severely suppressed bone turno-ver: A potential complication of alendronate therapy. J Clin Endocrinol Metab. 2005;90:1294-1301. [Recambio óseo gravemente suprimido: una complicación potencial del tratamiento con alendronato]

Saita Y, Ishijima M, Kaneko K. Atypical femoral fractures and bis-phosphonate use: Current evidence and clinical implications. Ther Adv Chron Dis. 2015;6:185-93. [Fracturas atípicas de fémur y uso de bifosfo-natos: evidencia actual e implicaciones clínicas]

Kharwadkar N, Mayne B, Lawrence JE, *et al.* Bisphosphona-tes and atypical subtrochanteric fractures of the femur. Bone Joint Res. 2017;6:144-53. [Bifosfonatos y fracturas subtrocantéricas atípicas del fémur]

Schilcher J, Koeppen V, Aspenberg P. Risk of atypical femo-ral fracture during and after bisphosphonate use. N Engl J Med. 2014;371:974-76. [Riesgo de fractura atípica de fémur durante y des-pués del uso de bifosfonatos]

Shane E, Burr D, Abrahamsen B, *et al.* Atypical subtrochanteric and diaphyseal femoral fractures: Second report of a task force of the Ameri-can Society for Bone and Mineral Research. J Bone Miner Res. 2014;29:1-23. [Fracturas subtrocantéreas y diafisarias atípicas de fémur: segundo informe de un grupo de trabajo de la American Society for Bone and Mineral Research]

Meier RPH, Perneger TV, Stern R, *et al.* Increasing occurrence of atypical femoral fractures associated with bisphosphonate use. Arch In-tern Med. 2012;172:930-36. [Aumento de la incidencia de fracturas fe-morales atípicas asociadas al uso de bifosfonatos]

39. Drieling RL, LaCroix AZ, Beresford SAA, *et al.* Long-term oral bis-phosphonate therapy and fractures in older women: The Women's Health Initiative. J Am Geriatr Soc. 2017;65:1924-31. [Tratamiento prolongado

con bifosfonatos orales y fracturas en mujeres mayores: la Iniciativa de Salud de la Mujer]

40. Langer RD, Simon JA, Pines A, *et al.* Menopausal hormone therapy for primary prevention: Why the USPSTF is wrong. Climacteric. 2017;20:402-13. [Terapia hormonal en la menopausia para la prevención primaria: por qué se equivoca el USPSTF]

41. Ettinger B, Black DM, Mitlak BH, *et al.* Reduction of vertebral fracture risk in postmenopausal women with osteoporosis treated with raloxifene: Results from a three-year randomized clinical trial. *JAMA.* 1999;282:637-45; erratum *JAMA.* 1999;282:2124. [Reducción del riesgo de fractura vertebral en mujeres en la posmenopausia con osteoporosis tratadas con raloxifeno: resultados de un ensayo clínico aleatorizado de tres años de duración]

Grady D, Ettinger B, Moscarelli E, *et al.* Multiple outcomes of raloxifene evaluation investigators. Safety and adverse effects associated with raloxifene: Multiple outcomes of raloxifene evaluation. Obstet Gynecol. 2004;104:837-44. [Múltiples resultados de los investigadores de la evaluación de raloxifeno. Seguridad y efectos adversos asociados al raloxifeno: resultados múltiples de la evaluación del raloxifeno]

Gambacciani M, Levancini M. Hormone replacement therapy and the prevention of postmenopausal osteoporosis. Prz Menopauzalny. 2014;13:213-20. [Terapia de reemplazo hormonal y prevención de la osteoporosis en la posmenopausia]

42. Silverman SL. Calcitonin. Endocrinol Metab Clin North Amer. 2003;32:273-84. [Calcitonina]

Watts NB, Worley K, Solis A, *et al.* Comparison of risedronate to alendronate and calcitonin for early reduction of nonvertebral fracture risk: Results from a managed care administrative claims database. J Manag Care Pharm. 2004;10:142-51. [Comparación de risedronato con alendronato y calcitonina para la reducción precoz del riesgo de fractura no vertebral: resultados de una base de datos de reclamaciones administrativas de atención administrada]

Kung AW, Pasion EG, Sofiyan M, *et al.* A comparison of teriparatide and calcitonin therapy in postmenopausal Asian women with osteoporosis: A 6-month study. Curr Med Res Opin. 2006;22:929-37. [Comparación del tratamiento con teriparatida y calcitonina en mujeres asiáticas en la posmenopausia con osteoporosis: un estudio de seis meses]

43. Eriksen DR, Keaveny TM, Gallagher ER, *et al.* Literature review: The effects of teriparatide therapy at the hip in patients with osteoporosis. Bone. 2014;67:246-56. [Revisión de la literatura: Los efectos del tratamiento con teriparatida en la cadera en pacientes con osteoporosis]

44. Brent MB. Abaloparatide: A review of preclinical and clinical studies. Europ J Pharmacology. 2021;909:174409. [Abaloparatida: una revisión de los estudios preclínicos y clínicos]
    Miller PD, Hattersley G, Riis BJ, *et al.* Effect of abaloparatide vs. placebo on new vertebral fractures in postmenopausal women with osteoporosis: A randomized clinical trial. *JAMA.* 2016;316:722-33. [Efecto de la abaloparatida frente a placebo sobre las nuevas fracturas vertebrales en mujeres en la posmenopausia con osteoporosis: un ensayo clínico aleatorizado]

45. Qi W-X, Lin F, He A-N. Incidence and risk of denosumab-related hypocalcemia in cancer patients: A systematic review and pooled analysis of randomized controlled studies. Curr Med Res Opin. 2013;29:1067-73. [Incidencia y riesgo de hipocalcemia relacionada con denosumab en pacientes con cáncer: una revisión sistemática y un análisis agrupado de estudios controlados aleatorizados]

46. Saag KG, Peterson J, Brandi ML, *et al.* Romosozumab or alendronate for fracture prevention in women with osteoporosis. N Engl J Med. 2017;377:1417-27. [Romosozumab o alendronato para la prevención de fracturas en mujeres con osteoporosis]
    Rosen CJ. Romosozumab — promising or practice changing? N Engl J Med. 2017;377:1479-80. [Romosozumab: ¿prometedor o cambio de práctica?]

47. Taylor, Nick Paul, "Safety Scare Prompts FDA to Reject Amgen's Romosozumab", *Fierce Biotech*, 17 de julio de 2017. [La FDA rechaza el romosozumab de Amgen por motivos de seguridad]

48. Poutoglidou F, Samoladas E, Raikos N, *et al.* Efficacy and safety of anti-sclerostin antibodies in the treatment of osteoporosis: A meta-analysis and systematic review. J Clinical Densitometry. 2022;25:401-15. [Eficacia y seguridad de los anticuerpos antiesclerostina en el tratamiento de la osteoporosis: un metanálisis y una revisión sistemática]

Capítulo 6: Perder la cabeza y usar la mente

1. Todas las estadísticas sobre el alzhéimer se encuentran en la Alzheimer's Association, *2023 Alzheimer's Disease Facts and Figures*. Alzheimer's Dement 2023;19(4). [Datos y cifras sobre la enfermedad de Alzheimer]

2. Zandi PP, Carlson MC, Plassman BL, *et al.* Hormone replacement therapy and incidence of Alzheimer disease in older women: The Cache County Study. *JAMA*. 2002;288:2123-29. [Terapia de reemplazo hormonal e incidencia de la enfermedad de Alzheimer en mujeres mayores: el estudio del condado de Cache]

3. Shumaker SA, Legault C, Rapp SR, *et al.* Estrogen plus progestin and the incidence of dementia and mild cognitive impairment in postmenopausal women: The Women's Health Initiative Memory Study. A randomized controlled trial. *JAMA*. 2003;289:2651-62. [Estrógeno más progestina y la incidencia de demencia y deterioro cognitivo leve en mujeres en la posmenopausia: el estudio de la memoria de la Iniciativa de Salud de la Mujer. Un ensayo controlado aleatorizado]

4. *Ibid.*, 2660.

5. Shumaker SA, Legault C, Kuller L, *et al.* Conjugated equine estrogens and incidence of probable dementia and mild cognitive impairment in postmenopausal women: Women's Health Initiative Memory Study. *JAMA*. 2004;291:2947-58. [Estrógenos equinos combinados e incidencia de demencia probable y deterioro cognitivo leve en mujeres en la

posmenopausia: el estudio de la memoria de la Iniciativa de Salud de la Mujer]

6. Schneider LS. Estrogen and dementia: Insights from the Women's Health Initiative Memory Study. JAMA. 2004;291:3005-7. [Estrógenos y demencia: conclusiones del estudio de la memoria de la Iniciativa de Salud de la Mujer]

7. Espeland MA, Rapp SR, Shumaker SA, *et al.* Conjugated equine estrogens and global cognitive function in postmenopausal women: Women's Health Initiative Memory Study. JAMA. 2004;291:2959-68. [Estrógenos equinos combinados y función cognitiva global en mujeres en la posmenopausia: el estudio de la memoria de la Iniciativa de Salud de la Mujer]

8. Speroff, L. A clinician's review of the whi-related literature. Int J Fertil. 2004;49:252-67.

9. Simpkins JW, Singh M, para el grupo CARPE. Consortium for the Assessment of Research on Progestins and Estrogens: Letter to the Editor. J Women's Health. 2004;13:1165-68. [Consorcio para la evaluación de la investigación sobre progestágenos y estrógenos: carta al editor]

Wickelgren I. Estrogen research: Brain researchers try to salvage estrogen treatments. Science. 2003;302:1138-39. [Investigación sobre los estrógenos: los investigadores del cerebro intentan salvar los tratamientos con estrógenos]

Simpkins JM, Singh M. More than a decade of estrogen neuroprotection. Alzheimer's Dement. 2008;4:S131-36. [Más de una década de neuroprotección estrogénica]

10. Shumaker *et al.*, Estrogen plus progestin and the incidence of dementia. [Estrógeno más progestina e incidencia de demencia]

11. Bhavnani BR, Strickler RC. Menopausal hormone therapy. J Obstet Gynaecol Can. 2005;27:137-62. [Terapia hormonal para la menopausia]

12. Espeland *et al.*, Conjugated equine estrogens and global cognitive function. [Estrógenos equinos combinados y función cognitiva global]

13. Marriott LK, Wenk GL. Neurobiological consequences of longterm estrogen therapy. Curr Dir Psychol Sci. 2004;13:173-76. [Consecuencias neurobiológicas de la terapia estrogénica a largo plazo]

14. Arevalo MA, Azcoitia I, Garcia-Segura LM. The neuroprotective actions of oestradiol and oestrogen receptors. Nat Rev Neurosci. 2015;16:17-29. [Acciones neuroprotectoras del estradiol y los receptores estrogénicos]

Jones KJ. Steroid hormones and neurotrophism: Relationship to nerve injury. Metab Brain Dis. 1988;3:1-16. [Hormonas esteroideas y neurotrofismo: relación con la lesión nerviosa]

Gould E, Woolley CS, Frankfurt M, et al. Gonadal steroids regulate dendritic spine density in hippocampal pyramidal cells in adulthood. J Neurosci. 1990;10:1286-91. [Los esteroides gonadales regulan la densidad de espinas dendríticas en las células piramidales del hipocampo en la edad adulta]

Sherwin BB. Hormones and the brain. J Obstet Gynaecol Can. 2001;23:1102-4. [Las hormonas y el cerebro]

15. Squire L. Memory in the hippocampus: A synthesis from findings with rats, monkeys, and humans. Psychol Rev. 1992;99:195-231. [Memoria en el hipocampo: síntesis de los hallazgos en ratas, monos y humanos]

Shughrue PJ, Lane MV, Merchenthaler I. Comparative distribution of estrogen receptor-alpha and -beta mRNA in the rat central nervous system. J Comp Neurol. 1997;388:507-25. [Distribución comparativa del ARNm de los receptores de estrógenos alfa y beta en el sistema nervioso central de la rata]

Maki PM, Henderson VW. Hormone therapy, dementia, and cognition: The Women's Health Initiative ten years on. Climacteric. 2012;15:256-62. [Terapia hormonal, demencia y cognición: la Iniciativa de Salud de la Mujer diez años después]

16. Opendak M, Briones BA, Gould E. Social behavior, hormones and adult neurogenesis. Front Neuroendocrinol. 2016;41:71-86. [Comportamiento social, hormonas y neurogénesis adulta]

17. Gould *et al.*, Gonadal steroids regulate dendritic spine density. [Los esteroides gonadales regulan la densidad de las espinas dendríticas]

18. Woolley CS, Wenzel HJ, Schwartzkroin PA. Estradiol increases the frequency of multiple synapse boutons in the hippocampal CA1 region of the adult female rat. J Comp Neurol. 1996;373:108-17. [El estradiol aumenta la frecuencia de los botones sinápticos múltiples en la región CA1 del hipocampo de la rata hembra adulta]

Brinton RD, "Biochemistry of Learning and Memory", [Bioquímica del aprendizaje y la memoria] en J. L. Martinez y R. B. Kesner, eds., *Learning and Memory: A Biological View* (San Diego: Academic Press, 1991), 199-246. [Aprendizaje y memoria: una visión biológica]

Singh M, Meyer EM, Millard WJ, *et al.* Ovarian steroid deprivation results in a reversal learning impairment and compromised cholinergic function in female Sprague Dawley rats. Brain Res. 1994;644:305-12. [La privación de esteroides ováricos provoca una alteración reversible del aprendizaje y compromete la función colinérgica en ratas hembra Sprague Dawley]

Simpkins JW, Green PS, Gridley KE, *et al.* Role of estrogen replacement therapy and memory enhancement and the prevention of neuronal loss associated with Alzheimer's disease. Am J Med. 1997;103:19S-25S. [El papel de la terapia de reemplazo con estrógenos en la mejora de la memoria y la prevención de la pérdida neuronal asociada a la enfermedad de Alzheimer]

Wise P, Smith M, Dubal D, *et al.* Neuroendocrine influences and repercussions of the menopause. Endocr Rev. 1999;20:243-48. [Influencias neuroendocrinas y repercusiones de la menopausia]

Zhao L, Mao Z, Chen S, *et al.* Early Intervention with an estrogen receptor β-selective phytoestrogenic formulation prolongs survival, improves spatial recognition memory, and slows progression of amyloid pathology in a female mouse model of Alzheimer's disease. J Alzheimer's Dis. 2013;37:403-19. [La intervención temprana con una formulación fitoestrogénica selectiva del receptor de estrógenos beta prolonga la supervivencia, mejora la memoria de reconocimiento espacial y ralentiza la progresión de la patología amiloide en un modelo de ratón hembra de la enfermedad de Alzheimer]

19. Brinton RD. 17 beta estradiol induction of filopodial growth and cultured hippocampal neurons within minutes of exposure. Mol Cell Neurosci. 1993;4:36-46. [Inducción por 17 beta estradiol del crecimiento filopodial y neuronas del hipocampo cultivadas a los pocos minutos de exposición]

Brinton RD. Estrogen-induced plasticity from cells to circuits: Predictions for cognitive function. Trends Pharmacol. 2009;30:212-22. [Plasticidad inducida por estrógenos, de las células a los circuitos: predicciones para la función cognitiva]

McEwen B, Alves S. Estrogen actions in the central nervous system. Endocr Rev. 1999;20:279-307. [Acción de los estrógenos en el sistema nervioso central]

20. Bartus RT, Dean RL, Beer B, et al. The cholinergic hypothesis of memory dysfunction. Science. 1982;217:408-17. [La hipótesis colinérgica de la disfunción de la memoria]

Luine VN. Estradiol increases choline acetyltransferase activity in specific basal forebrain nuclei and projection areas of female rats. Exp Neurol. 1985;89:484-90. [El estradiol aumenta la actividad de la colina acetiltransferasa en núcleos específicos del cerebro anterior basal y áreas de proyección de ratas hembra]

21. Brinton RD, Proffitt P, Tran J, et al. Equilin, a principal component of the estrogen replacement therapy Premarin, increases the growth of cortical neurons via an NMDA receptor-dependent mechanism. Exp Neurol. 1997;147:211-20. [La equilina, un componente principal de la terapia de reemplazo con estrógenos Premarin, aumenta el crecimiento de las neuronas corticales a través de un mecanismo dependiente del receptor NMDA]

Bhavnani, Strickler, Menopausal hormone therapy. J Obstet Gynaecol Can. 2005;27:137-62. [Terapia hormonal en la menopausia]

22. Brinton RD, Chen S, Montoya M, et al. The Women's Health Initiative estrogen replacement therapy is neurotrophic and neuroprotective.

Neurobiol of Aging. 2000;21:475-96. [La terapia de reemplazo con estrógenos de la Iniciativa de Salud de la Mujer es neurotrófica y neuroprotectora]

Horsburgh K, Mhairi Macrae I, Carswell H. Estrogen is neuroprotective via an apolipoprotein E-dependent mechanism in a mouse model of global ischemia. J Cereb Blood Flow Metab. 2002;22:1189-95. [El estrógeno es neuroprotector a través de un mecanismo dependiente de la apolipoproteína E en un modelo de ratón de isquemia global]

Nilsen J, Brinton R. Mechanism of estrogen-mediated neuroprotection: Regulation of mitochondrial calcium and Bcl-2 expression. Proc Natl Acad Sci USA. 2003;100:2842-47. [Mecanismo de neuroprotección mediado por estrógenos: regulación del calcio mitocondrial y expresión de Bcl-2]

23. Toran-Allerand CD. The estrogen/neurotrophin connection during neural development: Is co-localization of estrogen receptors with the neurotrophins and their receptors biologically relevant? Dev Neurosci. 1996;18:36-48. [La conexión estrógeno/neurotrofina durante el desarrollo neural: ¿Es biológicamente relevante la colocalización de los receptores de estrógenos con las neurotrofinas y sus receptores?]

24. Xu H, Gouras GK, Greenfield JP, et al. Estrogen reduces neuronal generation of Alzheimer beta-amyloid peptides. Nat Med. 1998;4:447-51. [Los estrógenos reducen la generación neuronal de péptidos beta-amiloides de alzhéimer]

McEwen, Alves, Estrogen actions. Brinton RD. Investigative models for determining hormone therapy-induced outcomes in brain: Evidence in support of a healthy cell bias of estrogen action. Ann NY Acad Sci. 2005;1052:57-74. [Modelos de investigación para determinar los resultados inducidos por la terapia hormonal en el cerebro: pruebas a favor de un sesgo celular sano de la acción de los estrógenos]

25. Alvarez-de-la-Rosa M, Silva I, Nilsen J, et al. Estradiol prevents neural tau hyperphosphorylation characteristic of Alzheimer's disease. Ann NY Acad Sci. 2005;1052:210-24. [El estradiol previene la hiperfosforilación neuronal de tau característica de la enfermedad de Alzheimer]

26. Dhandapani KM, Brann DW. Estrogen-astrocyte interactions: Implications for neuroprotection. BMC Neurosci. 2002;3:6. [Interacciones estrógeno-astrocito: implicaciones para la neuroprotección]

Arevalo *et al.*, The neuroprotective actions. [Las acciones neuroprotectoras]

Norbury R, Cutter WJ, Compton J, *et al.* The neuroprotective effects of estrogen on the aging brain. Exp Gerontol. 2003;38:109-17. [Los efectos neuroprotectores del estrógeno en el cerebro envejecido]

27. Sherwin BB. Hormones and the brain. J Obstet Gynaecol Can. 2001;23:1102-4.

Sherwin BB. Estrogen and cognitive functioning in women: Lessons we have learned. Behav Neurosci. 2012;126:123-27. [Estrógenos y funcionamiento cognitivo en la mujer: lecciones aprendidas]

Shah S, Bell RJ, Davis SR. Homocysteine, estrogen and cognitive decline. Climacteric. 2006;9:77-87. [Homocisteína, estrógenos y deterioro cognitivo]

28. Greene RA. Estrogen and cerebral blood flow: A mechanism to explain the impact of estrogen on the incidence and treatment of Alzheimer's disease. Int J Fertil Women's Med. 2000;45:253-57. [Estrógenos y flujo sanguíneo cerebral: un mecanismo para explicar el impacto de los estrógenos en la incidencia y el tratamiento de la enfermedad de Alzheimer]

29. Brinton, Estrogen-induced plasticity. [Plasticidad inducida por estrógenos]

30. Resnick SM, Henderson VW. Hormone therapy and risk of Alzheimer's disease: A critical time. *JAMA*. 2002;288:2170-72. [Terapia hormonal y riesgo de enfermedad de Alzheimer: Un momento crítico]

Resnick SM, Maki PM, Rapp SR, *et al.* Effects of combination estrogen plus progestin hormone treatment on cognition and affect. J Clin Endocrinol Metab. 2006;91:1802-10. [Efectos del tratamiento hormonal combinado de estrógeno más progestina sobre la cognición y el afecto]

31. Carpenter, Siri, "Does Estrogen Protect Memory?", American Psychological Association Monitor (enero de 2001): 52. [¿Protegen los estrógenos la memoria?]

32. Caldwell BM, Watson RI. An evaluation of psychological effects of sex hormone administration in aged women: Results of therapy after six months. J Gerontol. 1952;7:228-44. [Evaluación de los efectos psicológicos de la administración de hormonas sexuales en mujeres de edad avanzada: resultados de la terapia después de seis meses]

33. Kantor HI, Michael CM, Shore H. Estrogen for older women. Am J Obstet Gynecol. 1973;116:115-18. [Estrógenos para mujeres mayores]

34. Sherwin BB. Estrogen and/or androgen replacement therapy and cognitive functioning in surgically menopausal women. Psychoneuroendocrinol. 1988;13:345-57. [Terapia de reemplazo con estrógenos y/o andrógenos y funcionamiento cognitivo en mujeres quirúrgicamente menopáusicas]

35. Chester, B., "Restoring Remembering: Hormones and Memory", McGill Reporter, 8 de febrero de 2001. [Restaurar el recuerdo: hormonas y memoria]

36. Phillips SM, Sherwin BB. Effects of estrogen on memory function in surgically menopausal women. Psychoneuroendocrinol. 1992;17:485-95. [Efectos de los estrógenos sobre la función de la memoria en mujeres quirúrgicamente menopáusicas]

37. Sherwin BB, Tulandi T. "Add-back" estrogen reverses cognitive deficits induced by a gonadotropin-releasing hormone agonist in women with leiomyomata uteri. J Clin Endocrinol Metab. 1996;81:2545-49. [Los estrógenos de complemento revierten los déficits cognitivos inducidos por un agonista de la hormona liberadora de gonadotropina en mujeres con leiomiomata uteri]

Kampen DL, Sherwin BB. Estrogen use and verbal memory in healthy postmenopausal women. Obstet Gynecol. 1994;83:979-83. [Uso de estrógenos y memoria verbal en mujeres sanas en la posmenopausia]

Kimura D. Estrogen replacement therapy may protect against intellectual decline in postmenopausal women. Horm Behav. 1995;29:312-21. [El tratamiento de reemplazo con estrógenos puede proteger contra el deterioro intelectual en mujeres en la posmenopausia]

38. Matyi JM, Rattinger GB, Schwartz S, et al. Lifetime estrogen exposure and cognition in late life: The Cache County Study. Menopause. 2019;26:1366-74. [Exposición a estrógenos a lo largo de la vida y cognición tardía: el estudio del condado de Cache]

39. Paganini-Hill A, Henderson VW. Estrogen replacement therapy and risk of Alzheimer disease. Arch Intern Med. 1996;156: 2213-17. [Terapia de reemplazo con estrógenos y riesgo de enfermedad de Alzheimer]

40. Tang MX, Jacobs D, Stern Y, et al. Effect of oestrogen during menopause on risk and age at onset of Alzheimer's disease. Lancet. 1996;348:429-32. [Efecto de los estrógenos durante la menopausia en el riesgo y la edad de aparición de la enfermedad de Alzheimer]

41. Baldereschi M, DiCarlo A, Lepore V, et al. Estrogen replacement therapy and Alzheimer's disease in the Italian Longitudinal Study on Aging. Neurol. 1998;50:996-1002. [Terapia de reemplazo con estrógenos y enfermedad de Alzheimer en el estudio longitudinal italiano sobre el envejecimiento]

42. Bagger YZ, Tanko LB, Alexandersen P, et al. para el grupo de estudios PERF. Early postmenopausal hormone therapy may prevent cognitive impairment later in life. Menopause. 2005;12:12-17. [La terapia hormonal posmenopáusica precoz puede prevenir el deterioro cognitivo en las últimas etapas de la vida]

43. Hogervorst E, Williams J, Budge M, et al. The nature of the effect of female gonadal hormone replacement therapy on cognitive function in

post-menopausal women: A meta-analysis. Neurosci. 2000;101:485-512. [La naturaleza del efecto de la terapia de reemplazo hormonal gonadal femenina sobre la función cognitiva en mujeres en la posmenopausia: un metanálisis]

LeBlanc ES, Janowsky J, Chan BKS, *et al.* Hormone replacement therapy and cognition: Systemic review and meta-analysis. *JAMA.* 2001;285:1489-99. [Terapia de reemplazo hormonal y cognición: revisión sistémica y metanálisis]

Maki PM, Dennerstein L, Clark M, *et al.* Perimenopausal use of hormone therapy is associated with enhanced memory and hippocampal function later in life. Brain Res. 2011;1379:232-43. [El uso de la terapia hormonal en la perimenopausia se asocia con una mejora de la memoria y de la función del hipocampo en las últimas etapas de la vida]

44. Paganini-Hill A, Ross RK, Henderson BE. Postmenopausal oestrogen treatment and stroke: A prospective study. BMJ. 1988; 297:519-22. [Tratamiento posmenopáusico con estrógenos y accidente cerebrovascular: un estudio prospectivo]

Hunt K, Vessey M, McPherson K. Mortality in a cohort of long-term users of hormone replacement therapy: An updated analysis. Br J Obstet Gynaecol. 1990;97:1080-86. [Mortalidad en una cohorte de consumidoras a largo plazo de la terapia de reemplazo hormonal: un análisis actualizado]

Finucane FF, Madans JH, Bush TL, *et al.* Decreased risk of stroke among postmenopausal hormone users: Results from a national cohort. Arch Intern Med. 1993;153:73-79. [Menor riesgo de accidente cerebrovascular entre las consumidoras de hormonas posmenopáusicas: resultados de una cohorte nacional]

Falkeborn M, Persson I, Terent A, *et al.* Hormone replacement therapy and the risk of stroke: Follow-up of a population-based cohort in Sweden. Arch Intern Med. 1993;153:1201-9. [Terapia de reemplazo hormonal y riesgo de accidente cerebrovascular: seguimiento de una cohorte poblacional en Suecia]

45. Boysen G, Nyboe J, Appleyard M, *et al.* Stroke incidence and risk factors for stroke in Copenhagen, Denmark. Stroke. 1988;19:1345-53. [Incidencia de accidentes cerebrovasculares y factores de riesgo de accidente cerebrovascular en Copenhague, Dinamarca]

Pedersen AT, Lidegaard O, Kreiner S, *et al.* Hormone replacement therapy and risk of non-fatal stroke. Lancet. 1997;350:1277-83. [Terapia de reemplazo hormonal y riesgo de accidente cerebrovascular no mortal]

Petitti DB, Sidney S, Quesenberry CP Jr., *et al.* Ischemic stroke and use of estrogen and estrogen/progestogen as hormone replacement therapy. Stroke. 1998;29:23-28. [Accidente cerebrovascular isquémico y uso de estrógenos y estrógenos/progestágenos como terapia de reemplazo hormonal]

46. Wilson PW, Garrison RJ, Castelli WP. Postmenopausal estrogen use, cigarette smoking, and cardiovascular morbidity in women over 50: The Framingham study. N Engl J Med. 1985;313: 1038-43. [Uso posmenopáusico de estrógenos, tabaquismo y morbilidad cardiovascular en mujeres mayores de 50 años: el estudio Framingham]

Lemaitre RN, Heckbert SR, Psaty BM, *et al.* Hormone replacement therapy and associated risk of stroke in postmenopausal women. Arch Intern Med. 2002;162:1954-60. [Terapia de reemplazo hormonal y riesgo asociado de accidente cerebrovascular en mujeres en la posmenopausia]

47. Simon JA, Hsia J, Cauley JA, *et al.* Postmenopausal hormone therapy and risk of stroke: The Heart and Estrogen/Progestin Replacement Study (HERS). Circulation. 2001;103:638-42. [Terapia hormonal en la posmenopausia y riesgo de accidente cerebrovascular: el estudio Heart y el estudio de reemplazo por estrógenos y progestina (HERS)]

48. Viscoli CM, Brass LM, Kernan WN, *et al.* A clinical trial of estrogen replacement therapy after ischemic stroke. N Engl J Med. 2001;345:1243-49. [Un ensayo clínico de terapia de reemplazo con estrógenos tras un accidente cerebrovascular isquémico]

49. Anderson GL, Limacher M, Assaf AR, *et al.* Effects of conjugated equine estrogen in postmenopausal women with hysterectomy:

The Women's Health Initiative Randomized Controlled Trial. *JAMA*. 2004;291:1701-12. [Efectos del estrógeno equino combinado en mujeres en la posmenopausia con histerectomía: ensayo controlado aleatorizado de la Iniciativa de Salud de la Mujer]

50. Maclaren K, Stevenson JC. Primary prevention of cardiovascular disease with HRT. Women's Health. 2012;8:63-74. [Prevención primaria de las enfermedades cardiovasculares con TRH]

Stevenson JC, Hodis HN, Pickar JH, *et al.* Coronary heart disease and menopause management: The swinging pendulum of HRT. Atherosclerosis. 2009;207:336-40. [Tratamiento de la enfermedad coronaria y la menopausia: el péndulo oscilante de la TRH]

51. Mastorakos G, Sakkas EG, Xydakis AM, *et al.* Pitfalls of the whi's Women's Health Initiative. Ann NY Acad Sci. 2006;1092:331-40. [Escollos de la Iniciativa de Salud de la Mujer (WHI)]

52. Birge SJ. Hormone therapy and stroke. Clin Obstet Gynecol. 2008;51:581-91. [Terapia hormonal y accidente cerebrovascular]

53. Boardman HMP, Hartley L, Eisinga A, *et al.* Hormone therapy for preventing cardiovascular disease in post-menopausal women. Cochrane Database of Systematic Reviews. 2015;3:CD002229. [Terapia hormonal para la prevención de enfermedades cardiovasculares en mujeres en la posmenopausia. Base de datos Cochrane de revisiones sistemáticas]

54. Shao H, Breitner JC, Whitmer RA, *et al.* Hormone therapy and Alzheimer disease dementia: New findings from the Cache County Study. Neurol. 2012;79:1846-52. [Terapia hormonal y demencia de la enfermedad de Alzheimer: nuevos resultados del estudio del condado de Cache]

Whitmer RA, Quesenberry CP Jr., Zhou J, *et al.* Timing of hormone therapy and dementia: The critical window theory revisited. Ann Neurol. 2011;69:163-69. [Momento de la terapia hormonal y demencia: la teoría de la ventana crítica revisada]

55. Brinton, Investigative models for determining hormone therapy-induced outcomes. [Modelos de investigación para determinar los resultados inducidos por la terapia hormonal]

56. Sherwin, Hormones and the brain. [Las hormonas y el cerebro]

57. Sherwin, Estrogen and cognitive functioning. [Los estrógenos y el funcionamiento cognitivo]

58. Maki *et al.*, Perimenopausal use of hormone therapy. [Uso de la terapia hormonal en la perimenopausia]

Maki, Henderson. Hormone therapy, dementia, and cognition. [Terapia hormonal, demencia y cognición]

Henderson VW, Benke KS, Green RC, *et al.* Postmenopausal hormone therapy and Alzheimer's disease risk: Interaction with age. J Neurol Neurosurg Psychiatry. 2005;76:103-5. [Terapia hormonal en la posmenopausia y riesgo de enfermedad de Alzheimer: interacción con la edad]

Henderson VW. Alzheimer's disease: Review of hormone therapy trials and implications for treatment and prevention after menopause. J Steroid Biochem Mol Biol. 2014;142:99-106. [Enfermedad de Alzheimer: revisión de los ensayos de terapia hormonal e implicaciones para el tratamiento y la prevención después de la menopausia]

MacLennan AH, Henderson VW, Paine BJ, *et al.* Hormone therapy, timing of initiation and cognition in women aged older than 60 years: The REMEMBER pilot study. Menopause. 2006;13:28-36. [Terapia hormonal, momento de inicio y cognición en mujeres mayores de 60 años: el estudio piloto REMEMBER]

59. M. Fox, "Jellyfish Memory Supplement Prevagen Is a Hoax, CNN Says", CNN News, 7 de febrero de 2017. [Prevagen, el suplemento de medusas para la memoria, es un engaño, según la CNN]

60. Degnan, William J., Barraza, Leila, Farland, Leslie V., *et al.*, "Strengthening the Regulation of Dietary Supplements — Lessons from Prevagen". Food and Drug Law Institute, invierno de 2021. Available at FDLI.

org. [Reforzar la regulación de los complementos alimenticios: lecciones del Prevagen]

61. Ari A, Frölich L, Ballard C, *et al.* Effect of idalopirdine as adjunct to cholinesterase inhibitor on change in cognition in patients with Alzheimer disease: Three randomized clinical trials. *JAMA.* 2018;19:13-42. [Efecto de la idalopirdina como coadyuvante del inhibidor de la colinesterasa sobre el cambio en la cognición en pacientes con enfermedad de Alzheimer: tres ensayos clínicos aleatorizados]

Bennett DA. Lack of benefit with idalopirdine for Alzheimer disease: Another therapeutic failure in a complex disease process. *JAMA.* 2018;19:123-25. [Falta de beneficio con idalopirdina para la enfermedad de Alzheimer: otro fracaso terapéutico en un proceso patológico complejo]

62. Garber, Judith, "A Tale of Two Drugs: Accountability and Evidence in Alzheimer's Treatments". The Lown Institute (lowninstitute.org.), 20 de enero de 2023. [Historia de dos fármacos: responsabilidad y evidencia en los tratamientos del alzhéimer]

63. Bateman RJ, *et al.* Two phase 3 trials of gantenerumab in early Alzheimer's disease. N Engl J Med. 2023; doi.org/10.1056/NEJ Moa2304430. [Dos ensayos de fase 3 de gantenerumab en la enfermedad de Alzheimer precoz]

Citado en Putka, Sophie, "Gantenerumab Failed to Slow Cognitive Decline in Early Alzheimer's", MedPage Today, 15 de noviembre de 2023. [El gantenerumab no frena el deterioro cognitivo en la fase inicial del alzhéimer]

64. Buckley RF, Gong J, Woodward M. A call to action to address sex differences in Alzheimer disease clinical trials. *JAMA* Neurology. 2023;80:769-70. [Llamamiento a la acción para abordar las diferencias de sexo en los ensayos clínicos sobre alzhéimer]

65. Respuesta de Jonathan Graff-Radford en www.mayoclinic.org/diseases-conditions/alzheimers-disease/expert-answers/alzheimers-prevention/faq-20058140.

66. Melby-Lervåg M, Redick TS, Hulme C. Working memory training does not improve performance on measures of intelligence or other measures of 'far transfer': Evidence from a meta-analytic review. Perspec Psychol Sci. 2016;11:512-34. [El entrenamiento de la memoria de trabajo no mejora el rendimiento en medidas de inteligencia u otras medidas de "transferencia lejana": datos procedentes de una revisión metanalítica]

67. Shipstead Z, Hicks KL, Engle RW. Cogmed working memory training: Does the evidence support the claims? J Appl Res Mem Cog. 2012;1:185-93. [Entrenamiento de la memoria de trabajo Cogmed: ¿Son ciertas las afirmaciones?]

68. Redick TS. Working memory training and interpreting interactions in intelligence interventions. Intelligence. 2015;50:1420. [Entrenamiento de la memoria de trabajo e interpretación de interacciones en intervenciones de inteligencia]

69. Simons DJ, Boot WR, Charness N, et al. Do "brain-training" programs work? Psychol Sci Public Interest. 2016;17:103-86. [¿Funcionan los programas de "entrenamiento cerebral"?]

70. Nilsson J, Lebedev AV, Rydström A, et al. Direct-current stimulation does little to improve the outcome of working memory training in older adults. Psychol Sci. 2017;28:907-20. [La estimulación por corriente continua mejora poco los resultados del entrenamiento de la memoria de trabajo en adultos mayores]

71. Blondell SJ, Hammersley-Mather R, Veerman JL. Does physical activity prevent cognitive decline and dementia? A systematic review and meta-analysis of longitudinal studies. BMC Public Health. 2014;14:510. [¿Previene la actividad física el deterioro cognitivo y la demencia? Revisión sistemática y metanálisis de estudios longitudinales]

72. Brasure M, Desai P, Davila H, et al. Physical activity interventions in preventing cognitive decline and Alzheimer-type dementia: A systematic review. Ann Intern Med. 2018;168:30-38. [Intervenciones de actividad

física en la prevención del deterioro cognitivo y la demencia tipo alzhéimer: una revisión sistemática]

73. Carpenter, "Does Estrogen Protect Memory?" [¿Protege el estrógeno la memoria?]

74. Henderson *et al.*, Prior use of hormone therapy. [Uso previo de terapia hormonal]

75 Nerattini M, Jett S, Andy C, *et al.* Systematic review and metaanalysis of the effects of menopause hormone therapy on risk of Alzheimer's disease and dementia. Front. Aging Neurosci. 2023:15.2023. doi. org/10.3389/fnagi.2023.1260427. [Revisión sistemática y metaanálisis de los efectos del tratamiento hormonal de la menopausia sobre el riesgo de enfermedad de Alzheimer y demencia]

76. Pourhadi N, Mørch LS, Holm EA, *et al.* Menopausal hormone therapy and dementia: Nationwide, nested, case-control study. BMJ. 2023;381:e072770. [Terapia hormonal en la menopausia y demencia: estudio nacional, anidado, de casos y controles]

77. Kentarci K, Manson JE. Menopausal hormone therapy and dementia. BMJ. 2023;381:1404. [Terapia hormonal en la menopausia y demencia]

78. Bagger *et al.*, Early postmenopausal hormone therapy. [Terapia hormonal postmenopáusica precoz]

Capítulo 7: La progesterona y las pastillas anticonceptivas

1. Stefanick ML, Anderson GL, Margolis KL, *et al.* para los investigadores de la WHI. Effects of conjugated equine estrogens on breast cancer and mammography screening in postmenopausal women with hysterectomy. JAMA. 2006;295:1647-57. [Efectos de los estrógenos equinos combinados sobre el cáncer de mama y el cribado mamográfico en mujeres con histerectomía en la posmenopausia]

Para el seguimiento de la WHI: Manson JE, Chlebowski RT, Stefanick ML, *et al.* Menopausal hormone therapy and health outcomes during the intervention and extended poststopping phases of the Women's Health Initiative Randomized Trials. *JAMA.* 2013;310:1352-68. [Terapia hormonal en la menopausia y resultados de salud durante las fases de intervención y postoperatoria prolongada de los ensayos aleatorizados de la Iniciativa de Salud de la Mujer]

2. Roehm E. A reappraisal of Women's Health Initiative estrogen-alone trial: Long-term outcomes in women 50-59 years of age. Obstet Gynecol Int. 2015; ID del artículo 713295. [Una reevaluación del ensayo solo con estrógenos de la Iniciativa de Salud de la Mujer: resultados a largo plazo en mujeres de 50 a 59 años de edad]

3. Anderson GL, Limacher M, Assaf AR, *et al.* Effects of conjugated equine estrogen in postmenopausal women with hysterectomy: The Women's Health Initiative Randomized Controlled Trial. *JAMA.* 2004;291:1701-12. [Efectos del estrógeno equino combinado en mujeres en la posmenopausia con histerectomía: ensayo controlado aleatorio de la Iniciativa de Salud de la Mujer]

Viscoli CM, Brass LM, Kernan WN, *et al.* A clinical trial of estrogen replacement therapy after ischemic stroke. N Engl J Med. 2001;345:1243-49. [Un ensayo clínico de terapia de reemplazo de estrógenos después de un accidente cerebrovascular isquémico]

Ross RK, Paganini-Hill A, Wan PC, *et al.* Effect of hormone replacement therapy on breast cancer risk: Estrogen versus estrogen plus progestin. J Natl Cancer Inst. 2000;92:328-32. [Efecto de la terapia de reemplazo hormonal en el riesgo de cáncer de mama: estrógenos frente a estrógenos más progestina]

Chen CL, Weiss NS, Newcomb P, *et al.* Hormone replacement therapy in relation to breast cancer. *JAMA.* 2002;287:734-41. [Terapia de reemplazo hormonal en relación con el cáncer de mama]

Porch JV, Lee IM, Cook NR, *et al.* Estrogen-progestin replacement therapy and breast cancer risk: The Women's Health Study. Cancer Causes Control. 2002;13:847-54. [Terapia de reemplazo con estrógeno-progestina y riesgo de cáncer de mama: el estudio de la Salud de la Mujer]

Weiss LK, Burkman RT, Cushing-Haugen KL, *et al*. Hormone replacement therapy regimens and breast cancer risk. Obstet Gynecol. 2002;100:1148-58. [Regímenes de terapia de reemplazo hormonal y riesgo de cáncer de mama]

Li CI, Malone KE, Porter PL, *et al*. Relationship between long durations and different regimens of hormone therapy and risk of breast cancer. *JAMA*. 2003;289:3254-63. [Relación entre largas duraciones y diferentes regímenes de terapia hormonal y riesgo de cáncer de mama]

Olsson HL, Ingvar C, Bladstrom A. Hormone replacement therapy containing progestogens and given continuously increases breast carcinoma risk in Sweden. Cancer. 2003;97:1387-92. [La terapia de reemplazo hormonal que contiene progestágenos y se administra de forma continuada aumenta el riesgo de carcinoma de mama en Suecia]

4. Cowan LD, Gordis L, Tonascia JA, *et al*. Breast cancer incidence in women with a history of progesterone deficiency. Am J Epidemiol. 1981;114:209-17. [Incidencia del cáncer de mama en mujeres con antecedentes de deficiencia de progesterona]

5. Van Veelen H, Willemse PHB, Tjabbes T, *et al*. Oral high-dose medroxyprogesterone acetate versus tamoxifen: A randomized crossover trial in postmenopausal patients with advanced breast cancer. Cancer. 1986;58:7-13. [Acetato de medroxiprogesterona oral a dosis altas frente a tamoxifeno: ensayo cruzado aleatorizado en pacientes en la posmenopausia con cáncer de mama avanzado]

Parazzini F, Colli E, Scatigna M, *et al*. Treatment with tamoxifen and progestins for metastatic breast cancer in postmenopausal women: A quantitative review of published randomized clinical trials. Oncol. 1993;50:483-89. [Tratamiento con tamoxifeno y progestágenos para el cáncer de mama metastásico en mujeres en la posmenopausia: una revisión cuantitativa de los ensayos clínicos aleatorizados publicados]

6. Badwe R, Hawlader R, Parmar V, *et al*. Single-injection depot progesterone before surgery and survival in women with operable breast cancer: A randomized controlled trial. J Clin Oncol. 2011;29:2845-51. [Inyección única de progesterona de depósito antes de la cirugía

y supervivencia en mujeres con cáncer de mama operable: un ensayo controlado aleatorizado]

Consulta también Badwe RA, Wang DY, Gregory WM, *et al.* Serum progesterone at the time of surgery and survival in women and premenopausal operable breast cancer. Eur J Cancer. 1994;30A:445-48. [Progesterona sérica en el momento de la cirugía y supervivencia en mujeres en la premenopausia con cáncer de mama operable]

7. Strom BL, Berlin JA, Weber AL, *et al.* Absence of an effect of injectable and implantable progestin-only contraceptives on subsequent risk of breast cancer. Contraception. 2004;69:353-60. [Ausencia de efecto de los anticonceptivos inyectables e implantables de progestágeno solo sobre el riesgo posterior de cáncer de mama]

8. Mohammed H, Russell A, Stark R, *et al.* Progesterone receptor modulates estrogen receptor-α action in breast cancer. *Nature.* 2015;523:313-17. [El receptor de progesterona modula la acción del receptor de estrógeno alfa en el cáncer de mama]

Carroll JS, Hickey TE, Tarulli GA, *et al.* Deciphering the divergent roles of progestogen in breast cancer. Nat Rev Cancer. 2017;17:54-64. [Descifrar las funciones divergentes de los progestágenos en el cáncer de mama]

9. Kuhl H, Stevenson J. The effect of medroxyprogesterone acetate on estrogen-dependent risks and benefits — an attempt to interpret the Women's Health Initiative results. Gynecol Endocrinol. 2006;22:303-17. [El efecto del acetato de medroxiprogesterona sobre los riesgos y beneficios dependientes de los estrógenos: un intento de interpretar los resultados de la Iniciativa de Salud de la Mujer]

10. Santen RJ, Pinkerton J, McCartney C, *et al.* Risk of breast cancer with progestins in combination with estrogen as hormone replacement therapy. J Clin Endocrinol Metab. 2001;86:21. [Riesgo de cáncer de mama con progestinas en combinación con estrógenos como terapia de reemplazo hormonal]

11. Micheli A, Muti P, Secreto G, *et al.* Endogenous sex hormones and subsequent breast cancer in pre-menopausal women. Int J Cancer. 2004;112:312-18. [Hormonas sexuales endógenas y cáncer de mama posterior en mujeres en la premenopausia]

Berrino F, Muti P, Micheli A, *et al.* Serum sex hormone levels after menopause and subsequent breast cancer. J Natl Cancer Inst. 1996;88:291-96. [Niveles séricos de hormonas sexuales tras la menopausia y cáncer de mama posterior]

12. Gadducci A, Biglia N, Cosio S, *et al.* Progestagen component and combined hormone replacement therapy in postmenopausal women and breast cancer risk: A debated clinical issue. Gynecol Endocrinol. 2009;25:807-15. [Componente progestágeno y terapia de reemplazo hormonal combinada en mujeres posmenopáusicas y riesgo de cáncer de mama: una cuestión clínica debatida]

13. Campagnoli C, Abba C, Ambrogio S, *et al.* Pregnancy, progesterone and progestins in relation to breast cancer risk. J Steroid Biochem Mol Biol. 2005;97:441-50. [Embarazo, progesterona y progestinas en relación con el riesgo de cáncer de mama]

Campagnoli C, Clavel-Chapelon F, Kaaks R, *et al.* Progestins and progesterone and hormone replacement therapy and the risk of breast cancer. J Steroid Biochem Mol Biol. 2005;96:95-108. [Progestinas y progesterona y terapia de reemplazo hormonal y riesgo de cáncer de mama]

Sitruk-Ware R. Progestogens in a hormonal replacement therapy: New molecules, risks, and benefits. Menopause. 2002;9:6-15. [Progestágenos en una terapia de reemplazo hormonal: nuevas moléculas, riesgos y beneficios]

De Lignières B, de Vathaire F, Fournier S, *et al.* Combined hormone replacement therapy and risk of breast cancer in a French cohort study of 3175 women. Climacteric. 2002;5:332-40. [Terapia de reemplazo hormonal combinada y riesgo de cáncer de mama en un estudio de cohorte francés de 3175 mujeres]

Fournier A, Berrino F, Riboli E, *et al.* Breast cancer risk in relation to different types of hormone replacement therapy in the E3N-EPIC cohort. Int J Cancer. 2005;114:448-54. [Riesgo de cáncer de mama en relación con diferentes tipos de terapia hormonal sustitutiva en la cohorte E3N-EPIC]

Fournier A, Berrino F, Clavel-Chapelon F. Unequal risk for breast cancer associated with different hormone replacement therapies: Results from E3N cohort study. Breast Cancer Res Treat. 2008;107:103-11. [Riesgo desigual de cáncer de mama asociado a diferentes terapias de reemplazo hormonal: resultados del estudio de cohortes E3N]

Murkes D, Conner P, Leifland K, *et al.* Effects of percutaneous estradiol-oral progesterone versus oral conjugated equine estrogensmedroxyprogesterone acetate on breast cell proliferation and Bcl-2 protein in healthy women. Fertil Steril. 2011;95:1188-91. [Efectos del estradiol percutáneo-progesterona oral frente al estrógeno equino combinado-medroxiprogesterona acetato oral sobre la proliferación de células mamarias y la proteína Bcl-2 en mujeres sanas]

14. Siegel RL, Wagle NS, Cercek A, *et al.* Colorectal cancer statistics, 2023. CA Cancer J Clin. 2023 mayo-junio;73(3):233-54. [Estadísticas del cáncer colorrectal, 2023]

15. Barzi A, Lenz AM, Labonte MJ, *et al.* Molecular pathways: Estrogen pathway in colorectal cancer. Clin Cancer Res. 2013;19:5842-48. [Vías moleculares: vía del estrógeno en el cáncer colorrectal]

16. Hendifar A, Yang D, Lenz F, *et al.* Gender disparities in metastatic colorectal cancer survival. Clin Cancer Res. 2009;15:6391-97. [Disparidades de género en la supervivencia del cáncer colorrectal metastásico]

Fernandez E, Bosetti C, La Vecchia C, *et al.* Sex differences in colorectal cancer mortality in Europe, 1955-1996. Eur J Cancer Prev. 2000;9:99-104. [Diferencias por sexo en la mortalidad por cáncer colorrectal en Europa, 1955-1996]

Hildebrand JS, Jacobs EJ, Campbell PT, *et al.* Colorectal cancer incidence and postmenopausal hormone use by type, recency, and duration in cancer prevention study II. Cancer Epidemiol Biomarkers Prev. 2009;18:2835-41. [Incidencia del cáncer colorrectal y uso de hormonas posmenopáusicas por tipo, frecuencia y duración en el estudio de prevención del cáncer II]

Tannen RL, Weiner MG, Die D, *et al.* A simulation using data from a primary care practice database closely replicated the Women's Health Initiative trial. J Clin Epidemiol. 2007;60:686-95. [Una simulación con datos de una base de datos de consultas de atención primaria reprodujo fielmente el ensayo de la Iniciativa de Salud de la Mujer]

Rennert G, Rennert HS, Pinchev M, *et al.* Use of hormone replacement therapy and the risk of colorectal cancer. J Clin Oncol. 2009;27:4542-47. [Uso de terapia de reemplazo hormonal y riesgo de cáncer colorrectal]

Green J, Czanner G, Reeves G, *et al.* Menopausal hormone therapy and risk of gastrointestinal cancer: Nested case-control study within a prospective cohort, and meta-analysis. Int J Cancer. 2012;130:2387-96. [Terapia hormonal menopáusica y riesgo de cáncer gastrointestinal: estudio anidado de casos y controles dentro de una cohorte prospectiva, y metanálisis]

Calle EE, Miracle-McMahill HL, Thun MJ, *et al.* Estrogen replacement therapy and risk of fatal colon cancer in a prospective cohort of postmenopausal women. J Natl Cancer Inst. 1995;87:517-23. [Terapia de reemplazo con estrógenos y riesgo de cáncer de colon mortal en una cohorte prospectiva de mujeres en la posmenopausia]

Slattery ML, Anderson K, Samovitz W, *et al.* Hormone replacement therapy and improved survival among postmenopausal women diagnosed with colon cancer (USA). Cancer Causes Control. 1999;10:467-73. [Terapia de reemplazo hormonal y mejora de la supervivencia en mujeres en la posmenopausia diagnosticadas de cáncer de colon (EE. UU.)]

Mandelson MT, Miglioretti D, Newcomb PA, *et al.* Hormone replacement therapy in relation to survival in women diagnosed with colon cancer. Cancer Causes Control. 2003;14:979-84. [Terapia de reemplazo hormonal en relación con la supervivencia en mujeres diagnosticadas con cáncer de colon]

Chan JA, Meyerhardt JA, Chan AT, *et al.* Hormone replacement therapy and survival after colorectal cancer diagnosis. J Clin Oncol. 2006;24:5680-86. [Terapia de reemplazo hormonal y supervivencia tras el diagnóstico de cáncer colorrectal]

17. Tsilidis KK, Allen NE, Key TJ, *et al.* Menopausal hormone therapy and risk of colorectal cancer in the European Prospective Investigation into Cancer and Nutrition. Int J Cancer. 2011;128:1881-89. [Terapia hormonal en la menopausia y riesgo de cáncer colorrectal en la Investigación Prospectiva Europea sobre Cáncer y Nutrición]

Newcomb PA, Chia VM, Hampton JM, *et al.* Hormone therapy in relation to survival from large bowel cancer. Cancer Causes Control. 2009;20:409-16. [Terapia hormonal en relación con la supervivencia del cáncer de intestino grueso]

18. Hartz A, He T, Ross JJ. Risk factors for colon cancer in 150 912 postmenopausal women. Cancer Causes Control. 2012;23: 1599-605. [Factores de riesgo de cáncer de colon en 150 912 mujeres posmenopáusicas]

Hoffmeister M, Raum E, Krtschil A, *et al.* No evidence for variation in colorectal cancer risk associated with different types of postmenopausal hormone therapy. Clin Pharmacol Ther. 2009;86:416-24. [No hay pruebas de variación en el riesgo de cáncer colorrectal asociado a diferentes tipos de terapia hormonal posmenopáusica]

19. Vessey MP, Doll R. Investigation of relation between use of oral contraceptives and thromboembolic disease. BMJ. 1968;2:199-205. [Investigación de la relación entre el uso de anticonceptivos orales y la enfermedad tromboembólica]

20. Kiley J, Hammond C. Combined oral contraceptives: A comprehensive review. Clin Obstet Gynecol. 2007;50:868-77. [Anticonceptivos orales combinados: una revisión exhaustiva]

21. Kaunitz AM. Clinical practice: Hormonal contraception in women of older reproductive age. N Engl J Med. 2008;358:1262. [Práctica clínica: anticoncepción hormonal en mujeres en edad reproductiva avanzada]

Ratner S, Ofri D. Menopause and hormone-replacement therapy. Part 2. Hormone-replacement therapy regimens. West J Med. 2001;175(1):32-34. [Menopausia y terapia de reemplazo hormonal. Segunda parte. Regímenes de terapia de reemplazo hormonal]

22. Centros para el Control de Enfermedades, Estudio sobre el cáncer y las hormonas esteroideas. Long-term oral contraceptive use and the risk of breast cancer. *JAMA.* 1983;249:1591-95. [Uso prolongado de anticonceptivos orales y riesgo de cáncer de mama]

Centros para el control de enfermedades. Oral contraceptive (OC) use and the risk of breast cancer in young women. MMWR. 1984;33:353-54. [Uso de anticonceptivos orales (AO) y riesgo de cáncer de mama en mujeres jóvenes]

Estudio sobre el cáncer y las hormonas esteroideas (CASH) de los Centros para el Control de Enfermedades y el National Institute of Child Health and Human Development. Oral-contraceptive use and the risk of breast cancer. N Engl J Med. 1986;315:405-11. [Uso de anticonceptivos orales y riesgo de cáncer de mama]

Murray P, Stadel BV, Schlesselman JJ. Oral contraceptive use in women with a family history of breast cancer. Obstet Gynecol. 1989;73:977-83. [Uso de anticonceptivos orales en mujeres con antecedentes familiares de cáncer de mama]

23. Marchbanks PA, McDonald JA, Wilson HG, *et al.* Oral contraceptives and the risk of breast cancer. N Engl J Med. 2002;346:2025-32. [Anticonceptivos orales y riesgo de cáncer de mama]

24. Hannaford PC, Selvaraj S, Elliott AM, *et al.* Cancer risk among users of oral contraceptives: Cohort data from the Royal College of General Practitioners Oral Contraception Study. BMJ. 2007;335:651-58. [Riesgo de cáncer entre las consumidoras de anticonceptivos orales: datos de cohorte del estudio sobre anticoncepción oral del Royal College of General Practitioners]

25. Figueiredo JC, Bernstein L, Capanu M, *et al.* para el grupo de estudio WECARE. Oral contraceptives, postmenopausal hormones, and risk of asynchronous bilateral breast cancer: The WECARE Study Group. J Clin Oncol. 2008;26:1411-18. [Anticonceptivos orales, hormonas posmenopáusicas y riesgo de cáncer de mama bilateral asincrónico: el grupo de estudio WECARE]

Figueiredo JC, Haile RW, Bernstein L, *et al.* Oral contraceptives and postmenopausal hormones and risk of contralateral breast cancer among BRCA1 and BRCA2 mutation carriers and non-carriers: The wecare Study. Breast Cancer Res Treat. 2010;120:175-83. [Anticonceptivos orales y hormonas posmenopáusicas y riesgo de cáncer de mama contralateral entre portadoras y no portadoras de mutaciones BRCA1 y BRCA2: El estudio WECARE]

26. Hunter DJ, Colditz GA, Hankinson SE, *et al.* Oral contraceptive use and breast cancer: A prospective study of young women. Cancer Epidemiol Biomarkers Prev. 2010;19:2496-502. [Uso de anticonceptivos orales y cáncer de mama: un estudio prospectivo en mujeres jóvenes]

27. Moorman PG, Havrilesky LJ, Gierisch JM, *et al.* Oral contraceptives and risk of ovarian cancer and breast cancer among high-risk women: A systematic review and meta-analysis. J Clin Oncol. 2013;31:4188-98. [Anticonceptivos orales y riesgo de cáncer de ovario y cáncer de mama en mujeres de alto riesgo: una revisión sistemática y metanálisis]

28. Vessey MP, Doll R, Jones K, *et al.* An epidemiological study of oral contraceptives and breast cancer. BMJ. 1979;175:1757-60. [Estudio epidemiológico sobre anticonceptivos orales y cáncer de mama]
Spencer JD, Millis RR, Hayward JL. Contraceptive steroids and breast cancer. BMJ. 1978;1:1024-26. [Esteroides anticonceptivos y cáncer de mama]
Matthews PN, Millis RR, Hayward JL. Breast cancer in women who have taken contraceptive steroids. BMJ. 1981;282:772-76. [Cáncer de mama en mujeres que han tomado esteroides anticonceptivos]

29. American Cancer Society. Key Statistics for Ovarian Cancer, 2024 estimates. Disponible en cancer.org. [Estadísticas clave del cáncer de ovario, estimaciones para 2024]

30. Kiley J, Hammond C. Combined oral contraceptives: A comprehensive review. Clin Obstet Gynecol. 2007;50:868-77. [Anticonceptivos orales combinados: una revisión exhaustiva]

31. Vessey MP, Painter R. Endometrial and ovarian cancer and oral contraceptives — findings in a large cohort study. Br J Cancer. 1995;71:1340-42. [Cáncer de endometrio y ovario y anticonceptivos orales: resultados de un amplio estudio de cohortes]

Vessey M, Yeates D, Flynn S. Factors affecting mortality in a large cohort study with special reference to oral contraceptive use. Contraception. 2010;82:221-29. [Factores que afectan a la mortalidad en un gran estudio de cohortes con especial referencia al uso de anticonceptivos orales]

Bast RC, Brewer M, Zou C, et al. Prevention and early detection of ovarian cancer: Mission impossible? Recent Results Cancer Res. 2007;174:91-100. [Prevención y detección precoz del cáncer de ovario: ¿Misión imposible?]

Walker GR, Schlesselman JJ, Ness RB. Family history of cancer, oral contraceptive use, and ovarian cancer risk. Obstet Gynecol. 2002;186:8-14. [Antecedentes familiares de cáncer, uso de anticonceptivos orales y riesgo de cáncer de ovario]

32. Grupo de colaboración sobre los factores hormonales en el cáncer de mama. Breast cancer and hormonal contraceptives: Collaborative reanalysis of individual data on 53 297 women with breast cancer and 100 239 women without breast cancer from 54 epidemiological studies. Lancet. 1996;347:1713-27. [Cáncer de mama y anticonceptivos hormonales: reanálisis colaborativo de datos individuales de 53 297 mujeres con cáncer de mama y 100 239 mujeres sin cáncer de mama procedentes de 54 estudios epidemiológicos]

33. Grupo de trabajo ESHRE Capri. Hormones and breast cancer. Hum Reprod Update. 2004;10:281-93. [Hormonas y cáncer de mama]

34. Rabin, Roni Caryn, "Birth Control Pills Still Linked to Breast Cancer, Study Finds", New York Times, 6 de diciembre de 2017. [Las pastillas anticonceptivas siguen asociadas al cáncer de mama, según un estudio]

35. Mørch LS, Skovlund CW, Hannaford PC, et al. Contemporary hormonal contraception and the risk of breast cancer. N Engl J Med.

2017;377:2228-39. [Anticoncepción hormonal contemporánea y riesgo de cáncer de mama]

36. Hunter DJ. Oral contraceptives and the small increased risk of breast cancer. N Engl J Med. 2017;377:2276-77. [Los anticonceptivos orales y el pequeño aumento del riesgo de cáncer de mama]

37. Michels KA, Pfeiffer RM, Brinton LA, *et al.* Modification of the associations between duration of oral contraceptive use and ovarian, endometrial, breast, and colorectal cancers. *JAMA* Oncol. 2018;4:516-21. [Modificación de las asociaciones entre la duración del uso de anticonceptivos orales y los cánceres de ovario, endometrio, mama y colorrectal]

38. Fitzpatrick D, Pine D, Reeves G, *et al.* Combined and progestogen-only hormonal contraceptives and breast cancer risk: A UK nested case-control study and meta-analysis. PLoS Medicine. 2023;20:e1004188. [Anticonceptivos hormonales combinados y de progestágeno solo y riesgo de cáncer de mama: un estudio anidado de casos y controles y un metanálisis en el Reino Unido]

39. Mørch *et al.*, Contemporary hormonal contraception and the risk of breast cancer. [Anticoncepción hormonal contemporánea y riesgo de cáncer de mama]

40. Stuenkel C. More evidence why the product labeling for low-dose vaginal estrogen should be changed? Menopause. 2018;25:4-6. [¿Más pruebas de por qué debería cambiarse el etiquetado de los productos con dosis bajas de estrógenos vaginales?]

41. Crandall CJ, Hovey KM, Andrews CA, *et al.* Breast cancer, endometrial cancer, and cardiovascular events in participants who used vaginal estrogen in the Women's Health Initiative Observational Study. Menopause. 2018;25:11-20. [Cáncer de mama, cáncer de endometrio y eventos cardiovasculares en participantes que utilizaron estrógenos vaginales en el estudio observacional de la Iniciativa de Salud de la Mujer]

42. McVicker L, Labeit AM, Coupland CAC, *et al.* Vaginal estrogen therapy use and survival in females with breast cancer. Ann Intern Med. 2024;10:103-8. [Uso de estrogenoterapia vaginal y supervivencia en mujeres con cáncer de mama]

Capítulo 8: Debates y lecciones finales en el caso en defensa de la trh

1. Love, Susan. *Dr. Susan Love's Menopause and Hormone Book* (Nueva York: Random House, 2003), 23. [El libro de las hormonas]

2. El argumento de Ravdin puede encontrarse aquí: Ravdin PM, Cronin KA, Howlader N, *et al.* The decrease in breast cancer incidence in 2003 in the United States. N Engl J Med. 2007;356:1670-74. [El descenso de la incidencia del cáncer de mama en 2003 en Estados Unidos]

3. Ravdin PM, Cronin KA, Chlebowski RT. A decline in breast cancer incidence. N Engl J Med. 2007;357:513. [Descenso de la incidencia del cáncer de mama]

El comentario fue en respuesta a Bluming AZ. Correspondence: A decline in breastcancer incidence. Letter to the editor. N Engl J Med. 2007;357:509-13. [Correspondencia: Descenso de la incidencia del cáncer de mama. Carta al editor]

4. Anderson GL, Chlebowski RT, Aragaki AK, *et al.* Conjugated equine oestrogen and breast cancer incidence and mortality in postmenopausal women with hysterectomy: Extended follow-up of the Women's Health Initiative randomised placebo-controlled trial. Lancet Oncol. 2012;13:476-86. [Estrógeno equino combinado e incidencia y mortalidad por cáncer de mama en mujeres con histerectomía en la posmenopausia: seguimiento ampliado del ensayo aleatorizado controlado con placebo de la Iniciativa de Salud de la Mujer]

5. Ostrom, Carol M., "Estrogen-Only Pills Cut Breast-Cancer Risk for Some", *Seattle Times*, 6 de marzo de 2012. [Las píldoras que solo contienen estrógenos reducen el riesgo de cáncer de mama]

6. Smyth, Chris, "Women Told Hormone Replacement Therapy Does Not Lead to Early Death", *Times* (Reino Unido), 13 de septiembre de 2017. [Se dice a las mujeres que la terapia hormonal sustitutiva no provoca la muerte prematura]

7. Manson JE, Aragaki AK, Rossouw JE, *et al.* Menopausal hormone therapy and long-term all-cause and cause-specific mortality: The Women's Health Initiative Randomized Trials. *JAMA.* 2017;318:927-38. [Terapia hormonal en la menopausia y mortalidad a largo plazo por todas las causas y por causas específicas: ensayos aleatorios de la Iniciativa de Salud de la Mujer]

8. Sloman, Steven y Fernbach, Philip, The Knowledge Illusion: Why We Never Think Alone (Nueva York: Riverhead Books, 2017), 160. [La ilusión del conocimiento: por qué nunca pensamos solos]

9. Kahneman, Daniel, Thinking, Fast and Slow (Nueva York: Farrar, Straus and Giroux, 2011), 276. [Pensar rápido y despacio]

10. Tavris, Carol y Aronson, Elliot, Mistakes Were Made (but Not by Me), Third Ed. (Boston: Mariner, 2020). [Se cometieron errores (pero yo no fui)]

11. Tatsioni A, Siontis GCM, Ioannidis JPA. Partisan perspectives in the medical literature: A study of high frequency editorialists favoring hormone replacement therapy. J Gen Intern Med. 2010;25:914-19. [Perspectivas partidistas en la literatura médica: un estudio de editorialistas de alta frecuencia favorables a la terapia hormonal sustitutiva]

12. Vera-Badillo FE, Shapiro R, Ocana A, *et al.* Bias in reporting of end points of efficacy and toxicity in randomized, clinical trials for women with breast cancer. Ann Oncol. 2013;24:1238-44. [Sesgo en la notificación de los criterios de valoración de la eficacia y la toxicidad en ensayos clínicos aleatorizados para mujeres con cáncer de mama]

13. Visvanathan K, Levit LA, Raghavan D, *et al.* Untapped potential of observational research to inform clinical decision making: American Society

of Clinical Oncology research statement. J Clin Oncol. 2017;35:1845-54. [Potencial desaprovechado de la investigación observacional para fundamentar la toma de decisiones clínicas: declaración de investigación de la Sociedad Americana de Oncología Clínica]

14. Frieden TR. Evidence for health decision making — beyond randomized, controlled trials. N Engl J Med. 2017;377:465-75. [Pruebas para la toma de decisiones sanitarias: más allá de los ensayos aleatorios y controlados]

15. Lobo RA. Hormone replacement therapy: Current thinking. Nat Rev Endocrinol. 2017;13:220-31. [Terapia hormonal sustitutiva: pensamiento actual]

16. Recomendación del grupo de trabajo de los Servicios Preventivos de Estados Unidos. Hormone therapy for the primary prevention of chronic conditions in postmenopausal women. *JAMA*. 2017;318:2224-33. [Terapia hormonal para la prevención primaria de enfermedades crónicas en mujeres en la posmenopausia]

17. The 2017 Hormone Therapy Position Statement of the North American Menopause Society. Menopause. 2017;24:728-53. [La declaración de posicionamiento sobre la terapia hormonal de 2017 de la Sociedad Norteamericana de Menopausia]

18. Santen RJ, Allred DC, Ardoin SP, *et al.* Postmenopausal hormone therapy: An Endocrine Society scientific statement. J Clin Endocrinol Metab. 2010;95:S1-S6. [Terapia hormonal posmenopáusica: una declaración científica de la Endocrine Society]

19. Erdem U, Ozdegirmenci O, Sobaci E, *et al.* Dry eye in postmenopausal women using hormone replacement therapy. Maturitas. 2007;56:257-62. [Sequedad ocular en mujeres en la posmenopausia que utilizan la terapia de reemplazo hormonal]
Schaumberg DA, Buring JE, Sullivan DA, *et al.* Hormone replacement therapy and dry eye syndrome. *JAMA*. 2001;286:2114-19. [Terapia de reemplazo hormonal y síndrome de sequedad ocular]

20. Edelson RN. Menstrual migraine and other hormonal aspects of migraine. Headache. 1985;25:376-79. [Migraña menstrual y otros aspectos hormonales de la migraña]

21. Lobo, Hormone replacement therapy. [Terapia de reemplazo hormonal]

22. Mehta J, Kling JM, Manson JE. Risks, benefits, and treatment modalities of menopausal hormone therapy: Current concepts. Front Endocrinol. 2021;12;564781. [Riesgos, beneficios y modalidades de tratamiento de la terapia hormonal en la menopausia: conceptos actuales]

23. Panay N, Hamoda H, Arya R, *et al.* The 2013 British Menopause Society and Women's Health Concern recommendations on hormone replacement therapy. Menopause Int. 2013;19:59-68. [Las recomendaciones de 2013 de la British Menopause Society y de Women's Health sobre la terapia de reemplazo hormonal]

Pitkin J. Should HRT be duration limited? Menopause Int. 2013;19:167-74. [¿Debe limitarse la duración de la TRH?]

24. Brinton RD, Proffitt P, Tran J, *et al.* Equilin, a principal component of the estrogen replacement therapy Premarin, increases the growth of cortical neurons via an NMDA receptor-dependent mechanism. Exp Neurol. 1997;147:211-20. [La equilina, un componente principal de la terapia de reemplazo con estrógenos Premarin, aumenta el crecimiento de las neuronas corticales a través de un mecanismo dependiente del receptor NMDA]

25. Bhavnani BR, Strickler RC. Menopausal hormone therapy. J Obstet Gynaecol Can. 2005;27:137-62. [Terapia hormonal en la menopausia]

26. Mehta *et al.*, Risks, benefits, and treatment modalities. [Riesgos, beneficios y modalidades de tratamiento]

27. Cappelleti M, Walen K. Increasing women's sexual desire: The comparative effectiveness of estrogens and androgens. Hormonal Behavior. 2016;78:178-93. [Aumento del deseo sexual femenino: eficacia comparativa de estrógenos y andrógenos]

28. Parish SJ, Simon JA, Davis SR, *et al.* International Society for the Study of Women's Sexual Health Clinical Practice Guideline for the use of systemic testosterone for hypoactive sexual desire disorder in women. J Sexual Med. 2021;18:849-67. [Guía de práctica clínica de la Sociedad Internacional para el Estudio de la Salud Sexual de la Mujer para el uso de testosterona sistémica en el trastorno del deseo sexual hipoactivo en mujeres.]

29. Jayasena CN, Alkaabi FM, Liebers CS, *et al.* A systematic review of randomized controlled trials investigating the efficacy and safety of testosterone therapy for female sexual dysfunction in postmenopausal women. Clin Endocrinol. 2019;90:391-414. [Una revisión sistemática de ensayos controlados aleatorios que investigan la eficacia y la seguridad del tratamiento con testosterona para la disfunción sexual femenina en mujeres en la posmenopausia]

30. Kaaks R, Berrino F, Key T, *et al.* Serum sex steroids in premenopausal women and breast cancer risk within the European prospective investigation into cancer and nutrition (EPIC). J Natl Cancer Inst. 2005;97:755-65. [Esteroides sexuales séricos en mujeres premenopáusicas y riesgo de cáncer de mama dentro de la investigación prospectiva europea sobre cáncer y nutrición (EPIC)]

Berrino F, Pasanisi P, Bellati C, *et al.* Serum testosterone levels and breast cancer recurrence. Int J Cancer. 2004;113:499-502. [Niveles séricos de testosterona y recurrencia del cáncer de mama]

31. Gera R, Tayeh S, Chihad He-H, *et al.* Does transdermal testosterone increase the risk of developing breast cancer? A systematic review. Anticancer Res. 2018;38:6615-20. [¿Aumenta la testosterona transdérmica el riesgo de desarrollar cáncer de mama? Una revisión sistemática]

Glaser RL, York AE, Dimitrakakis C. Incidence of invasive breast cancer in women treated with testosterone implants: A prospective 10-year cohort study. BMC Cancer. 2019;19:1271. [Incidencia de cáncer de mama invasivo en mujeres tratadas con implantes de testosterona: un estudio prospectivo de cohortes de diez años]

32. Pickering G. Physician and scientist. BMJ. 1964;2:1615-19. [Médico y científico]

33. Blakemore C, Cooper GF. Development of the brain depends on the visual environment. *Nature*. 1970;228:477-78. [El desarrollo del cerebro depende del entorno visual]

Esta obra se terminó de imprimir
en el mes de agosto de 2025,
en los talleres de Diversidad Gráfica S.A. de C.V.
Ciudad de México